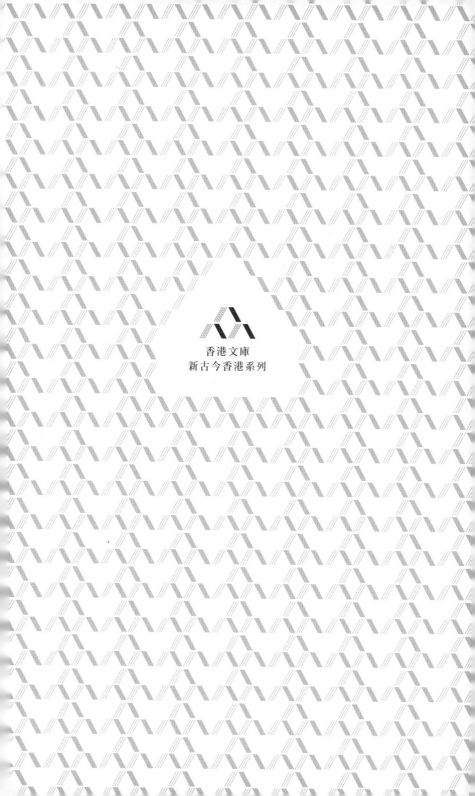

香港文庫
新古今香港系列

A History of
Hong Kong
Pharmacy and
Pharmaceutical
Market

香港西藥業史

趙粵———著

新古今香港系列

獻給凱倫

總

序

香港，作為中國南部海濱一個重要的海港城市，有著特殊的社會經歷和文化特質。它既是中華文化值得驕傲的部分，又是具有強烈個性的部分。尤其在近現代時期，由於處於中西文化交匯的前沿地帶，因而還擁有融匯中西的大時代特徵。回顧和整理香港歷史文化積累的成果，遠遠超出整理一般地域文化歷史的意義。從宏觀的角度看，它在特定的時空範疇展現了中華文化承傳、包容的強大生命力，從而也反映了世界近代文化發展的複雜性和多面性。

梁啟超在《中國歷史研究法》中對有系統地收集史料和研究成果的重要性，曾作這樣的論述：

> 大抵史料之為物，往往有單舉一事，覺其無足輕重；及彙集同類之若干事比而觀之，則一時代之狀況可以跳活表現。比如治庭院者，孤植草花一本，無足觀也；若集千萬本，蒔已成畦，則絢爛炫目矣。[1]

近三十年來香港歷史文化研究，已有長足的進步，而對香港社會歷史文化的認識，到了一個全面、深入認識、整理和繼續探索的階段，因而《香港文庫》可視為時代呼喚的產物。

1 　梁啟超：《中國歷史研究法》〔香港：三聯書店（香港）有限公司，2000〕，69頁。

（一）

　　曾經在一段時間內，有些人把香港的歷史發展過程概括為從"小漁村到大都會"，即把香港的歷史過程，僅僅定格在近現代史的範疇。不知為甚麼這句話慢慢成了不少人的慣用語，以致影響到人們對香港歷史整體的認識，故確有必要作一些澄清。

　　從目前考古掌握的資料來看，香港地區的有人類活動歷史起碼可以上溯到新石器中期和晚期，是屬於環珠江口的大灣文化系統的一部分。由此我們可以清楚地看到，香港的地理位置從遠古時期開始，就決定了它與中國內地不可分割的歷史關係。它一方面與鄰近的珠江三角洲人群的文化互動交流，同時與長江流域一帶的良渚文化有著淵源的關係。到了青銅器時代，中原地區的商殷文化，透過粵東地區的浮濱文化的傳遞，已經來到香港。[2]

　　還有一點不可忽視的是，香港位於中國東南沿海，處於東亞古代海上走廊的中段，所以它有著深遠的古代人口流動和文化交流的歷史痕跡。古代的這種歷史留痕，正好解釋它為甚麼在近現代能迅速崛起所具備的自然因素。天然的優良港口在人類歷史的"大

2　參看香港古物古蹟辦事處：〈香港近年的考古發現與研究〉，載《考古》第 6 期（2007），3–7 頁。

航海時代"被發掘和利用,是順理成章的事,而它的地理位置和深厚的歷史文化根源,正是香港必然回歸祖國的天命。

香港實際在秦代已正式納入中國版圖。而在秦漢之際所建立的南越國,為後來被稱為"嶺南"的地區奠定了重要的政治、經濟和文化基礎。[3] 香港當時不是區域政治文化中心,還沒有展示它的魅力,但是身處中國南方的發展時期,大區域的環境無疑為它鋪墊了一種潛在的發展力量。我們應該看到,當漢代,廣東的重要對外港口從徐聞、合浦轉到廣州港以後,從廣州出海西行到南印度"黃支"的海路,途經現在香港地區的海域。香港九龍漢墓的發現可以充分證實,香港地區當時已經成為南方人口流動、散播的區域之一了。[4] 所以研究中國古代海上絲綢之路,不應該完全忘卻對香港古代史的研究。

到了唐宋時期,廣東地區的嶺南文化格局已經形成。中國人口和政治重心的南移、珠江三角洲地區進入"土地生長期"等因素都為香港人口流動的加速帶來新動力。所以從宋、元、明開始,內地遷移來香港地區生活的人口漸次增加,現在部分香港原住民就

3　參看張榮方、黃淼章:《南越國史》(廣州:廣東人民出版社,1995)。

4　參看區家發:〈香港考古成果及其啟示〉,載王賡武主編:《香港史新編》(增訂版)〔香港:三聯書店(香港)有限公司,2017〕,3–42頁。

是這段歷史時期遷來的。[5] 香港作為一個地區，應該包括港島、九龍半島和新界三個部分，所以到十九世紀四十年代，香港絕對不能說 " 只是一條漁村 "。

我們在回顧香港歷史的時候，常常責難晚清政府無能，把香港割讓給英國，但是即使是那樣，清朝在《南京條約》簽訂以後，還是在九龍尖沙咀建立了兩座砲台，後來又以九龍寨城為中心，加強捍衛南九龍一帶的土地。[6] 這一切說明清王朝，特別是一些盡忠職守的將領一直沒有忘記自己國家的土地和百姓，而到了今天，我們卻沒有意識到說香港當英國人來到的時候只是 " 一條漁村 "，這種說法從史實的角度看是片面的，而這種謬誤對年輕一代會造成歸屬感的錯覺，很容易被引申為十九世紀中期以後，英國人來了，香港才開始它的歷史，以致完整的歷史演變過程被隱去了部分。所以從某種意義上看，懂得古代香港的歷史是為了懂得自己社會和文化的根，懂得今天香港回歸祖國的歷史必然。因此，致力於香港在十九世紀中葉以前歷史的研究和整理，是我們《香港文庫》特別重視的一大宗旨。

總序

（二）

曲折和特別的近現代社會進程賦予這個地區的歷史以豐富內涵，所以香港研究是一個範圍頗為複雜的地域研究。為此，本文庫明確以香港人文社會科學為範疇，以歷史文化研究資料、文獻和成果作為文庫的重心。具體來說，它以收集歷史和當代各類人文社會科學方面的作品和有關文獻資料為己任，目的是為了使社會大眾能全面認識香港文化發展的歷程而建立的一個帶知識性、資料性和研究性的文獻平台，充分發揮社會現存有關香港人文社會科學方面資料和成果的作用，承前啟後，以史為鑒。在為人類的文明積累文化成果的同時，也為香港社會的向前邁進盡一份力。

我們希望《香港文庫》能為讀者提供香港歷史文化發展各個時期、各種層面的狀況和視野，而每一種作品或資料都安排有具體、清晰的資料或內容介紹和分析，以序言的形式出現，表現編者的選編角度和評述，供讀者參考。從整個文庫來看，它將會呈現香港歷史文化發展的宏觀脈絡和線索，而從具體一個作品來看，又是一個個案、專題的資料集合或微觀的觀察和分析，為大眾深入了解香港歷史文化提供線索或背景資料。

從歷史的宏觀來看，每一個區域的歷史文化都有時代的差異，不同的歷史時期會呈現出不同的狀況，歷史的進程有快有慢，有起有伏；從歷史的微觀來看，不同層面的歷史文化的發展和變化會存在不平衡的狀態，不同文化層次存在著互動，這就決定了文庫在選題上有時代和不同層面方面的差異。我們的原則是實事求是，不求不同時代和不同層面上數量的刻板均衡，所以本文庫並非面面俱到，但求重點突出。

在結構上，我們把《香港文庫》分為三個系列：

1.“香港文庫·新古今香港系列”。這是在原三聯書店（香港）有限公司於 1988 年開始出版的“古今香港系列”基礎上編纂的一套香港社會歷史文化系列。以在香港歷史中產生過一定影響的人、事、物和事件為主，以通俗易懂的敘述方式，配合珍貴的歷史圖片，呈現出香港歷史與文化的各個側面。此系列屬於普及類型作品，但絕不放棄忠於史實、言必有據的嚴謹要求。作品可適當運用注解，但一般不作詳細考證、書後附有參考書目，以供讀者進一步閱讀參考，故與一般掌故性作品以鋪排故事敘述形式為主亦有區別。

“香港文庫·新古今香港系列”部分作品來自原“古今香港系列”。凡此類作品，應對原作品作認真的審讀，特別是對所徵引的資料部分，應認真查對、核實，亦可對原作品的內容作必要的增訂或說明，使其更為完整。若需作大量修改者，則應以重新撰寫方式處理。

本系列的讀者定位為有高中至大專水平以上的讀者，故要求可讀性與學術性相結合。以文字為主，配有圖片，數量按題材需要而定，一般不超過 30 幅。每種字數在 10 到 15 萬字之間。文中可有少量注解，但不作考證或辯論性的注釋。本系列既非純掌故歷史叢書，又非時論或純學術著作，內容以保留香港地域歷史文化為主旨。歡迎提出新的理論性見解，但不宜佔作品過大篇幅。希望此系列成為一套有保留價值的香港歷史文化叢書，成為廣大青少年讀者和地方史教育的重要參考資料。

　　2. "香港文庫・研究資料叢刊"。這是一套有關香港歷史文化研究的資料叢書，出版目的在於有計劃地保留一批具研究香港歷史文化價值的重要資料。它主要包括歷史文獻、地方文獻（地方誌、譜牒、日記、書信等）、歷史檔案、碑刻、口述歷史、調查報告、歷史地圖及圖像以及具特別參考價值的經典性歷史文化研究作品等。出版的讀者對象主要是大、中學生與教師，學術研究者、研究機構和圖書館。

　　本叢刊出版強調以原文的語種出版，特別是原始資料之文本；亦可出版中外對照之版本，以方便不同讀者需要。而屬經過整理、分析而撰寫的作品，雖然不是第一手資料，但隨時代過去，那些經過反復證明甚具資料價值者，亦可列入此類；翻譯作品，亦屬同類。

每種作品應有序言或體例說明其資料來源、編纂體例及其研究價值。編纂者可在原著中加注釋、說明或按語，但均不宜太多、太長，所有資料應注明出處。

本叢刊對作品版本的要求較高，應以學術研究常規格式為規範。

作為一個國際都會，香港在研究資料的整理方面有一定的基礎，但從當代資料學的高要求來說，仍需努力，希望叢刊的出版能在這方面作出貢獻。

3. "香港文庫‧學術研究專題"。香港地區的特殊地理位置和經歷，決定了這部分內容的重要。無論在古代作為中國南部邊陲地帶與鄰近地區的接觸和交往，還是在大航海時代與西方殖民勢力的關係，以至今天實行的"一國兩制"，都有不少是值得深入研究的課題。人們常用"破解"一詞去形容自然科學方面獲得新知的過程，其實在人文社會科學方面也是如此。人類社會發展過程的地區差異和時代變遷，都需要不斷的深入研究和探討，才能比較準確認識它的過去，如何承傳和轉變至今天，又如何發展到明天。而學術研究正是從較深層次去探索社會，探索人與自然的關係，把人們的認識提高到理性的階段。所以，圍繞香港問題的學術研究，就是認識香港的理性表現，它的成果無疑會成為香港文化積累和水平的象徵。

由於香港無論在古代和近現代都處在不同民族和不同地區人口的交匯點，東西不同的理論、價值觀和文化之間的碰撞也特別明顯。尤其是在近世以來，世界的交往越來越頻密，軟實力的角力和博弈在這裡無聲地展開，香港不僅在國際經濟上已經顯示了它的地位，而且在文化上的戰略地位也顯得越來越重要。中國要在國際事務上取得話語權，不僅要有政治、經濟和軍事等方面的實力，在文化領域上也應要顯現出相應的水平。從這個方面看，有關香港研究的學術著作出版就顯得更加重要了。

"香港文庫‧學術專題研究"系列是集合有關香港人文社會科學專題著作的重要園地，要求作品在學術方面達到較高的水平，或在資料的運用方面較前人有新的突破，或是在理論方面有新的建樹，作品在體系結構方面應完整。我們重視在學術上的國際交流和對話，認為這是繁榮學術的重要手段，但卻反對無的放矢，生搬硬套，只在形式上抄襲西方著述"新理論"的作品。我們在選題、審稿和出版方面一定嚴格按照學術的規範進行，不趕潮流，不跟風。特別歡迎大專院校的專業人士和個人的研究者"十年磨一劍"式的作品，也歡迎翻譯外文有關香港高學術水平的著作。

（三）

簡而言之，我們把《香港文庫》的結構劃分為三個系列，是希望把普及、資料和學術的功能結合成一個文化積累的平台，把香港近現代以前、殖民時代和回歸以後的經驗以人文和社會科學的視角作較全面的探索和思考。我們將以一種開放的態度，以融匯穿越時空和各種文化的氣度，實事求是的精神，踏踏實實做好這件有意義的文化工作。

香港在近現代和當代時期與國際交往的歷史使其在文化交流方面亦存在不少值得總結的經驗，這方面實際可視為一種香港當代社會資本，值得開拓和保存。

毋庸置疑，《香港文庫》是大中華文化圈的一部分，是匯聚百川的中華文化大河的一條支流。香港的近現代歷史已經有力證明，我們在世界走向融合的歷史進程中，保留中華文化傳統的重要。香港今天的文化成果，說到底與中國文化一直都是香港文化底色的關係甚大。我們堅信過去如此，現在如此，將來也一定如此。

鄭德華

目錄

序
一

早期人類社會醫、藥不分家，諸多古代名醫亦為藥物學家，羅馬名醫蓋倫創製複方藥劑被稱為"蓋倫製劑"，在西方應用已逾千年；漢代名醫張仲景被稱為"方書之祖"，其確立的方劑理論迄今仍為人們所用；唐代名醫孫思邈也被稱為"藥王"；西方文藝復興時期醫學家帕拉塞爾蘇斯創用汞劑治療梅毒、鴉片酊鎮咳止痛。

中世紀歐洲的教堂建有植物園，其中種植的主要是草藥。教堂及其附設的醫院或診所成為醫療的中心，人們在那裡尋求精神上和軀體上的診療。公元 9 世紀初，阿拉伯藥師開設獨立的藥房。當時著名的波斯學者比魯尼（Al Biruni）指出："藥學是醫學的助手而不是僕人。"阿拉伯的藥師吸收了古希臘、羅馬、印度、中國的醫藥經驗，開發了許多複合製劑，如糖漿、芳香水和酒精製劑等，並傳播到世界各地。

中國宋代的"惠民局"與"合劑局"可能是政府最早設置的藥局，不僅將藥物供應列為官府管控，而且還頒佈了《合劑局方》，為丸散膏丹等的配製確立了標準，許多藥方如蘇合香丸、紫雪丹、至寶丹等一直沿用至今，對中外藥學均有深遠影響。西方在文藝復興時期出現了獨立的藥店，藥劑師既配製藥方，也治病療傷。1240 年，德皇腓特烈二世頒佈法令將藥劑師與醫師正式分開。法令強調藥劑師需要特殊的知識、技能和責任，使其成為醫療的保證。在英國，1316 年倫敦藥劑師加入雜貨店行會，直到 1617 年脫離雜貨店行會，成立了獨立的藥劑師學會。歐洲的第一部藥典《新處方》（*Nuovo Receptario*）於 1498 年在意大利佛羅倫薩出版。

18 世紀初，英國的藥劑師成為醫學界的合法成員，能夠處方和分配藥品。隨著化學的發展及其對藥物製備與配製的影響日漸明顯，19 世紀大多數的藥劑師更願意稱自己為化學家。

趙粵先生的《香港西藥業史》試圖為讀者勾勒出一幅香港醫藥服務變遷的圖景。《香港西藥業史》便是從 19 世紀中葉英國控制香港之後、香港西藥業的出現為起點，描述了早期香港監管藥劑師和藥品銷售的法令均源自於英國法律，最早在香港開設藥房的也是來自英國的藥劑師，直至 20 世紀初，殖民地政府才設立了監管藥品質量的實驗室。

19 世紀末至 20 世紀初，香港已成為一個充滿商業活力的城市，當時香港的醫藥業得到了很好的發展機會，在香港創建的屈臣氏藥房已在廣州、上海等地開設了分號。第二次世界大戰期間，日軍佔領香港，百業蕭條，也直接導致所有的西藥房關閉。二戰之後，許多藥劑師投身創辦藥房與製藥公司，香港的西藥業日益繁榮，藥劑業的管理也步入正軌。然而，與醫師相比，藥劑師無論在數量還是質量上都更顯不足，香港大學的藥劑學專業由於不能頒發學位而缺乏吸引力，由此導致香港藥房長期缺乏合格的藥劑師，這種狀況直到 1989 年方有改善。

作者用專門的章節，論述了幾位對香港西藥業發展具有重要影響的人物，如屈臣氏藥房的創辦者亨利·堪富利士，抗日戰爭期間積極為赤柱拘留營的英籍公務員及其家屬運送藥品的劉仲麟，為香港藥劑事業培養人材、推進藥劑事業發展的雷耀光等，一個個生動的小故事，讓讀者了解到香港西藥業發展的成就與榮耀以及背後的曲折與艱辛。

藥物供應與藥事服務是一個常常被人們忽視的領域，趙粵先生憑藉自己對藥學史的熱愛，利用業餘時間，為讀者打開了一個了解香港近代以來藥業發展的窗口，是值得欽佩與讚揚的。作者還為本書配製了許多珍貴的歷史圖片，有助於讀者更加直觀地感受歷史的變遷。

隨著我國醫療衛生事業改革的深入開展，藥事服務在基層醫療保健服務中將發揮更重要的作用，本書也許能對讀者認識與理解藥事服務的社會價值與現實意義提供一個參照。

張大慶

北京大學醫學圖書館館長

北京大學科學史與科學哲學中心主任

北京大學醫學部醫學史與醫學哲學系主任

序

二

《台灣通史》有言："夫史者，民族之精神，而人群之龜鑑也。"

香港與台灣雖同為中國沿海之地方，惟境遇不同，藥業史受治理政府之影響，而有各自之發展。中國大陸自 1949 年政權更迭，台灣和香港卻有許多共同而不可分之經歷。1949 年後，大陸其中一間歷史最悠久的西醫學院"國防醫學院"由上海江灣遷台，其成立於 1907 年之藥學系也隨之遷台，而成為台灣最早之藥學系。

香港僑生，除在大陸即入學者不計，自 1949 年至今，超過 164 位畢業於國防醫學院藥學系。畢業後，或返港發展、或留台工作、或赴歐美進修，均有不錯之發展。本書中提及之張鐘聲總經理、香港藥學會周永杰會長、呂石文藥師，皆為台灣國防醫學院之傑出畢業生。另舉幾例，畢業於國防醫學院之香港僑生，分別在國內外有傑出表現者：學界有曾慶忠（香港理工大學前副校長）、曹之憲教授（香港大學）、張漢揚教授（香港城市大學）、彭玉豪教授（美國德州大學）、陳克儉教授（澳洲雪梨大學）等；業界有黃昌滿（香港澳美製藥創辦人之一）、李祿超博士（美國 Abbvie 藥廠）、譚中英（中國內地、香港）、呂漢超（香港）、黃尚行（加拿大）、葉銘森（加拿大、香港）諸總經理等；公共服務界有柯宇春（香港執業藥劑師協會創會會長）、梁振鵬（香港）等。

台灣後來分別成立了台大、北醫、高醫、中國等各大學藥學系，均有香港僑生。台灣大學藥學系（院）之畢業生，於香港執業者也已超過 112 人，惟近 15 年返港工作之台大校友有減少之趨勢。其中陳凌峰在港任總技師，譚小仲已成為美國藥學校校長，葉炳輝博士於 2005 年任澳門藥物事務廳廳長，謝汝明則曾任香港執業藥師會會長，他們皆有傑出之表現。

台灣藥業自 1980 年代完成藥品優良製造規範（GMP），到 1998 年的 cGMP 及 2015 年的 PIC/S GMP，已將台灣製藥業脫胎換骨，符合國際 ICH 之標準。同時自 1987 年即全面實施的學名（仿製）藥 BA/BE 制度，使得台灣藥品品質、療效、安全性，大幅提升。近年來又成立了亞洲首個財團法人醫藥品查驗中心（1998）及藥害救濟基金會（2001），並通過實施罕見疾病防治及藥物法（2000）及全台藥品副作用申報制度（1999），健全了藥品審批的體系，使得新藥研發得到大幅開展。世界惟一止劇痛、不成癮、又不會抑制呼吸的長效（七天有效）止痛劑在台自行設計、合成的新成分新藥，已於 2017 年核准上市，可見台灣新藥研發，在制度漸趨健全情況下，逐漸起飛。未來可和香港的生技醫藥研發共同推展。

香港與台灣固皆海上之島嶼，惟行業之變通、興衰、文野，均賴有歷史。

今香港藥史學會趙會長粵，窮多年之文獻搜集、整理耆老之訪談、前輩之諮詢，由鴉片戰爭前至 2019 年止，查閱了英國、中國內地與香港之文獻資料，將香港西藥業、匯整成六個階段的演進史，並以斷代史寫法，輔以香港傑出藥（劑）師的貢獻，作了綜合整理，完成了《香港西藥業史》一書，並於 2017 年 9 月在北京出簡體版，今 2020 年又更新了內容編排，現全書分為兩個部分，第一部分按全球藥品發明時期分為五個章節；第二部分的專章增加了三位香港西藥業商界的翹楚：吳耀章先生與吳永輝博士父子及韋以安先生，彰顯他們對香港藥業的貢獻；最後結語部分回顧過去與展望未來，再以繁體字出版。

此次出版，經我學兄李偉泉院長推薦及趙會長同囑曾為台灣藥政負責人（衛生署藥政處長）及考試院考試委員之本人，為新書（版）作序，並簡敘台灣藥業（政）近年之發展，我樂為之序，並賀趙會長對香港藥史所作之貢獻。

胡幼圃
台北醫學大學講座教授
國防醫學院榮譽教授

序

三

自上世紀 70 年代伊始，"公眾史"（Public History）的概念逐步進入人們的視野，並獲得不同程度的實踐。由於"公眾史"研究往往是現實社會較關心的課題，研究者也不一定接受過嚴格的史學訓練，有人不無調侃地說，從今以後，"萬事萬物俱有歷史"，"人人皆可研究歷史"（Everything has a history. Everyone can do historical research.）。作為一個以史為業的學徒，我既十分贊同"萬事萬物俱有歷史"的說法，也不反對"人人皆可研究歷史"（或更準確地說，"人人皆具備研究歷史的潛力"）的主張。更何況，由"公眾史"這個概念引申出來的各種題目，既然是社會不少人都會關心的、感興趣的和具備"公眾性"的議題，也就更需要各行各業的專業人士參與研究，才能彌補歷史學者專門知識之不足，推動史學的發展。

　　"西藥業史"正是這類課題之一：既是公眾關心的，也因為涉及的知識和詞彙對一般人來說比較艱澀，由具備藥物學知識的人士研究便更加理想。在香港，"西藥"就如"西餐"一樣，有誰沒有吃過？當我們從診所取藥處接過一瓶瓶或紅或啡的咳藥水、一包包形狀不同大小各異的藥丸時；當我們走進掛著個大大的"Rx"字招牌的藥房購買配方藥，或隨便在連鎖店貨架上撿起各種聲稱能有助緩解傷風感冒能通鼻塞的成藥時，會否為形形色色的西藥的外形和密密麻麻的成分說明感到困惑？當然，在絕大部分的情況下，我們其實不會過問太多，為求藥到病除，我們只會乖乖地按照指示喝一口水便把藥物送到肚子裡。然而，世間每每事與願違，人們會有"吃錯藥"的時候，醫務人員或藥劑師也有機會犯"開（配）錯藥"的毛病，一旦事態嚴重，小小一顆西藥，便會演變成可大可小的社會事件。

自認識趙粵先生開始並知道他正在著手撰寫一部香港西藥業史時，我便以社會大眾一員的身份，提出許多問題向他請教。我由是明白，要談西藥業的歷史，僅各種名目及其指謂的涵義的變化，便大有學問。今天叫"藥劑師"的，曾幾何時稱為"草藥師"和"化學師"，以至於香港幾位藥劑業的先驅，也以姓氏配以"化"這個職稱（如"劉化"）的外號聞名。英語"drug"本義固然是"藥物"，但坊間使用此詞時，往往馬上讓人聯想到的是"毒品"，由是早年被香港政府認可的"草藥師"，在鴉片仍是香港重要收入來源的年代，更重要的任務是"認證鴉片質量"，也就不足為奇了。事實上，某種"藥物"是否"毒品"，哪些新發明的藥物被什麼國家或地區認可，什麼人通過什麼渠道取得什麼資格才能當藥劑師，皆因時因地而異。通過編纂或選用藥典、制定法律、釐定執業資格、發牌監管，政府和行會等權力機構，會不斷重新定義"藥物"、"藥劑師"和各種相關的遊戲規則。一部"西藥業史"因而不僅僅是一部科技史，更是一部制度史。

然而，一切制度總有盲點和漏洞，"藥房"也好，"藥行"也好，總會想出各種辦法遊走應對，以達至利益最大化；從業人員為爭取自身權益，也會作許多抗爭；也有看準世界市場變化者，投資生產"仿製藥"，藥劑師由是也是生意人。最難得的是有部分專業理念甚強、眼光遠大的藥業先驅，堅持從用者的角度出發，極力爭取藥物說明的規範化。一部"西藥業史"，也因此與公民的知情權息息相關。所謂"萬事萬物俱有歷史"，只要把一條時間的標尺，置於上述各種議題之上，加以羅列梳理，自可一目了然。有了時間感，也就有歷史感，當我們看到屈臣氏曾中英並陳地賣過"天下馳名疳積花塔餅"這種帶宣傳口吻的廣告時，便不會覺得突兀，而明白它帶有時代的印記。

正如他自己經過長年的奮鬥才能取得藥劑學的專業資格和種種相關成就一樣，要在史學哪怕是香港西藥業史這個課題上有所發見，可謂路漫漫其修遠。眼前這部《香港西藥業史》書稿，誠然解答了我作為一個幾近無知的西藥消費者的一些疑問，但文中對西藥業與本地社會經濟發展的關係與推敲，恐怕還有待時間消化與見證，才知道能否成立。無論如何，此書是趙先生為自己從事多年的行業所做的另一種貢獻，尤其是他與幾位香港藥業先驅的訪談，資料彌足珍貴。他這番努力，是"人人皆有研究歷史的潛質"的印證，期待他日後能再接再厲，將某些問題深化細化，繼續當西藥業史的志願軍，讓我們每吃下一顆藥丸時，感覺會更加踏實。

程美寶

香港城市大學中文及歷史學系教授

序
三

前言

2019 年香港西藥市場的年初銷售業績預測為 260
億港幣（約 1,040 億台幣或 230 億人民幣），覆蓋範圍
包括零售、醫院、批發、物流、科研、製藥等領域。
業內員工超過兩萬名，人均生產值達到港幣 80 萬元，
是一個健康與高價值的行業。

西藥與藥妝零售業為香港旅遊、服務性行業的中
流砥柱，經常會受到週期性、季節性與近期國內外的
經濟、政治、傳染病疫情等不明朗因素的影響，尤其
是自去年 6 月以來的修訂《逃犯條例》而引發的社會
動盪和近期的新型冠狀病毒（COVID-19）疫症大流
行，造成零售藥物及化妝品與中藥業受到前所未有的
衝擊，損失一時難以估計。（第五章第 7 節）

1842–2019 年期間的接近兩個世紀內，西方製藥工
業從植物提取藥物有效成分到化學合成、疫苗與抗生
素藥物的研發與製造、放射性同位素的發明與腫瘤的
放療，以及預防與治療心臟病、中風、“四高”（高血
脂、高血壓、高血糖、高尿酸）等慢性疾病的藥劑和
近期的基因與生物製劑研究及應用等，都提升了治療
的效果與人們的健康生活品質。

在這期間，中、日、歐、美等國藥物的零售也從
雜貨店演變至處方中心。隨著時代與科學的進步，藥
物也從本草的臨牀治療類疾病逐漸演變為生物藥品與
製劑，應用在診斷、預防及治療人類與動物的疾病。

第一次鴉片戰爭（1840–1842）後，中英兩國在

1842 年簽署《南京條約》，從此香港成為英國在遠東的一個橋頭堡與商品集散中心，也成為包括鴉片、礦石等商品的中轉港。一百年前的 1918 年，當年的鴉片稅收為港幣 869 萬元，相當於全年稅收 1,869 萬元的 47%，為最高的單項稅收。

雖然在首個百年（1842–1941）裡，西藥業在香港有一定程度的開展，但當時殖民地政府把西醫及西藥定位為主要服務歐美人士與外國船員，主流社會的華人病患還是首選中醫藥為治療方案。從香港開埠至 1908 年期間，殖民地政府的 "草藥師與化驗師" 一直扮演著為官方認可鴉片、礦石等檢測和質控的角色；尤其是香港認證的鴉片出口價可以比其他同品種的定價更高，因為當時 "香港政府認證" 的鴉片是品質與信心的保證。一直到第二次世界大戰後的 1946 年，英國臨時政府在美國的建議下才結束鴉片買賣這個不光彩的勾當。

香港的西藥業從二戰後的 1945 年 "耕耘" 至 2000 年，逐漸形成一個漸趨成熟的產業。從上游的大學藥劑系的藥物基礎研究延伸到製藥工業，至下游的醫院與零售藥房等產業內不同分工的部門都已建立起來，可謂 "麻雀雖小，五臟俱全"。

在 1997–2019 年間的 23 年，香港 "公私型混合醫療制度" 一直維持不變，醫生在診所內配藥，零售藥房的藥劑服務只是一個象徵而已，這與當年開埠時的情景相彷彿。

　　中國內地、香港與台灣各地因為銀髮族人口快速增加，醫療支出在香港已成為每一個有長者家庭的擔憂。[1,2] 香港人對全民保健方案期待已久，特區政府最終於 2019 年 4 月 1 日推出“自願醫保計劃”，並搭配了兩間本地大學的私人醫院，提供有別於傳統國民健康服務的另類公私營醫藥制度，覆蓋各階層市民。這個創新的舉措是否可行，有待往後的實踐時間中予以證明。

　　本書在 2017 年 9 月已出版的簡體版《香港西藥業的故事》基礎上重寫有關重要藥物的發明與引入香港的部分，並更新了近三年香港特區政府的醫療與藥物供應政策。

　　第一部分共有五章，分別介紹香港西藥業每個時期的人口；疾病與流行病包括近期的武漢新型冠狀病毒襲港；重要藥物的發明與引入；鴉片、海洛英藥癮的演變與青少年轉向“休閒藥物”的趨勢；西藥零售、物流與製造、政府醫療政策、人力資源等變

1　2009–2017 年各類貧窮指標（與政策介入前的貧窮指標比較），見香港特別行政區政府：《2017 香港貧窮情況報告》，https://www.povertyrelief. gov.hk/chi/pdf/Hong_Kong_Poverty_Situation_Report_2017(2018.11.19). pdf。

2　貧窮人口佔總人口的 20.1%，65 歲及以上長者雖然佔總人口的 16.3% 但卻佔了 44.4% 的貧窮人口，見 https://www.statistics.gov.hk/pub/ B9XX0005C2017AN17C0100.pdf。

化。第二部分亦有五章，詳細敘述了過去兩個世紀的六位西藥業翹楚，包括兩位英籍人士、一位歐亞人士、三位華裔人士；他們分別是堪富利士（Henry Humphreys）、劉仲麟（Arthur Rowan）、雷耀光（Mervlyn Loie）、吳耀章（Y.C.Woo）與吳永輝博士（Dr. James Wu）父子及韋以安（Ian Wade），末三位企業家影響著香港西藥業當代的發展。

最後的結語部分回顧過去與展望未來，為筆者個人的拙見，希望各位讀者可以給予指正與回饋，豐富香港西藥業史往後的延續。

趙　粵

香港藥史學會會長

2020 年 3 月 13 日（庚子年二月二十）

第一部分
從生草藥到標靶藥的歷程

第一章　1841–1896：草藥師、生物鹼與鴉片鑒定

1. 簡介

19 世紀初，中國和西方醫生都主張以草本藥物與礦物治療疾病和疼痛，尤其是中藥的豐富資源與傳統醫藥的陰陽五行學說相互結合，可以提供更個性化的治療方案。然而，中國主要的草藥劑型僅止步於口服液和膏、丹、丸、散等類型。與此同時，德、英、法、美等西方國家的藥物與製藥科技研究卻在工業革命後發展迅猛，在生藥學與生物鹼的提取，以及細菌、免疫學的進展開始取代並拋離東方醫藥曾經領先的地位。

1841 年（清道光二十一年）1 月 26 日，英軍登陸港島上環的水坑口並宣佈香港成為殖民地。在香港殖民地政府統治期間，中醫藥被視為本地習俗而不是一門科學，這個觀點一直到 1997 年香港的主權回歸中國後才有所改變。在此期間，西醫藥在香港有著不同的發展軌跡，英國商船船醫與醫學傳教士來到香港並開始播下西醫藥種子。

開埠時，香港西醫藥只為英軍、外籍和華裔買辦人士服務，偶爾也有一些船醫與醫學傳教士會贈醫施藥予本地貧困人士。

1841 年 4 月 15 日，英國藥學會（Pharmaceutical Society of Great Britain）在倫敦正式成立，規範藥物的銷售、管理並培訓和註冊合資格人士為 " 化學師與藥師 "（Chemist & Druggist），簡稱 " 化學師 "（Chemist）。當時英國的藥劑業正處於萌芽階段，有三類人士從事藥物的配製：內科醫生（Physician）、" 草藥師 "（Apothecary）和 " 化學師 "（Chemist）。[1]

其中，內科醫生與草藥師的界限較為模糊，前者收費提供診斷，配售廉價藥物予病人，後者雖然免費提供臨牀諮詢，但會收取病人可觀的藥物費用。當時，藥物主要還是本草和礦物類，也有一些化學藥物來自歐洲尤其是德國化工業顏料的下游製品。香港殖民地政府的財政預算以自負盈虧為目的，並採納了英國亞當·史密斯（Adam Smith）的積極不干預政治經濟政策，將香港打造成自由貿易中心。李翊駿教授在他的論文中指出：

簡單、低稅制對殖民政府的社會和經濟發展產生巨大的影響。[2]

1 Stuart Anderson (ed.), *Making Medicines: A Brief History of Pharmacy and Pharmaceuticals* (London: Pharmaceutical Press, 2005), pp.77–78.

2 Lee JJ, "The Colonial Government of Hong Kong's Development of Social Welfare: From Economic and Social Service Perspectives", Working Paper Series, Social Welfare Practice and Research Centre, Department of Social Work, The Chinese University of Hong Kong, 2009, p.16.

在 1841–1881 年間，香港財政稅收一部分來自賣地、造船和修船業務，另一部分卻是來自轉口到中國內地的鴉片業務。鴉片的稅收是支撐殖民地政府營運的一個重要支柱，因此香港迅速成為全球鴉片中轉站乃是順理成章之事。當年，香港是西方國家進入內地市場的重要橋頭堡和後援基地，吸引了來自世界各地的商人和投機者，1882 年國產鴉片開始通過香港出口到其他國家，從此成為國際貿易的中轉港。香港的西藥業也在這個時期從一個草藥行業演變成為日益繁榮的西藥進口與轉口貿易服務，其市場為國內的通商口岸，包括上海、天津、廣州、武漢等地。

2. 人口與流行病

　　1841–1896 年間這段長達半個世紀的歲月，是香港從晚清王朝過渡、逐漸步入英屬殖民的動盪年代，也是新成立的香港殖民地政府面臨諸多挑戰的時期。自開埠以來，因為香港的邊境開放政策，任何國內的動盪都會引致南方省份尤其是廣東省的移民湧入。這些難民主要是農民工，他們的到來為香港提供廉價勞動力並促進當地工商業的發展。[3]（表 1）第一波移民潮在 1841–1864 年，即兩次鴉片戰爭時期（1839–1842、

3　Population Statistics, *Historical and Statistical Abstract of the Colony of Hong Kong* (Hong Kong: Noronha & Co.), Vol.2, 1911, pp.38–48. https://archive.org/details/cu31924071143832/page/n5.

1856–1860）和太平天國在南方省份的武裝運動時期
（1850–1864）。第二波是 1881–1891 年間，香港船塢、
碼頭、製糖工業的發展吸引了來自廣東的勞工。

表1　1841–1896年的總人口與華人人口比例

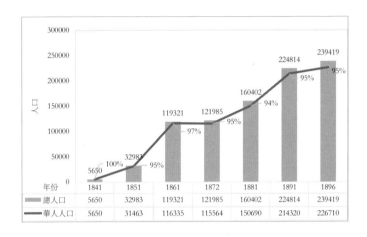

年份	1841	1851	1861	1872	1881	1891	1896
總人口	5650	32983	119321	121985	160402	224814	239419
華人人口	5650	31463	116335	115564	150690	214320	226710

　　李翊駿教授在他的論文也有提及：

　　在 19 世紀下半葉和 20 世紀上半葉，許多可憐、單
身、年輕、身體強壯的男人從週邊省份，特別是來自廣東移
居香港。[4]

　　各類傳染疾病、流行病的肆虐來源於當地人口的
劇增，亞熱帶氣候的香港為痢疾和瘧疾兩大傳染病提

4　Reference 2.

供了絕佳的溫牀，尤其是潮濕的沼澤和積水所造成的濕熱環境。痢疾和瘧疾亦為早期香港的英國殖民者高死亡率的主要原因之一。

流行病主要為發燒，腹瀉和痢疾……英國的指揮官狄阿桂拉將軍（General D' Aguilar），已宣布若要保留香港，每三年的軍事人員損失需要一個團的補充……規劃的墓區很快就被填滿。總測量師很難找到另一個適當位置作為第二個墓區。[5]

當時疫病肆虐的香港連醫生也難於倖免，從 1847–1873 年的 26 年內，8 名殖民地政府醫官中的 4 名死於不同疾病。

1893 年，法裔耶爾森（Alexandar Yersin）醫生在香港發現鼠疫桿菌。（圖 1）翌年 5 月黑死病在香港爆發並在當年造成 2,447 人死亡，中國籍居民死亡率高達 93.4%，這還不包括很多被直接送往墓區的病死者。（圖 2）許多政府人員參與救護工作並獲得獎章。（圖 3、圖 4）黑死病最終在 35 年之後的 1930 年被消滅，自 1894 年起記錄的累積死亡病例總共有 24,193 人。

---

5 *The Illustrated London News*, November 8th, 1845.

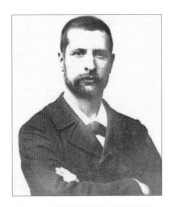

圖 1　法國醫學科學家耶爾森在香港發現黑死病鼠疫桿菌

（鳴謝法國巴斯德研究所）

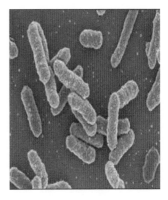

圖 2　黑死病的鼠疫桿菌

（鳴謝法國巴斯德研究所）

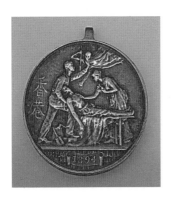

圖 3　1894 年黑死病獎章 正面

（鳴謝香港醫學博物館）

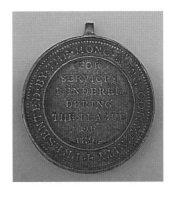

圖 4　1894 年黑死病獎章 反面

（鳴謝香港醫學博物館）

3. 草藥師

　　自古以來，方士在應用礦物以求長生或治療奇難雜症上有一定的知名度。其中，帕拉塞爾蘇斯（1493–1541, Paracelsius）是瑞士蘇黎世的煉金術師、醫師、自然哲學者。他把醫學和煉金術結合起來成為一種新的醫學化學，帕拉塞爾蘇斯的其中一項典型醫學創新是他把古代用於治療皮膚病的水銀礦物口服液的藥劑調配為"水銀藥膏"，這種新劑型藥劑能有效避免口服過量所產生的副作用。從 16–20 世紀初，水銀藥膏為治療皮膚病的首選藥劑，在英國與香港殖民地時代的性病醫院，水銀藥膏即為西醫用於治療梅毒的主要藥物。

　　直到 17 世紀，歐洲方士的名稱已演變為化學師。[6] 17–19 世紀期間的英國，"化學師"在提供礦物藥物治療奇難雜症上扮演了獨特的角色。19 世紀初的英國（蘇格蘭除外），草藥師身兼藥劑師及醫生的職責（現已演變為家庭醫生）。當時歐洲包括蘇格蘭的草藥師則主要從事藥劑師的行業，與英國本土的草藥師有所差異。[7]（表 2）

　　1841 年，一群英國資深的草藥師、化學師和藥劑師在倫敦市泰晤士河北岸的"皇冠與錨泊酒館"

6　化學師（Chemist）這名稱，在英國一直到今天仍然被沿用為零售藥房與藥劑師的代名詞。

7　Reference 1: 12.

表2 12–19世紀英國（特別是倫敦）藥劑行業的演變

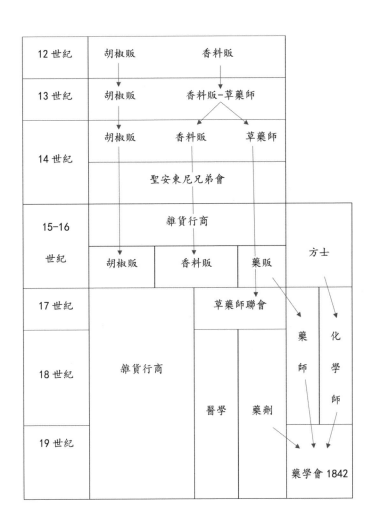

（Crown and Anchor Tavern）成立了英國藥學會。翌年，在倫敦布魯姆斯伯里廣場 17 號（17 Broomsberry Square）開設了辦公場所及藥學院，其中植物學和本草學是學生課程的重要組成部分。英國國會在 1852 年通過《藥劑法》，規定只有在藥學院學習並考獲英國藥學會執照的藥劑化學師（Pharmaceutical Chemist）才能成為英國藥學會會員。反對 1852 年《藥劑法》的人士，經過多年努力，最終在 1868 年修訂該法。這個改變是為了放寬草藥師從業資格，讓那些接受過數年學徒培訓的兼讀生、具備普通藥物知識並對配製藥劑有經驗的從業員，在通過英國藥學會的化學師文憑考試後得以直接執業。[8]

香港政府在 1854 年委任的第一位草藥師是澳門葡裔人博特略（Alberto A. Botelho），他在鴉片戰爭後來到香港，在香港大藥房跟隨懂得配製處方的駐店醫生學習多年後成為草藥師。[9] 他的職責是提供西藥配藥服

8　1953 年，英國藥學會採納了藥劑化學師為唯一的藥劑師職稱，藥劑學科統一將入學資格定為大學本科畢業生，不再實施一百多年來的＂雙軌制＂。

9　當時英國殖民地辦公室對殖民地（包括印度、香港、新加坡與馬來亞等地）的公務員編制與職別管轄非常嚴格。據推測，1854 年博特略加入香港政府任職草藥師時，該職位並不在編制內，而是臨時員工。博特略在 8 年後的 1864 年 10 月 3 日正式任職為第一位殖民地政府草藥師，一直到 1877 年退休為止。政府草藥師職稱一直沿用至 1939 年才改為藥劑師。

務予日益增加的英籍公務員及其家庭成員。當時雖然沒有要求草藥師必須具備認可學歷，但需要有豐富的配製藥物經驗才能符合條件出任草藥師。

1879 年，香港第一位藥劑化學師（簡稱 " 藥劑師 "）——麥卡勒姆（Hugh McCallum），從英國來到維多利亞港出任草藥師兼分析師（簡稱 " 草藥師 "）。從此之後，香港的西藥業便開始專業化，具備英國藥學會認可資格的藥劑師與化學師開始在香港的零售藥房、醫院及製藥工業服務，或在香港短期停留後轉往內地其他通商口岸，尤其是上海與天津這兩個重要的國際商埠。

4. 疫苗、生物鹼藥物與科技研發的突破

1796 年，英國醫生詹納（Dr. Edward Jenner, 1748–1823）在倫敦聖喬治醫院（St. George's Hospital）研發出牛痘接種疫苗以預防天花，成為免疫學的先驅。（圖 5）踏入 19 世紀後，法國的藥物學家成功在醫用植物提取生物鹼為活性成分，例如 1806 年從鴉片罌粟提取嗎啡，1819 年從咖啡提取咖啡因等，在急性病治療上創造了許多藥物治療方案。

兩位巴黎藥劑師佩爾蒂埃（Pierre Joseph Pelletier, 1758–1842）和卡文圖（Jean Bienaimé Caventou, 1795–1877）在藥房內的實驗室從植物提取具有藥用價值的生物鹼成分。（圖 6）

他們分別在 1 8 1 7 年從樹葉提取葉綠素（Chlorophyll）、從土根提取依米丁（Emetine）；1818年從馬錢子提取士的寧（Strychnine）；1820年從源自南美秘魯的金雞納樹的樹皮中分離出兩種植物鹼——辛可寧（Cinchonine）和奎寧（Quinine），成為開創現代生藥學的先驅。

1842 年 3 月 30 日美國波士頓牙醫莫頓（William T.G. Morton）在麻省總醫院（Massachusetts General Hospital）為病人在手術過程中使用乙醚（Ether）作為全身麻醉劑，割除患者顎部的腫瘤，在外科臨牀領域中建立了影響後世的地位。（圖 7）

五年後的 1847 年，蘇格蘭醫生辛普森爵士（Sir James Young Simpson）首先使用香味濃郁、無色、不易燃的氯仿，又稱哥羅芳（Chloroform）液體作為麻醉劑。香港使用哥羅芳為麻醉藥的第一例是在 1948 年 3 月 18 日，由哈蘭德醫生（Dr. William Aurelius Harland,1822–1858）執刀。[10]

1853 年，蘇格蘭醫生伍德（Dr. Alexander Wood）使用倫敦儀器製造者弗格森（Daniel Ferguson）玻璃注

10　Simon Chan, Steven Wong (co-ed.), *125 Years of Anaesthesia in Hong Kong: Past, Present and Future*, (Hong Kong: The Society of Anaesthetists of Hong Kong and the Hong Kong College of Anaesthesiologists, 2014): 14. Accessed February 21, 2020. https://www.hkca.edu.hk/25th-Anniversary/pdf/HKCA-Monograph-final.pdf.

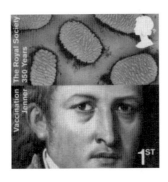

圖 5　2010 年詹納（Dr. Edward Jenner）與牛痘接種 350 年紀念郵票
（鳴謝英國郵政）

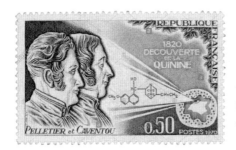

圖 6　1970 年佩爾蒂埃與卡文圖紀念郵票
Pierre Joseph Pelletier, Jean Bienaimé Caventou
（鳴謝法國郵政）

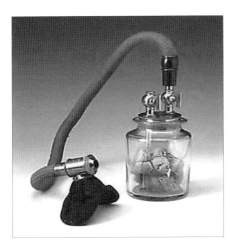

圖 7　第一代乙醚麻醉瓶
（鳴謝大英科學博物館）

31

射器於皮下注射嗎啡以減輕病人疼痛，這種治療方式得到了良好的臨牀效果並開創了局部治療的方案。（圖 8）

　　1881 年德國醫生和細菌學家科赫（Robert Koch）與他的團隊將無壓流蒸汽滅菌技術延伸至外科手術儀器的消毒和化學抗菌藥領域。雖然這些疫苗、生物鹼與其他藥劑由歐美主要國家研發，[11]（表 3）但香港的醫院與藥房在這些藥物商業化生產與銷售後不久便引進使用。當時，藥物管制比較鬆懈，止痛藥包括鴉片、奎寧、嗎啡、可待因等都可以在藥房隨意購買，而藥劑師的職能是確保這些藥物品質合格與安全。（圖 9、圖 10）

5. 西藥零售業

　　自英軍在 1841 年 1 月 25 日登陸香港後，澳門與廣東的貿易額不斷下滑，香港逐漸取而代之，成為華南地區新轉口貿易中心，許多澳門出生的葡裔隨英軍到香港為殖民地政府或私營企業服務，有的成為企業家，開始了自己的西藥事業。[12] 據 1848 年版《香港年曆》（*Hong Kong Almanack*）記載，當年有 6 名 " 化學師與藥師 " 服務英國與海外旅港人士，也有十幾名中藥

11　Reference 7: 177–182.

12　在澳門落戶了幾代而有葡萄牙血統的居民被稱為土生葡人。他們的祖先除來自葡萄牙外，也有來自印度果阿（Goa）、巴西和非洲葡語地區的葡巴、葡印、葡非混血兒等。

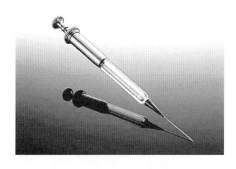

圖8　第一代金屬注射器內
有玻璃器

（鳴謝大英科學博物館）

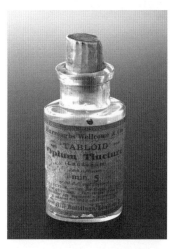

圖9　19世紀末英國寶威藥廠
鴉片酊藥瓶

（鳴謝大英科學博物館）

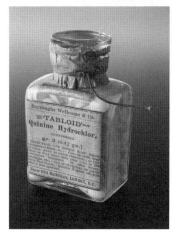

圖10　19世紀末英國寶威藥廠
鹽酸奎寧片藥瓶

（鳴謝大英科學博物館）

表3 1796-1896年間重要的醫藥科技發明

排名	藥品/類別	藥品、常用名	發現年份	發現者
1	疫苗	天花病毒 Small Pox	1796	詹納 Edward Jenner
		霍亂弧菌滅活疫苗 Cholera	1884	克魯 Jaume Ferran i Clua
		減毒狂犬病 Rabies	1885	巴斯德 Louis Pasteur
		破傷風抗體 Tetanus	1890	貝林、北里柴三郎 Emil Adolf von Behring & Shibasaburo Kitasato
		白喉抗毒素血清 Diphtheria	1890	
		結核菌素抗毒素 Tuberculin Antitoxin	1890	科赫 Robert Koch
2	鎮痛、 退熱	嗎啡 Morphine	1804	澤爾蒂納 Frederich Wilhelm Adam Serturner
		奎寧 Quinine	1820	佩爾蒂埃、卡文圖 Pierre Joseph Pelletier & Jean Blenaimé Caventou
		退熱冰（乙醯苯胺） Antifebrin	1886	卡恩、赫普 Drs. Cahn & Hepp
3	麻醉	醫用乙醚 Ether	1846	莫頓 William T.G. Morton
		可卡因 Cocaine	1859	爾尼曼 Albert Friedrich Emil Nieman
4	醫療技術	金屬空心針頭與玻璃注射器	1844/1865	林德、普拉瓦茲、伍德 Francis Rynd, Charles Prava Alexander Wood
		消毒	1867	李斯特 Joseph Lister
		X-射線透視	1895	倫琴 Wilhelm Rontgen

	研究所、藥廠	國家
	聖喬治醫院 St.George Hospital	英國
	巴賽隆納公立醫院 Civil Hospital	西班牙
	巴斯德研究所 Pasteur Institute	法國
	柏林大學 University of Berlin	德國
	藥房實驗室	德國
	藥房實驗室	法國
	藥房實驗室	德國
	麻塞諸塞州總院 Massachusetts General Hospital	美國
	哥廷根大學 University of Gottingen	德國
	醫療儀器工廠等	英國、法國
	格拉斯哥醫院 Glasgow Infirmary	英國
	維爾茨堡大學 Wuerzburg University	德國

表4　1848年香港西藥房名單

藥房名稱	位置	經理/東主
香港大藥房 Hong Kong Dispensary	皇后大道	楊彼得 Peter Yeung 楊詹斯 James Yeung
維多利亞大藥房 Victoria Dispensary	砵典乍街	亨特 Messrs. Thomas 　　　Hunter 巴頓 George K. Barton
醫館大藥房 Medical Hall	皇后大道	泰勒 Alexander S. Taylor
斯托克公司藥房 Stocker & Co's. Dispensary	皇后大道	斯托克 Charles Storcker
馬蹄形大藥房 Farriers	皇后大道東	弗拉扎爾 George Frazer
城堡大藥房 Castles & Co	士丹利街	不詳

師服務本地居民。[13]（表4）

　　1858年，殖民地政府通過制訂《熟鴉片授權與銷售管制條例》，容許歐洲或美國認可的化學師銷售熟鴉片予真正有醫療需要的人士。（本章第9節）除了銷售藥物外，化妝品、衛生清潔、"朱古力"、"荷蘭水"與洋酒都是西藥房主要的商品，多為商船的船員所購買。[14]藥房在當時無疑是一個持牌專賣且盈利極厚的行

13　William Tarrant (ed.), *Hong Kong Almanack and Directory for 1848* (Hong Kong: D. Noronha, 1848).

14　巧克力粵語稱為"朱古力"、汽水粵語稱為"荷蘭水"。

業，主要商品例如嗎啡、可待因等鴉片替代品或"戒煙藥"於香港熱銷。

殖民地政府一開始沒有培養本地專業藥劑師，只依賴英國來華的註冊藥劑師。這些來華的藥劑師人數不多，香港當時也只有幾個家族從事藥房業務。（第二章，第3節）報紙便成為香港開埠以來刊登廣告的媒體。[15]（圖11、圖12）

5.1. 香港大藥房（Hong Kong Dispensary）

曾於19世紀30年代在廣東大藥房兼蘇打水廠任職主診醫生的楊彼得（Dr. Peter Yeung）移居香港後，在1841年與安德信醫生（Dr. Alexander Anderson）於港島摩根船長市集（Morgan Bazzar）臨時開業，到了1843年1月1日正式命名為"香港大藥房"。[16]

15　香港開埠便有報紙，先後有1841年創刊的《香港鈔報》（*Hong Kong Gazette*）、1845年創刊的英文《中國郵報》（*China Mail*），以及1853年的第一份中文月刊《遐邇貫珍》。

16　香港大藥房（Hong Kong Dispensary）在1840年代開業時實際上是一間"醫局"（Dispensary），但兼有"藥房"（Chemist & Druggist）的功能。到了1860年，屈臣氏醫生返回英國，香港大藥房業務由他的侄兒小屈臣氏（Alexander Skirving Watson）接任。後者的專業不是內、外科醫生，他決定把原來門診與配藥服務並存的醫局轉型為專賣藥品與日用品的藥房，不再提供醫療門診服務，但英文名稱仍保留了"Dispensary"。香港政府在二戰前成立的公共診所一直到1970年代仍然採用"醫局"（Dispensary）名稱，例如"深水埗公立醫局"（Shum Shui Po Public Chinese Dispensary），向公眾提供門診與藥劑服務。

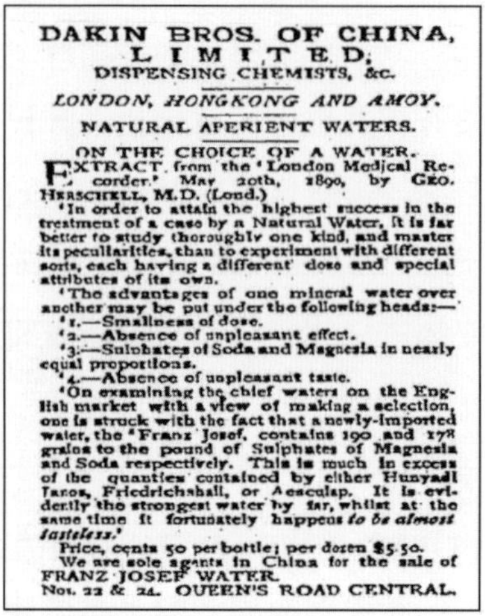

DAKIN BROS. OF CHINA,
LIMITED,
DISPENSING CHEMISTS, &c.

LONDON, HONGKONG AND AMOY.

NATURAL APERIENT WATERS.

ON THE CHOICE OF A WATER.

EXTRACT from the 'London Medical Recorder,' May 20th, 1890, by GEO. HERSCHELL, M.D. (Lond.)

'In order to attain the highest success in the treatment of a case by a Natural Water, it is far better to study thoroughly one kind, and master its peculiarities, than to experiment with different sorts, each having a different dose and special attributes of its own.

'The advantages of one mineral water over another may be put under the following heads:—

'1.—Smallness of dose.

'2.—Absence of unpleasant effect.

'3.—Sulphates of Soda and Magnesia in nearly equal proportions.

'4.—Absence of unpleasant taste.

'On examining the chief waters on the English market with a view of making a selection, one is struck with the fact that a newly-imported water, the 'Franz Josef, contains 190 and 178 grains to the pound of Sulphates of Magnesia and Soda respectively. This is much in excess of the quantities contained by either Hunyadi Janos, Friedrichshall, or Aesculap. It is evidently the strongest water by far, whilst at the same time it fortunately happens *to be almost tasteless.*'

Price, cents 50 per bottle; per dozen $5.50.

We are sole agents in China for the sale of FRANZ JOSEF WATER.

Nos. 22 & 24. QUEEN'S ROAD CENTRAL.

圖 11　1890 年大金兄弟藥房廣告

（19 世紀《香港電訊報》）

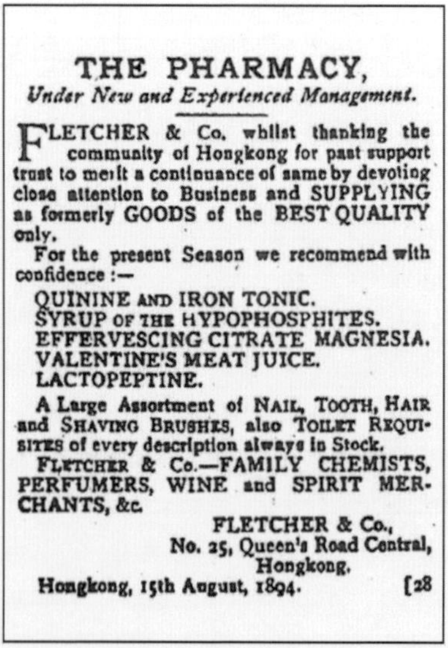

THE PHARMACY,

Under New and Experienced Management.

FLETCHER & Co. whilst thanking the community of Hongkong for past support trust to merit a continuance of same by devoting close attention to Business and SUPPLYING as formerly GOODS of the BEST QUALITY only.

For the present Season we recommend with confidence :—

QUININE AND IRON TONIC.
SYRUP OF THE HYPOPHOSPHITES.
EFFERVESCING CITRATE MAGNESIA.
VALENTINE'S MEAT JUICE.
LACTOPEPTINE.

A Large Assortment of NAIL, TOOTH, HAIR and SHAVING BRUSHES, also TOILET REQUISITES of every description always in Stock.

FLETCHER & Co.—FAMILY CHEMISTS, PERFUMERS, WINE and SPIRIT MERCHANTS, &c.

FLETCHER & Co.,
No. 25, Queen's Road Central,
Hongkong.

Hongkong, 15th August, 1894. [28

圖 12　1894 年弗萊徹藥房廣告

（19 世紀《香港電訊報》）

楊彼得的弟弟，楊詹斯（Dr. James Yeung）也是一名外科醫生，同時擔任香港大藥房藥劑師兼經理。1847年，香港大藥房在廣州開設分店，有兩位常駐代表：一位是英國蘇格蘭籍的外科醫生馬班士（Samuel Majoribanks），另一位是葡萄牙裔澳門人蘇沙（A. de Souza），為藥房經理。三年後的1850年，楊詹斯離開香港前往福州行醫。香港大藥房的經營權轉至普勒斯頓（William Preston）醫生名下，他在1856年委任了在上海行醫的英籍外科醫生勞惠霖（J. Llewellyn）在上海南京路1號（現和平飯店南樓）用香港大藥房商號聯營行銷售進口西藥。[17]

1858年，屈臣氏醫生帶著他的侄子小屈臣氏（Alexander Skirving Watson）經營香港大藥房。兩年後，在上海經營香港大藥房的勞惠霖和屈臣氏家族分道揚鑣。祁立夫（S.W. Cleave）在上海成立了祁立夫公司（Cleave & Co.），並採用了屈臣氏（A.S. Watson）商號在南京路16號經營藥房業務。1862年，屈臣氏（A.S.Watson）與香港大藥房（Hong Kong Dispensary）的名字並列出現。不久，小屈臣氏返回英

---

17 1860年，勞惠霖從上海赴寧波，聘用科比（E.C. Kirby）為經理，藥房商號中文用"老德記"，英文則沿用"Hong Kong Dispensary"。翌年，公司註冊為 J. Llewellyn & Co.，英文商號改為"Shanghai Medical Hall"，是當年上海市工部局登記商字第一號企業，以"鹿頭"為註冊商標。

國。[18]1867 年老堪富利士（John David Humphreys）從澳洲來港，加入屈臣氏任職會計。[19]

1871 年，香港大藥房正式用小屈臣氏的姓名屈臣氏（A.S. Watson & Co.）經營業務。四年後，屈臣氏也開始拓展中國以外的業務，第一家海外藥店建於菲律賓馬尼拉。1874 年，老堪富利士在屈臣氏服務十三年後接手業務。1882 年，屈臣氏的上海大藥房由大衛（John Davey）任經理，鍾斯（James Jones）為助理。翌年，屈臣氏在國內許多城市增設了自家藥物、飲料品牌的營業點。

1886 年 1 月 19 日，屈臣氏公司在香港註冊成立了屈臣氏有限公司（A.S. Watson Co. Ltd.）。兩年後，老堪富利士的長子堪富利士（Henry Humphreys）21 歲時在英國獲得藥劑化學師資格，翌年回港在他家族經營的屈臣氏出任經理一職。（第六章）

據說，堪富利士在 1890 年回到香港後，迅即成功地按照《英國藥典》內的 "山道年" 藥品標準配製和生產驅蟲藥劑花塔餅，引進到中國市場。[20] 因為當時華

18　小屈臣氏返回英國後於 1866 年在倫敦過身，得年 28 歲。

19　老堪富利士（John David Humphreys）曾經先後在印度和澳洲從商。1857 年往香港受聘於香港大藥房（又名屈臣氏〔A.S. Watson〕），擔任會計職務。九龍尖沙咀的 "堪富利士道" 即以他命名。

20　1850 年美國輝瑞藥廠（Pfizer）利用生產糖果技術配製山道年驅蟲藥劑花塔餅，為公司第一個口服藥品。

南地區飲食與衛生條件很差，大人和小孩都容易感染寄生蟲，"屈臣氏疳積花塔餅"（簡稱"花塔餅"）上市後，銷售非常熱烈。花塔餅隨即成為中國內地及港澳、東南亞地區眾多家庭的必備藥，一時無兩。（本章第8節）

5.2. 維多利亞大藥房（Victoria Dispensary）

亨特（Messrs. Thomas Hunter）首先在澳門成立"維多利亞大藥房"，後於 1846 年在香港中環砵典乍街開了第一間零售藥房。香港分店由巴頓（George K. Barton）負責，另有三名葡裔人士擔任他的助理——布拉加（João Joaquim Rosa Braga）、羅薩里奧（Miguel do Rozario）和萊昂（Jose Leao）。

1848 年，維多利亞大藥房搬到了皇后大道中，布拉加在 21 歲時成為藥房經理。[21] 博特略（Alberto A. Bothelo）曾在香港大藥房學習配藥技能，後為維多利亞大藥房的草藥師。

5.3. 薀仁藥房（Medical Hall）

1853 年，德裔考夫曼（Harold von Kauffman）在

21 Braga, Stuart, "Making Impressions: A Portuguese Family in Macau and Hong Kong, 1700–1945", PhD thesis, Australian National University, 2012, pp.140–142. https://openresearch-repository.anu.edu.au/bitstream/1885/10180/4/04PartIIBraga.pdf.

港島中環創建"蕰仁藥房",又稱德國藥房或醫館大藥房,後轉讓予布拉加。《香港日報》在 1857 年 8 月 24 日描述布拉加與蕰仁藥房的關係:

當布拉加今天重開了蕰仁藥房,他便與維多利亞大藥房分道揚鑣。[22]

6. 鴉片和成癮藥

從 19 世紀起,鴉片酊劑(Opium Tincture)為歐美醫生處方和藥劑師配製的常用藥品,用以治療咳嗽、腹瀉和其他病症。在 1858 年第二次鴉片戰爭結束後清政府簽署了《天津條約》,各省鴉片交易的高額稅收得到官員們的默許,鴉片進入中國從此不受限制,鴉片煙的吸食也因而普及至社會各階層,在內地省份亦逐漸有農民耕種和培植。

當時,熟鴉片是一些富裕家庭的"消閒藥品",鴉片煙槍是身份與地位的象徵。(圖 13)

香港從開埠至 1896 年,鴉片專賣都是殖民地政府

---

22 1872 年,那哈德(E.Nerdhardt)來到香港出任蕰仁藥房(Medical Hall)化學師一職。翌年,考夫曼與家人回國時,將藥房交由他在上海經營"科發藥房"(Koffer Pharmacy)的親戚科發(Teophill Oswald Koffer)管理。1884 年,科發把蕰仁藥房轉讓予那哈德,後者最終把藥房更名為德國藥房(German Dispensary)。

稅收的重要來源。到了 1880 年，清政府僅從印度進口的 6,500 噸鴉片量就已經比 1839 年第一次鴉片戰爭時的 2,500 噸上漲了 3 倍。當年鴉片稅收在各項稅收中排名第一位，金額為 205,000 元，佔總稅收的 19.2%。兩年後的 1892 年，鴉片收入翻了一番為 41 萬元，為當年稅收總收入的 18.2%。"鴉片專賣商"（"煙商"）的利潤非常豐厚，他們把專賣"熟鴉片"的價格定得很高。[23]

　　1880 年，在香港"苦力"群中嗎啡注射日漸盛行，之後數年，鴉片稅收的金額與百分比逐年下滑至 1896 年的 27 萬元，佔當年稅收總收入的 10.9%。[24]（表 5）（見嗎啡的故事）

嗎啡的故事

　　1804 年，普魯士、帕德博恩區（Paderborn）（現為奧地利境內）藥房藥劑師學徒澤爾蒂納（Frederich Wilhelm Adam Sertuner, 1783–1841），從罌粟中提取了具有止痛功能

23　"煙商"在投標獲得熟鴉片專賣權期間，每年按合同內的熟鴉片購買量向殖民地政府交付專利許可證費用。煙商預計鴉片煙館會將熟鴉片賣予第一手"煙民"，在他們吸食後"回收"留在煙槍管中的"煙渣"，然後把煙渣賣予苦力們。後者只能吸食廉價、低純度的鴉片煙渣，以維持他們的藥癮。

24　Dikötter F., Laamann Lars, Xun Zhou, *Narcotic Culture: A History of Drugs in China* (Hong Kong: Hong Kong University Press, 2005), p.177.

第一部分　從生草藥到標靶藥的歷程

43

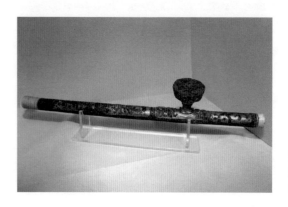

圖 13　19 世紀時吸食鴉片
用的景泰藍煙槍
（鳴謝香港警隊博物館）

表5　1878–1896年總稅與鴉片稅收入

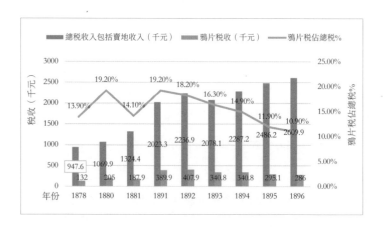

的嗎啡生物鹼。到了 1817 年，澤爾蒂納推廣使用嗎啡提取物作為鎮痛治療的藥物，替代酒精和鴉片。

1827 年，位於普魯士、達姆施塔特市（Darmstadt）（現為德國境內）的默克藥房（E. Merck）因為嗎啡的商業化生產成功，在 19 世紀中葉成為製藥巨人。德國默克藥廠應運而生，曾經一度壟斷"可卡因"（Cocaine）的供應。（可卡因的藥癮效應最終導致各國的衛生法規部門嚴格限制該藥的銷售，同時也使得嗎啡的藥癮效應變得明顯。）

1892 年，香港"苦力"（粵語稱為"咕喱"，指從事體力勞動、以搬運工作為生計的勞工）開始注射嗎啡替代吸食鴉片，在 1893 年的第二季後被廣泛使用，平均每天注射兩針的人數有 1,000 人。他們的嗎啡是從歐洲人經營的藥房買來，會先溶在水裡，然後作皮下注射。（本章第 9 節）

馮客（Frank Dikotter）等在他們的著作中描述了吸食嗎啡作為鴉片替代品的情景：

嗎啡是在 19 世紀末由醫療傳教士諾瑪‧科爾（Norman Kerr）的弟子們先在香港引入然後蔓延到中國大陸。1892 年嗎啡替代鴉片療法中心在小規模的實施後如雨後春筍般遍佈殖民地各區，那裡的自願者用嗎啡溶液在皮下注射給藥。幾週之內，香港的鴉片癮者發現直接把嗎啡注入皮下是更為便宜──往往降低 80% 以上的成本。這種新的便宜嗎啡普及性用法導致這個習慣迅速傳播至各煙館、旅館和賭場，造成了許多傷亡，這現象亦使老煙館數量急速下降。

7. 政府與醫院藥劑服務

香港開埠初期，除卻英國海軍醫院在港島、金鐘提供 6 個月（1841 年 1–6 月）的短暫醫療服務予外國僑民外，西醫藥服務主要是依賴個別私人醫生開辦的醫局（診所、藥房），向外籍人士與訪港船員提供外科服務與藥物。其後的半世紀，有多家醫院由政府、華人與宗教團體創辦，並集中在港島的上環、西營盤、西半山及灣仔一帶營業。（表 6）

7.1. 政府與公立醫院

第一家政府公立醫院在 1850 年開業（本地人習慣稱 " 國家醫院 "，英文為 "Civil Hospital"），專門為英籍殖民地官員、華裔公務員與員警服務。博特略（Alberto A. Botelho）於 1856 年加入國家醫院，先後服務了 23 年後在 1879 年退休。[25,26] 艾爾斯醫生（Dr. Ayres）在他 1878 年 5 月 19 日的《殖民地外科醫生年度報告》中對博特略的工作十分重視，有如下總結：

今年我們失去了一位在政府服務多年的公立醫院草藥師——博特略先生，歷經二十三年寒暑後他因身體欠佳而申請退休。現在在同等報酬下已經不可能找到一位像他這樣

---

25 博特略於 1856 年 1 月 1 日加入香港政府之前，在維多利亞大藥房任職草藥師。

26 草藥師一名是後期才在香港殖民地政府編制內獲確認的公務員稱謂。

表6　1842–1897年期間建立的主要醫院

醫院類別 建立年代	政府	非政府		
		公益	宗教	
			天主教	基督教
1840	國家醫院 （西營盤， 1850）			倫敦會傳道會 醫院 （灣仔， 1943–1850）
1850			聖芳濟各醫院 （灣仔， 1852–1959）	
1860		華佗醫院 （灣仔， 1867–1886）		
1870		東華醫院 （上環，1872）		
1880				雅麗氏紀念 醫院 （上環，1887）
1890				那打素醫院 （半山，1893）

守信、高效的官員。[27]

　　1879 年 11 月來自蘇格蘭班夫郡（Banff County, Scotland）的馬卡倫（Hugh McCallum）成為第一任草藥師與分析師（簡稱草藥師，Apothecary and Analyst）。[28] 馬卡倫上任後的第一年，除了履行政府公立醫院的草藥師配製處方藥的職責外，最為顯著的業績是開啟了飲用水、牛奶、鴉片樣品的品質分析和研究了疑似中毒的法醫個案。[29] 他的分析與認證工作令人留下深刻印象，1883 年 4 月 10 日被晉升為新設立的衛生督察職位。同年，克勞（William Edward Crow）接任麥卡勒姆的草藥師職位。克勞對中草藥很感興趣，與香港植物公園主任福特（Charles Ford）和何啟爵士（Sir Kai Ho）共同撰寫了〈本草注意事項〉的論文。[30、31]（圖 14）布朗（Frank Browne）於 1893 年 8 月與香港

27　GA 1899, p.157.

28　麥卡勒姆在蘇格蘭首府愛丁堡通過了英國藥學會主要藥劑學考試，獲得了藥劑化學師的資格。

29　香港的水資源非常缺乏，1841–1864 年期間，人口暴漲，居住環境惡劣，廚房與廁所劃分在同一處，市民的飲用水供應主要來自井水或溪水，井水的測試經常不合格，霍亂頻頻發生。

30　Charles Ford, Ho Kai, William Edward Crow, "Notes on Chinese Materia Medica", in N. B.Dennys(ed), *The China Review: Notes and queries on the Far East* (Hong Kong: China Mail Office, 1887), Vol.15, No.6, pp.345–347.

31　何啟爵士是首位畢業於蘇格蘭亞伯丁大學（Aberdeen University）醫學系的華人。

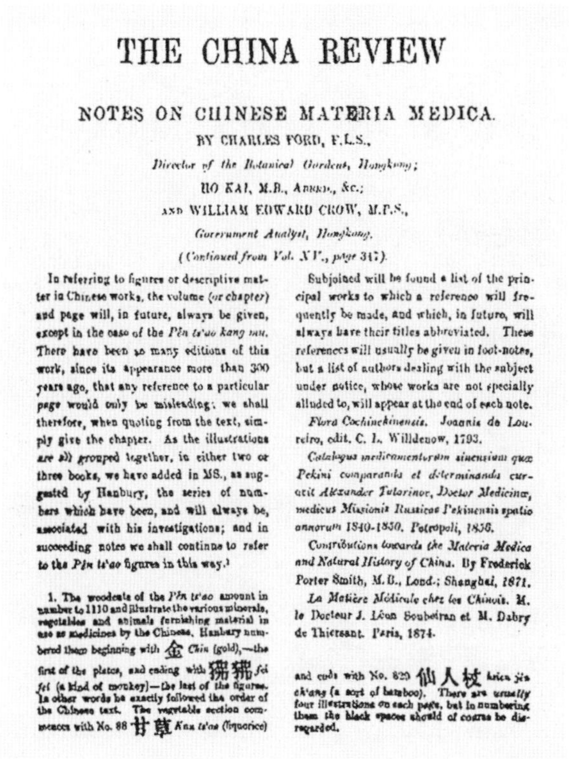

THE CHINA REVIEW

NOTES ON CHINESE MATERIA MEDICA.

BY CHARLES FORD, F.L.S.,

Director of the Botanical Gardens, Hongkong;

HO KAI, M.B., Aberd., &c.;

AND WILLIAM EDWARD CROW, M.P.S.,

Government Analyst, Hongkong.

(Continued from Vol. XV., page 347.)

In referring to figures or descriptive matter in Chinese works, the volume (or chapter) and page will, in future, always be given, except in the case of the *Pên ts'ao kang mu*. There have been so many editions of this work, since its appearance more than 300 years ago, that any reference to a particular page would only be misleading; we shall therefore, when quoting from the text, simply give the chapter. As the illustrations are all grouped together, in either two or three books, we have added in MS., as suggested by Hanbury, the series of numbers which have been, and will always be, associated with his investigations; and in succeeding notes we shall continue to refer to the *Pên ts'ao* figures in this way.[1]

1. The woodcuts of the *Pên ts'ao* amount in number to 1110 and illustrate the various minerals, vegetables and animals furnishing material in use as medicines by the Chinese. Hanbury numbered them beginning with 金 *Chin* (gold),—the first of the plates, and ending with 狒狒 *fei fei* (a kind of monkey)—the last of the figures. In other words he exactly followed the order of the Chinese text. The vegetable section commences with No. 88 甘草 *Kan ts'ao* (liquorice)

Subjoined will be found a list of the principal works to which a reference will frequently be made, and which, in future, will always have their titles abbreviated. These references will usually be given in foot-notes, but a list of authors dealing with the subject under notice, whose works are not specially alluded to, will appear at the end of each note.

Flora Cochinchinensis. Joannis de Loureiro, edit. C. L. Willdenow, 1793.

Catalogus medicamentorum sinensium quæ Pekini comparanda et determinanda curavit Alexander Tatarinov, Doctor Medicinæ, medicus Missionis Rusticæ Pekinensis spatio annorum 1840-1850. Petropoli, 1856.

Contributions towards the Materia Medica and Natural History of China. By Frederick Porter Smith, M.B., Lond.; Shanghai, 1871.

La Matière Médicale chez les Chinois. M. le Docteur J. Léon Soubeiran et M. Dabry de Thiersant. Paris, 1874.

and ends with No. 820 仙人杖 *hsien jên ch'ang* (a sort of bamboo). There are usually four illustrations on each page, but in numbering them the black spaces should of course be disregarded.

圖 14　福特、何啟與克勞合著的〈本草注意事項〉書影

（1887，《中國評論》）

殖民地政府簽署合同，並於 11 月上任助理樂劑師一職。[32] 翌年，布朗於本業職責外還在抑制鼠疫工作上作出了卓越的貢獻，因而收到很多來自社區的感謝信函。

7.2. 社區與教會醫院

和信（Dr. Benjamin Hobson）與雒魏林（Dr. William Lockhart）兩位醫生於 1842 年在香港灣仔摩理臣山成立了倫敦會傳道會醫院（The Hospital of Medical Missionary Society），[33] 提供西醫藥服務予公眾，並對貧困者施以義診。該醫院創建的 5,000 元啟動基金來自於在香港的英美商人。[34]

殖民地政府在第一波移民潮（1841–1864）期間沒有及時準備好基礎衛生設施，許多來自南方省份的無依靠人士流落街頭，他們居住在垂危病人的居所附近，衛生環境非常惡劣，從而導致流行病頻頻發生。當時一群熱心公益的華人領袖有見及此，遊說殖民地

---

32 1888 年，布朗考獲英國藥學會藥劑文憑並成為註冊藥劑化學師，他曾在英國藥學會擔任實驗室示範員並贏得了化學獎牌，1893 年當選為英國化學學會院士。

33 1795 年，英國基督教新教的幾個宗派教會，包括長老會、循道會、聖公會及公理會的教牧與信徒成立以海外國家為目標的福音傳道組織，名為倫敦傳道會（簡稱 "倫敦差會" 或 "倫敦會"，London Missionary Society），屬下的倫敦醫學傳道會（London Medical Missionary Hospital）通過醫學援助進行傳道。

34 因為沒有西醫願意提供非商業醫療服務予主要是貧苦大眾的本地病者，傳道會醫院最終在 1853 年關閉。

政府在港島東區興建一所醫院提供中醫藥服務。

　　1869 年，港督麥當奴撥出上環普仁街一個地段，資助十一萬五千元建院費用，並於 1870 年頒佈《倡建東華醫院總例》，創辦香港第一間華人醫院。醫院尚未落成，創院的華人領袖已在院址附近開設臨時贈醫所為貧病者提供服務。1872 年，東華醫院正式落成啟用，提供免費中醫藥服務並奠定了東華三院善業的基石。[35]

　　19 世紀下半葉，在香港經商的洋行包括怡和洋行、屈臣氏等，這些洋行代理歐洲多國藥品並成為中國和遠東地區的獨家代理商。香港的條件得天獨厚，成為分銷商的中心，從歐美藥廠進口西藥、汽水、洋酒與美容化妝品，之後中轉至國內與東南亞包括菲律賓等地的零售分銷網路銷售。進口成藥大部分是口服液體式的咳嗽、營養或提神藥品。本地西藥房包括屈臣氏配製的藥劑主要按照《英國藥典》（*British Pharmacopoeia*）的標準藥品規格。（圖 15）

　　每家西藥房也有自己的品牌成藥，或按醫院藥房的配方而批量生產口服藥用糖漿治療咳嗽、腸胃不適或疲倦等病症。其後，1883 年《萬國藥典》（*The Extra*

---

35 "我們的起源"，東華三院網站，https://www.tungwah.org.hk/about/our-origin/。

Pharmacopoeia）的出版，補充了其他國家研發或製造而英國尚沒有的藥品。[36] 當時，歐美零售藥房的蘇打水業務是主要收入之一。

1875 年，屈臣氏位於港島中環史丹尼街 1–3 號的物業成為本地第一家藥廠兼荷蘭水廠，生產 6 種味道的荷蘭水飲料，並仿製藥品與化妝品。（圖 16）

8. 荷蘭水、本地製藥工業與轉口貿易

在香港，蘇打水（即注入二氧化碳而帶氣泡的水，被本地人稱為 " 荷蘭水 "，原因可能是在 19 世紀中期第一次進口的 " 帶汽飲料 " 來自荷蘭的商船，因而得名。[37] 1884 年，屈臣氏的業務擴展至菲律賓、馬尼拉，在當地開設藥房及汽水廠。1886 年，屈臣氏除了在上海經營藥房以外，還在江西路 327 號聘用了 50 名員工生產藥品、蘇打水、礦泉水、飲料等。

1889 年 5 月 11 日，屈臣氏在香港政府憲報上刊

36　1883 年首次出版的《萬國藥典》（*The Extra Pharmacopoeia*）是由馬丁代爾藥劑師（Martindale）及韋斯科特醫生（Westcott）兩人合著而成。此書涵蓋全球多國商用藥物資訊，為補充《英國藥典》臨牀使用藥物的資訊工具書，亦是香港衛生署指定的每一家醫院與零售藥房必備的工具書。

37　荷蘭水的名稱一直沿用至 1970 年代，終被汽水取代。事由當時有一個 " 點止汽水咁簡單 " 的電視廣告每天高頻率地出現，其他品牌的碳酸飲料開始為各自的汽水製作廣告反擊，消費者間遂開始流行 " 汽水 " 一名，而把沿用百年的 " 荷蘭水 " 名字摒棄掉。

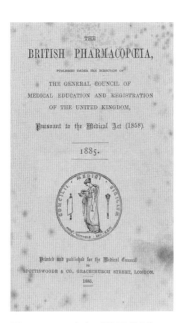

圖 15　1885 年版《英國藥典》

（私人圖片）

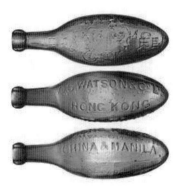

圖 16　屈臣氏汽水瓶

（私人圖片）

登了 78 個由屈臣氏藥房和工廠車間生產與包裝的酒類、藥品、香水、汽水及附有屈臣氏商標的其他商品。（圖 17）

其中一款按《英國藥典》規格在 1890 時期生產與銷售的"屈臣氏疳積花塔餅"（簡稱"花塔餅"）為王牌家庭藥，風行內地、香港與東南亞市場一百年。[38]（圖 18、圖 19）

9. 監管藥業的法律

香港殖民地時期所有的法律都源自英國法令，並根據本地情況修改，以確保英國本土與殖民地使用同一套法律系統管治。

第一個與化學師及藥師有關的法令是 1858 年制定的《熟鴉片授權與銷售管制條例》，其將專業人士定義為：

具備歐洲或美國文憑的醫生或化學師，可以炮製和銷售用於真正醫療目的熟鴉片。[39]

38　1849 年美國藥劑師輝瑞（Charles Pfizer）和比他年長 3 年、任糖果師傅的表哥埃哈特（Charles Erhardt）在美國成立輝瑞藥廠，生產山道年花塔餅杜蟲藥。山道年是一種在中亞地區生長的茼蒿花的提取物，用作驅腸蟲尤其是蛔蟲特別有效。

39　GA1858, June 20, 2019, Votes and Proceedings of the Legislative Council of Hong Kong: (7).

GOVERNMENT NOTIFICATION.—No. 228.

Notice is hereby given that Messrs. A. S. WATSON & Co., LIMITED, of Victoria, Hongkong, have complied with the requirements of Ordinances 16 of 1873, and 8 of 1886, for the registration in this Colony of their Marks as applied to Wines, Spirits, Liquors, Medicines, Perfumes, Erated Waters, and other articles of a Dispensing Chemist and Druggist, as more particularly set forth in the following Schedule and that the same have been duly registered, viz.:—

SCHEDULE.

1. Watson's Vin de Quinquina.
2. Do.   Prickly Heat Lotion.
3. Hongkong Tai Yeuk Fong Hair Wash (English and Spanish.)
4. Watson's Chretta Bitters.
5. Do.   Tonic Bitters.
6. Watson's Finest Selected Old Scotch Malt Whiskey (Mellow Brand) "Glenorchy."
7. Watson's Finest Selected Old Scotch Malt Whiskey "Aberlour Glenlivet."
8. Old Irish Whiskey (A quality.)
9. John Jameson's Fine Old Irish Whiskey (B quality.)
10. Very fine Old Irish Whiskey (C quality.)
11. Watson's H.K.D. Blend of the Finest Scotch Malt Whiskies (D quality.)
12. Watson's very Old Liqueur Scotch Whiskey (E quality.)
13. Finest Old Jamaica Rum.
14. Superior very old Cognac Brandy (B quality.)
15. Very old Liqueur Cognac Brandy (C quality.)
16. Hennessy's Finest very old Liqueur Cognac Brandy 1872 Vintage (D quality.)
17. Sherry Pale Dry (Light Dinner Wine (A quality.)
18. Sherry Superior Pale Dry (good) Dinner Wine (B quality.)
19. Sherry Natural Manzanilla (superior quality) (C quality.)
20. Sherry superior Old Pale Dry (C C quality.)
21. Sherry very superior Old Pale Dry (D quality.)
22. Sherry extra superior Old Pale Dry (E quality.) very finest quality old bottled.
23. Genuine Breakfast Claret (A quality.)
24. St. Estephe (B quality.)
25. St. Julien (C quality.)
26. La Rose (D quality.)
27. Thorne's Blend Old Scotch Whiskey.
28. John Jameson's Old Irish Whiskey.
29. Fine Old Irish Whiskey.
30. Hennessy's Old Pale Brandy.
31. Finest Old Jamaica Rum.
32. Finest Old Genuine Bourbon Whiskey.
33. Finest Old Tom Gin.
34. Pale Dry Creaming Champagne (Brand G. R. S. & Co., Epernay.)
35. Pot Brand with Name, Address and Trade Mark printed on.
36. Watson's Phosphoric Champagne.
37. Lithia Water.
38. Effervescent Gingerade.
39. Sarsaparilla Water.
40. Sparkling Raspberryade.
41. Seltzer Water.
42. Ginger Ale.
43. Tonic Water.
44. Soda Water.
45. Lemonade.
46. Pure Supercarbonated Potash Water.
47. Watson's Mineral Tonic Water.
48. (Chinese) White Face Powder No. 140.
49. "   " Rouge Powder   No. 128.
50. Watson's Anthelmintic Bon-Bons or Worm Tablets No. 132 (Label printed in English and Chinese)....$1 size.
51. Do.   do.   50 cts. "
52. Do.   do.   25 "   "
53. Do.   do.   10 "   "
54. Worm Bon-Bons (Chinese.)
55. Watson's Anthelmintic Bon-Bons or Worm Tablets.
56. Watson's Infant's Food (Chinese.)
57. Envelope for Ching Fun (Chinese.)
58. Watson's Florida Water (Chinese) 30 cts. size.
59. "   (Do.)10   "
60. Opium Smoker's Cure Pills No. 201 (Chinese) $1 size.
61. Do.   Do.   50 cts. "
62. Do.   Do.   25 "   "
63. Do.   Do.   10 "   "
64. Opium Smoker's Cure Lozenges No. 202 (Chinese)......$1 size.
65. Do.   Do.   50 cts. "
66. Do.   Do.   25 "   "
67. Do.   Do.   10 "   "
68. Red Face Powder No. 203 (Chinese.)
69. Hand-bill for Red Face Powder No. 203 (Chi.)
70. Do.   Pink Colour   do.
71. Do.   Blue   do.   do.
72. Do.—Wh. Face Powder No. 140 (Chi.)
73. Do.   Rouge Powder No. 128 (Chi.)
74. Do.   Opium Smoker's Cure Pills No. 201 (Chinese.)
75. Do.   Opium Smoker's Cure Lozenges No. 202 (Chinese.)
76. Do.   Bon-Bons No. 132 (Chinese) large size.
77. Do.   Bon-Bons No. 132 (Chinese) small size.
78. Watson's Oriental Tooth Powder.

&c.,   &c.,   &c.,

By Command,

FREDERICK STEWART,
Colonial Secretary.

Colonial Secretary's Office, Hongkong, 7th May, 1889.

圖 17　1889 年屈臣氏商標應用於一系列的酒類、藥品、香水、汽水及其他商品

（《香港政府憲報》）

第一部分
從生草藥到標靶藥的歷程

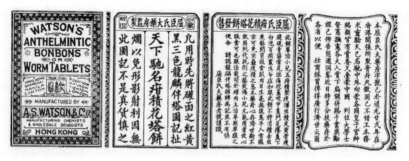

圖 18　1889 年香港註冊的屈臣氏疳積花塔餅商標

（《香港政府憲報》）

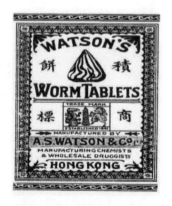

圖 19　1931 年更改後的商標

（《香港政府憲報》）

56

第二個與化學師有關的法令是《1864 年陪審團名單》，其指出：

　　化學師與藥師被免除作為陪審員，並在陪審團名單裡作了相應剔除。[40]

　　《1886 年酒精牌照條例》則允許：

　　因行業所需，草藥師、化學師或藥師在他們的場地得以保存和使用一個不超過 8 加侖容量的蒸餾設備，殖民地的輔政司可以合法地發出全部免費執照給予他們。[41]

　　1893 年的《嗎啡條例》在 9 月立法的緊迫性源於當年非法皮下注射嗎啡的藥癮者大幅度增加至一個驚人的數字，鴉片稅收從 1892 年的 407,900 元，佔總稅務收入的 18%，快速下降到 1893 年的 340,800 元，佔總稅務收入的 16%。[42,43] 嗎啡注射的藥癮行為直接影響到本地專利鴉片煙商（英文原文為 Opium Farmer，

40　GA1864, (12).

41　GA1886, (216).

42　GA1893, (183), Return of Revenue and Expenditure of Year Ended 1882, http://sunzi.lib.hku.hk/hkgro/view/g1893/647176.pdf.

43　GA1894, (152), Return of Revenue and Expenditure of Year Ended 1883, http://sunzi.lib.hku.hk/hkgro/view/g1894/644551.pdf.

官方中文翻譯為鴉片農夫，有誤導意義）的合法鴉片
煙膏銷售利潤。1893 年 5 月 24 日，" 厚福行 " 代表專
利鴉片煙商向時任殖民地庫務司（現稱財政司）因斯
（Norman Gilbert Mitchell-Innes）表達他們的訴求：

　　若非是由合資格的醫生在有限制的條件下方可以皮下
注射嗎啡藥劑，政府需要更改鴉片製品的銷售法律或立法處
罰皮下注射行為。[44]

　　為了抑制非法注射嗎啡製劑的銷售，殖民地政府
迅即在憲報上刊登了 1893 年的《嗎啡條例》，第四
段為：

　　除非是按照正式合格醫生的處方籤施用，任何人在非
醫療專業人員如正式合格醫生、化學師或藥師的指導下給予
其他人嗎啡，裁判官會予以定罪，最高兩個月的監禁並酌
情加判社會勞動服務，每一情況下均應處以最高 50 元的罰
款。[45]（圖 20）

---

44 Letter of Hau Fook Hong, Representative of Opium Farmers, Hong Kong,
　　May 24th, 1883, GA1983: 970.

45 The Morphine Ordinance, 1893, GA1893: (347), http://sunzi.lib.hku.hk/
　　hkgro/view/g1893/648028.pdf.

No. 13 of 1893.

An Ordinance enacted by the Governor of Hong-kong, with the advice and consent of the Legislative Council thereof, for the suppression of the pernicious practice of injecting preparations of Morphine by unqualified persons.

(LS) WILLIAM ROBINSON,

Governor.

[23rd September, 1893.]

Preamble.

WHEREAS it is desirable to forbid, in this Colony, the practice of injecting Morphine except in cases where such treatment has been prescribed by some duly qualified medical practitioner, and to make provision for effectually suppressing such practice.

Be it enacted by the Governor of Hongkong, with the advice and consent of the Legislative Council thereof, as follows :—

Short title.

1. This Ordinance may be cited as *The Morphine Ordinance, 1893.*

Interpretation.

2. For the purposes of this Ordinance—

Morphine shall include Morphia and all salts of Morphine and any solution thereof that can be used as an injection, but not preparations for ordinary internal use containing Morphine as an ingredient but not suitable for purposes of injection.

Duly qualified Medical Practitioner shall mean a practitioner registered under "The Medical Registration Ordinances 1884 to 1893."

Chemist or Druggist shall mean chemist or druggist holding an European or American certificate of qualification.

Administration of morphine forbidden in certain cases.

3. Any person, who shall administer by injection any Morphine to any other person, except in cases where the same has been prescribed by some duly qualified medical practitioner, shall, on conviction before a Magistrate, be liable in each case to a fine not exceeding fifty dollars or to imprisonment with or without hard labour not exceeding two months.

Onus of proof.

The onus of proving the exception shall lie on the person so administering the Morphine.

Furnishing morphine.

4. Any person, who shall, except in cases where Morphine has been prescribed by some duly qualified medical practitioner, furnish Morphine to any person, except to a duly qualified medical practitioner or to a chemist or druggist shall, on conviction before a Magistrate, be liable to a fine not exceeding fifty dollars, or to imprisonment with or without hard labour not exceeding two months.

圖 20　1893 年《嗎啡條例》

（《香港政府憲報》）

10. 結論

在香港開埠的首個 50 年期間（1842–1896），歐洲的西藥業尤其是德國的化工企業，以及英、法、美等國的醫藥研究已邁進一個新時代。從 19 世紀初的在植物提取生物鹼到微生物與免疫的研究，以及醫藥科技的創新等，都對疾病的預防、診斷與治療帶來量與質的改善。安德森教授（Dr. Stuart Anderson）在《帝國前哨》一書中指出，早年殖民地藥房都經歷過這樣一個過程：

最初通常是船上外科醫生為藥品負責人，然後轉移到陸上的軍事外科醫生，其藥品職責很快被委託給下屬，藥劑師或藥劑師助理。對藥品的責任被首先傳遞給化學師和藥師，最終由藥劑師接管。[46]

自 1842 年起，香港殖民地政府緊密遵循英國的自由放任政策，至今未有改變，哈里森（Mark Harrison）在書中表示：

普遍的思想是遠離干預，自由主義的政治經濟和馬爾薩斯主義（Malthusianism）的混合物。每個人對他或她自己

46　Stuart Anderson, *Outposts of Empire: the Dawn of Pharmacy in the Straits Settlement 1786–1867*, (London: Pharm Hist, 2012).

的健康負責，死亡率高是可以容忍的自然秩序的一部分。[47]

19 世紀時，香港政府公立醫院和非政府醫院在接種牛痘預防天花時，對針對瘧疾等主要流行病廣泛使用的奎寧都有所記錄。痢疾、瘧疾和結核等傳染病與城市建設的飲用水供應、污水處理，以及貧民窟的營養和衛生都有直接的關係。

1894 年 5 月，黑死病鼠疫（簡稱"鼠疫"）開始大面積傳播，暴露出自由放任政策的弱點。政府未能及時提供西醫藥或傳統社會醫學和藥劑服務給來自廣東的貧困移民，他們住在過度擁擠和沒有污水處理系統的棚戶區中，蚊子和老鼠成為了傳染的渠道。隨後的 6 個月內，鼠疫的大流行造成超過 2,500 人死亡，華人和歐洲人死亡率分別為 93.4% 和 18.2%（十一例中只有兩個歐洲人死亡）。

當年，香港首間具備規模而提供傳統中醫藥予市民的華人醫院——東華醫院，因為接收鼠疫的感染病人時未有與非感染病人隔離，從而導致大量鼠疫的感染病患離世。1896 年殖民地政府設立的鼠疫調查委員會要求東華醫院必須有駐院西醫簽發死亡證，並乘機出資派遣一位合格華人西醫——鍾本初為首任西醫掌

47　Mark Harrison, *Disease and the Modern World: 1500 to the Present Day* (Cambridge: Polity, 2004), p.111.

院（即院長），以換取延續東華醫院提供中醫藥的許可。[48] 此舉無疑是西醫藥凌駕傳統中醫藥的政治聲明。

西藥零售與貿易方面，香港作為中轉港扮演了重要的"窗櫥與示範屋"的角色。屈臣氏進軍上海和菲律賓，銷售自己品牌的疳積花塔餅和在藥房店內就地生產的荷蘭水，顯示了當時企業家的國際視野。一直到1908年，零售藥房只限於由英國藥學會認可的化學師經營，是專利行業和一門盈利的生意，尤其是鴉片戒煙藥作為止痛藥的銷售更是不受管制。

在內地，留美歸國華僑羅開泰與上海本地商人顧松泉（曾在大英藥房當學徒與配藥員）分別在1882年於廣州、1888年在上海開設泰安藥房和中西藥房，銷售進口西藥與外商分庭抗禮。在香港，因為西藥業由英國殖民者操控，沒有本地的競爭對手，市場的增長和發展就不能跟上海相比了。

在開埠的首個半世紀裡，殖民地政府的西醫藥服務主要為其體制內的官員與公務員服務，華人勞工收入微薄，看西醫、吃西藥需要支付一筆可觀的醫藥費，不是一般工薪階層所能負擔，西藥業也就不能普及起來了。

48　東華三院：《香港東華三院發展史》（香港：東華三院，1960），5頁。

第二章　1897-1945：化學師、合成藥、危險藥物管制、日佔時期

1. 簡介

在全球藥史中，1897 年是一個重要的年份。在歐洲，德國化工業及合成藥的研究繼續領先其他國家，其中也包括了美國。德國拜耳（Bayer）藥廠在這一年裡有兩個突破性的合成藥面世：阿士匹靈（Aspirin）與海洛英（Heroin），[1] 這兩種止痛藥一直到今天仍然在臨牀上具有舉足輕重的地位。從 1897-1945 年的 48 年裡，香港地區也經歷了史無前例的政經局勢變幻與二戰帶來的社會破壞。同時，沒有良知且貪婪的官員和藥販促使無知、失去自信的藥癮者從吸食政府 " 專賣鴉片煙 " 轉為注射藥癮更厲害的嗎啡或海洛英的藥物代替品，造成無數家庭的悲劇。

香港開埠的一個世紀內，因為沒有針對人口暴增現象做妥善規劃，導致這龐大的人口基數對本就稀缺的醫藥服務造成極大的壓力。傳染病例如鼠疫、瘧疾、肺結核、痲瘋、腳氣、霍亂，以及與社會衛生有關的疾病例如梅毒等肆虐風行。

1 　海洛英或稱海洛因，外省人稱 " 白麵 "，香港 " 癮君子 "（吸毒人士）稱 " 四號仔 "，英文學名為 Heroin。

在整個日佔期間，因為忽視維修污水處理系統，加上電力供應經常因盟軍空襲而中斷，通過衛生控制抗瘧疾的努力最終付之一炬。社會衛生診所的關閉及抗菌素的短缺在當時造成性病泛濫的問題。[2] 香港殖民地政府的英籍藥劑師和配藥員，不是被關在赤柱的集中營內，便是逃到廣東省或重慶歌樂山，只留下基本的服務人員，主要供應來自日本藥廠的藥劑製品。[3] 蓬勃的黑市市場取代常用藥品供應鏈，這是西藥業在香港最黑暗的時期。

可幸的是，在 20 世紀的上半葉，歐洲醫藥科技持續發展，德國新發明和英國藥廠以許可證授權或仿製生產的方式將疫苗技術、止痛藥物、抗菌藥物引進至香港。少部分貧困和不能負擔中醫藥費用的港島銅鑼灣、跑馬地地區的婦女與嬰兒，亦受惠於天主教慈善機構聖保祿醫院的修女提供的醫護服務。

本章將描述西藥業在這個時期的發展機遇：

- 止痛藥與藥癮的經濟關係；
- 兩次世界大戰與抗菌藥的研發；
- 香港藥業本地化的邁進；
- 革命與戰爭動盪時期的藥劑業處境。

2　性病泛濫的主因是佔領香港的日軍，包括佔據韓國及台灣的殖民地參軍者對慰安婦的需求大增。

3　當時活躍於香港的主要日本藥廠包括武田（Takeda）、三共（Sankyo）、中外（Chugai）、塩野義（Shinogi）等。

2. 人口與疾病

從 1897–1911 年期間，義和團在清末的叛亂帶來了社會動盪，辛亥革命隨後爆發。[4、5] 在這期間，香港人口從 1897 年的 241,762 人上升到 1911 年的 450,098 人（含 11,225 名外國僑民）。[6] 20 世紀 30 年代末因為抗日戰爭，逃難來港的人數眾多，香港人口從 1931 年的 85 萬人增長至 1940 年的 182 萬人（包括 24,125 名外國僑民和約 75 萬名難民）。據統計，香港居民人數從 1841–1940 年飛躍增長了近 360 倍，女性移民人數也有大幅度上升。（表 7）[7、8]

香港人口在日軍的統治下從 1941 年 12 月的 180 萬人下降至 1942 年底的 100 萬人，並在三年零八個月內繼續下降至 50–60 萬人。這個人口緊縮目標最初是日軍制定的策略，用意是打消盟軍部隊的反攻意圖，利用糧食短缺和在違反軍管條例下被抓後處以的極刑，使人民感到日夜恐懼。[9]

4　新界在 1898 年 7 月 1 日正式租借給英國，為期 99 年。

5　晚晴王朝在 1911 年 10 月 10 日被革命軍推翻，中華民國在 1912 年 1 月於南京成立。

6　九廣鐵路在 1910 年建成後，人口也隨著交通方便而增加。

7　Populatioin, Colony of Hong Kong, HB: 1876, 1897, 1901, 1911, 1921, 1925, 1931, 1938, 1939, 1940. Hong Kong Government Reports On Line, http://sunzi.lib.hku.hk/hkgro/browse.jsp.

8　在這百年裡，男女比例也從 2.6:1 下降至 1.4:1。

9　G.B.Endacott, *Hong Kong Eclipse* (Hong Kong: Oxford University Press, 1978), p.142.

表7　1897–1945年期間人口變遷

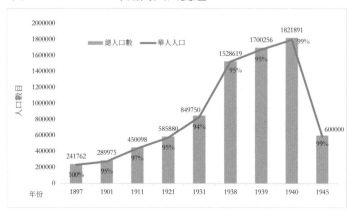

2.1. 鼠疫、天花傳染病

隨著衛生與居住環境的改善，尤其是水塘的建立、污水管道的鋪設等，在 1893 年開始因鼠疫而爆發的黑死病最終在 35 年後的 1930 年被消滅，自 1894 年起記錄的累積死亡病例總共有 24,193 人。梅毒病藥物治療則於 1930 年代在新藥 606 常規使用後才得以改善。

從 1937 年 11 月到 1938 年 7 月，香港經歷了最嚴重的天花流行。1939 年政府發放 120 萬份劑量的天花疫苗給市民接種後，1938 年的天花發病與死亡人數分別從 2,327 與 1,938 例急劇下降到 1939 年的 198 與 154 例，分別各減少約 92%。時任香港政府醫官的韋建信

（P.B. Wilkinson）使用英國埃文斯（Evans）藥廠生產的磺胺（Streptocide）抗菌藥治療天花發病者，並進行臨牀研究，發覺其效果並不顯著。[10]、[11]

2.2. 日佔時期流行病、社會衛生等

日軍矢崎中將（Lieutent-General Yasaki Kenju）在 1942 年 1 月 1 日宣佈成立民政部公共衛生局。[12] 戰前的醫務衛生處總監司徒永覺醫生（Dr. Selwyn Selwyn-Clark）在他的報告中有如下描述：

> 1942 年 1 月 1 日，在江口上校（Colonel T. Eguchi）指揮下，日本醫療部門應運而生（至少在紙上），但大部分的行政和執行工作繼續進行到 1942 年 2 月。當王國棟醫生（Gordon King）逃離至中國內地後，原醫務衛生處所有歐洲成員都被關進赤柱平民營，只有少數骨架幹部被命為"顧問"。該處的亞裔醫療人員大幅度的減少，對於大多數的華人醫生、護士、助理、配藥員、文員等來說自然不願意在日

---

10 Walter O. McCammon, "Sulfanilamide in the Treatment of Smallpox: A review of 103 Cases", in *The Lancet*, Vol.240, Issue 6203, July 18th, 1942, p.67.

11 其後，英法科學家也研發了其他磺胺類抗生素，但後來被青黴素取代，因為後者具有更好的效果和更少的副作用。

12 Reference 57: 125.

軍控制下服務。[13]

日本聲稱在香港除霍亂外沒有發生嚴重的流行病，1943 年 1 月 8 日出版的《香港新聞》有這樣的報導：（表 8）

相比於英國政府在香港預防疫情的懶散態度，日本當局的勤奮和努力清楚地顯示在松阪屋百貨公司視窗的表中。[14、15]

霍亂在 1943 年有 211 宗患病個案和 105 人死亡的病例，較之於 1940 年的 945 宗患病個案和 626 人死亡的數字少了很多。日佔前的醫務衛生處總監司徒永覺醫生（Dr. Selwyn Selwyn-Clark）在他戰後的報告中說：

事實上，流行病與死亡病例的減少是因為人口大幅度下降 45%，而不是預防措施的成功。另外，人口大幅度下降的主要原因是許多人死於飢餓和營養不良，而這些都沒有

---

13 Sir Selwyn Selwyn-Clarke, *Report on Medical and Health Conditions in Hong Kong for the Period, 1*[st] *January, 1942–31*[st] *August, 1945* (London: Her Majesty's Stationery Office, 1946), pp.3–4.

14 《香港新聞》是日本軍事當局批准發行的一份日報。

15 "Prevention of Epidemic in Hong Kong", in *Hong Kong News*, November 18th, 1943.

表8　1940年殖民地時期與1943年日佔時期傳染病人數比較

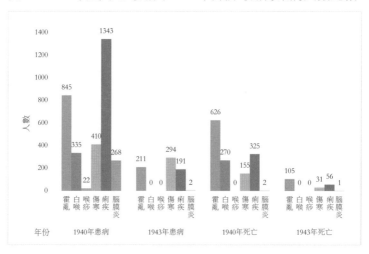

報導。衛生管控被嚴重破壞，這與垃圾及糞便的不規則的收集和處置有關，因為轟炸和炮火而導致損失功能的電力泵及損壞的排水渠和污水渠中斷了用來沖廁的氯化水供應，造就了感染疾病的最佳溫牀。

　　營養缺乏性疾病包括腳氣病、傳染病如結核病、麻風病和性病成為普遍現象，由於社會衛生科診所被關閉，抗性病藥物供應中斷，本地婦女自願或被日軍強逼賣淫猖獗，導致性病以驚人的速度傳播。[16]

　　　恩達科特（G.B. Endacott）還描述了在日佔期間

16　Reference 61: 8–9.

仍然開放的醫院和診所活動：

　　最初只有幾家醫院向平民提供醫療服務。當時，公共
診所和藥房全被關閉，但日軍最終開始免費給窮人提供醫
藥，並在廣華醫提供一百張免費病牀，到 1945 年 5 月共有
30 間醫局免費治療病人。[17]

　　醫院及診所的關閉與人口少了 45% 有直接關係，
但性病傳播、營養不良等以及戰爭亦有推波助瀾的作
用。在 1943 年初春，日軍總督府的江口上校原為司
徒永覺醫生的贊助人，但在日本外交辦事處負責人小
田先生（Mr. Oda）和醫務部首席醫官桐林醫生（Dr.
Kiribayshi）被調離香港後，日軍憲兵終止了司徒永覺
醫生的服務，並在 1943 年 5 月拘捕他，據稱罪名為英
國軍情 9 處（M.I.9.）的臥底間諜。[18,19]

　　羅馬天主教會的診所和醫院中，除了聖保祿醫院
（St.Paul's Hospital）在 1945 年 4 月被盟軍部隊誤炸
而關閉外，其他的例如沙爾聖保羅修女會（St. Paul's

17　Bernice Archer, Kent Fedorowich, "The Women of Stanley: Internment in
　　Hong Kong 1942–45", in *Women's Histoy Review* 5(3): 145–147.

18　Sir Selwyn Selwyn-Clarke, *Footprints, The Memoirs of Sir Selwyn Selwyn-
　　Clarke*(Hong Kong: Sino-American Publishing Co., 1975), p.83.

19　1939–1945 年間，海外特工與救援工作由英國戰爭辦公室軍事情報局 9
　　處負責。

Cartres）、嘉諾撒聖心修女會（Canossian Sisters）、寶血修女會（Sisters of Precious Blood）等，在困難中繼續她們的有限度服務，尤其是在日佔期間為貧困人士提供了免費的診療。

2.3. 戰俘營的衛生條件（1942–1945）

日佔開始後的 1942 年 1–2 月，本地居民和那些能夠逃離港島赤柱俘虜營的英籍人士組織大逃亡。在赤柱有一個外籍平民拘留營，所有英籍殖民地官員以及他們的家庭成員成都被關押在那裡。香港島有 2,800 名俘虜，估計其中 2,325–2,415 名是英國人，成人人口中有 1,370 名男人，858 名女人和 286 名 16 歲以下的兒童，另外 99 名為 4 歲以下的兒童。[20]

其他三個位於九龍的戰俘營住有超過 7,000 名戰俘，軍官在亞皆老街集中營，其他職級在深水埗，印度籍官兵則在馬頭涌。[21] 由於劣質的食物供應導致營養不良，在深水埗營有兩種常見的因營養缺乏而導致的疾病：腳氣病（可回顧的至少有 600 例）和糙皮病。雖然醫療設施不足，在赤柱集中營內卻沒有重大疫情發生：

---

20 Reference 65: 379.

21 Reference 57: 167.

因為被拘禁者中據統計大約有 40 名醫生、2 名牙醫、6 名藥劑師、100 名受過訓練的護士，和一大批志願者輔助護士。[22]

但若有人患病，藥物供應在集中營內是一個令人頭痛的問題。有一位見義勇為、不顧個人性命安危的藥劑師——劉仲麟，於日佔期間經常偷運藥物往集中營，給予監禁中的外籍病患，實為模範。（第七章）

3. 化學師本地化的開始

1898 年，清政府租借 " 新界 " 予英國 99 年、1900 年義和團引發的社會動盪導致南下香港而在九龍與新界居住的人口日益激增，醫藥服務包括疫苗接種的需求大增。

香港第一套《藥劑條例》於 1908 年立法，其中一個目的是為符合資格的零售與批發商落實化學師培訓與註冊。政府除了認可英國藥學會兩類具備藥劑學歷的人士為化學師與藥劑師外，港督也可以批准個別藥劑專業人士在香港免試執業，或於他們在香港政府醫院內培訓並考獲本地的化學師資格後予以承認和註冊。這項決定主要是讓一些非英國體制的本地及其他歐美日藥劑師可以合法在香港執業。

22　Reference 68: 384.

立法後，在香港政府醫院內培訓並考獲本地化學師資格者也予以承認和註冊。同年 11 月 20 日，宣佈鄭錦明在國家醫院培訓而通過本地註冊成為化學師，他是香港開埠 66 年來的第一位本地化學師。[23、24]（圖 21）

藥劑專業人材的長期短缺可能是化學師本地化的誘因，但在管治層面與實際操作上如何區分英國藥劑師與其他國家或本地化學師，保持殖民者的優越、高不可攀的地位？鄭錦明成為本地第一位化學師以及他離開政府的歷程可以給我們一些啟示。

政府醫院草藥師的職位是稀缺的，而且該職位需要一個較高學歷的藥劑化學師在一家正規藥學院修畢兩年的學位課程，並通過英國藥學會主要考試，其主要工作是化驗水、鴉片、礦石等戰略物質，確保殖民地庫房有持續性的稅收，以及有安全的飲用水供應。本地培訓的化學師課程相等於英國藥學會實施的較低要求的三個學期課程的文憑考試。因此，在當時殖民地的官僚制度內，只有化學師文憑是不足以晉升為草藥師的。[25]

23　1908 年，鄭錦明的職位是草藥師助理，當年工資是 600 元港幣。藥劑部門負責人、草藥師兼分析師布朗年薪為 3000 元港幣，另有宿舍、618 元工業學院教學津貼及 144 元汽油及電燈補助。

24　二戰前，在政府任職的草藥師與分析師，因為得到 "英皇豁免" 而不需要在殖民地註冊。

25　除了戰時（一戰或二戰時期）因為人手短缺，草藥師與分析師職位才由普通學歷的化學師擔任。

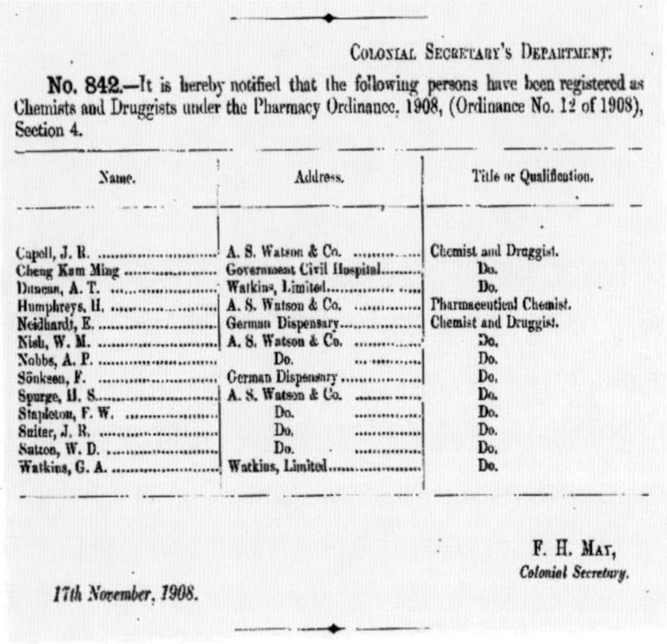

COLONIAL SECRETARY'S DEPARTMENT.

No. 842.—It is hereby notified that the following persons have been registered as Chemists and Druggists under the Pharmacy Ordinance, 1908, (Ordinance No. 12 of 1908), Section 4.

Name.	Address.	Title or Qualification.
Capell, J. R.	A. S. Watson & Co.	Chemist and Druggist.
Cheng Kam Ming	Government Civil Hospital	Do.
Duncan, A. T.	Watkins, Limited	Do.
Humphreys, H.	A. S. Watson & Co.	Pharmaceutical Chemist.
Neidhardt, E.	German Dispensary	Chemist and Druggist.
Nish, W. M.	A. S. Watson & Co.	Do.
Nobbs, A. P.	Do.	Do.
Sönksen, F.	German Dispensary	Do.
Spurge, H. S.	A. S. Watson & Co.	Do.
Stapleton, F. W.	Do.	Do.
Suiter, J. R.	Do.	Do.
Sutton, W. D.	Do.	Do.
Watkins, G. A.	Watkins, Limited	Do.

F. H. MAY,
Colonial Secretary.

17th November, 1908.

圖 21　1908 年香港第一批化學師和藥師名單

(《香港政府憲報》)

1909 年 3 月底，香港第一位本地培訓與註冊的化學師鄭錦明因為工資低與沒有晉升機會，決定離開國家醫院，並隨後成立宜華大藥房（Edward Dispensary）。[26]

政府藥劑學徒工資低是一個事實，為避免持續流失英才，同年，政府把另一位草藥師助理——李滿（音譯 Li Mun）的年薪從港幣 540 元跳升至港幣 780 元。[27]

1914–1918 年期間，第一次世界大戰在歐洲展開，在殖民地任職的英籍官員或德籍商人藥劑師被召回國參軍。留在政府體制內的草藥師和配藥員工作量過重，離職率偏高。1916 年的《藥劑業及毒藥條例》與相應《法規》因而出台，目的是為了落實本地訓練化學師的政策，彌補了第一次大戰時在政府體制內的英籍藥劑師因為調回歐洲戰場而空缺的藥劑職位。

自 1897–1937 年的 40 年裡，殖民地政府的藥劑部門培訓了 17 名主要任職於政府醫院的配藥員學生。也有少數來自零售藥房的藥劑學徒成為註冊化學師，其中 15 名為本地華人。因為社區藥房和貿易公司能夠支付更高的工資，這些訓練有素的醫院藥劑人才在成功考獲化學師資格後旋即離開政府到外面賺錢。

26　宜華大藥房（Edward Dispensary）二戰前位於中環皇后大道中 62 號 A。

27　BB1909, Civil Establishments: J110. http://sunzi.lib.hku.hk/hkgro/view/b1909/51909019.pdf.

1937 年，日本發起侵華戰爭後，大量南方省份的移民湧入香港，藥劑服務需求急劇增加，香港大學代表殖民地政府在 1937 年開始舉辦了為期兩年的全日制化學師課程。第一批學生因為成績——包括英語水平不高的原因，最終進不了香港大學本科，折衷選讀了化學師課程。[28] 該批 9 名學生中的 5 名在第一年考試中不合格，在政府的要求下，大學終止了藥劑學課程。

從 1939 年開始，沿用了一百年的政府草藥師職稱終於與時俱進，改為藥劑師職稱，原因是藥劑師配藥的功能已演變為保證藥物品質與選擇有成本效益的藥物治療方案。

1940 年政府又重新在灣仔的官立高級學院設立了一個為期四年的晚間化學師兼讀課程。學生通過醫院或零售藥房的贊助，白天在藥房當學徒，晚上學習。[29]

從 1908–1940 年，兩次世界大戰前夕，因為人口的增長、市場的變化及德國藥物的禁運，導致香港本地西藥業也有明顯的變化。[30]（表 9）

1940 年《化學師註冊名單》內有 37 名化學師，其中包括 17 名在本港訓練，22 名在社區任職化學師，

28　全日制第一年的課程和醫科學生是一樣的，包括解剖學、生物化學和生理學；第二年主修的是藥劑學。

29　兼讀制第一年的課程是基礎科學，第二至第四年的課程是藥劑學。第二年課程開始後不久，因日軍佔據香港，課程停辦。

30　GA1941, (22): 15–16.

表9　1908–1940 年期間西藥業分類

行業分類			1908年	1919年	1940年	備註
零售藥房	連鎖		3	3	4	1908 年，有三個連鎖藥房即：屈臣氏（A.S. Watson）僱有 8 名，威健藥房（Watkins Dispensary）2 名，德國藥房（German Dispensary）2 名，政府醫院 1 名為鄭錦明。事實上，受僱於屈臣氏的有一部分在它的製藥車間輪崗生產一系列的中、西成藥。
	獨立		沒有	4	7	
	小計	藥房	3	7	11	
		化學師	12	24	20	
製藥			不詳	不詳	6	
貿易			不詳	不詳	4	1940 年有 4 位化學師受僱於怡和洋行西藥部代理進口西藥
政府、英軍			1	1	2	1940 年有 2 位化學師受僱於公立醫院
其他			沒有	1	2	1919 年有 1 位化學師沒有申報僱主，1940 年有 2 位化學師沒有申報僱主包括 1 位英裔已退休和 1 位日裔。
總數	機構		4	9	23	在 1908–1940 年這段時期內，西藥業還是以零售為主，約一半化學師受僱於零售藥房，數位在藥品生產領域。
	化學師、藥劑師		13	27	37	

他們中有 6 人在屈臣氏服務，來自政府的 6 人中有 2 人擁有較高學歷，其他任職於藥廠或經銷行業。[31、32] 當年的西藥業仍然是一個比較側重於外籍病者與備戰製藥的行業。當時，殖民地總藥劑師莫利（Lewis John Morley）和他的家人在戰爭期間被扣留在赤柱集中營。

香港殖民地政府藥劑師和藥劑學講師賓利（Arthur Bentley）1942 年 2 月在拘禁中逃脫，並帶了一些藥劑科人員包括邱幼蓮前往重慶。[33、34] 同時間逃亡至重慶的時任香港大學醫學院院長王國棟（Gordon King）教授，建議國民政府教育部容許香港藥劑學學生繼續在成都、桂林與重慶學習，並讓賓利在國立藥學專科學校任職。[35]

---

31 1908 年，屈臣氏（A.S. Watson）為最大西藥企業，包括藥房與藥廠共僱有 15 名員工，其他連鎖與獨立藥房僱有 9 名化學師，當中 1 名為英軍服務。GA1919: (532)。http://sunzi.lib.hku.hk/hkgro/view/g1919/61630.pdf。

32 鄭錦明的註冊有助他日後離開政府自行開業。GA1908: (842)。http://sunzi.lib.hku.hk/hkgro/view/g1908/9337.pdf。

33 Reference 91, Uheng Khoo (1998), University Days and the War Remembered: 147.

34 當時邱幼蓮在重慶歌樂山中央醫院任職配藥員。二戰後回港，註冊為藥劑師，繼續在瑪麗醫院服務。

35 Gordon King, "An Episode in the History of the University", in Clifford Matthews, Oswald Cheung (ed.), *Dispersal and Renewal: Hong Kong University During the War Years* (Hong Kong: Hong Kong University Press, 1998), p.89.

4. 合成藥物的研發與濫用

　　1897 年夏天，德國拜耳藥廠（Bayer）的化學家赫夫曼（Dr. Felix Hoffmann）在水楊酸（Salicylic Acid）中添加乙醯基（Acetyl），成功合成高純度的乙醯水楊酸（Acetyl Salicylic Acid）作為降熱、止痛藥品，同時可以降低水楊酸對胃部的刺激性。（圖 22、圖 23）時任拜耳藥理實驗室負責人德瑞瑟（Dr. Heirich Dreser）將這藥命名為" 阿士匹靈 "（Aspirin）。兩週後，赫夫曼又成功合成藥用" 海洛英 "（或稱" 海洛因 "，Heroin）。[36]（圖 24）

　　赫夫曼在嗎啡（Morphine）中添加乙醯基成為高純度二乙醯嗎啡（Diacetylmorphine）合成海洛英。當年，德國人死亡率最高的是肺結核與肺炎，即使是常規咳嗽和感冒也可能令他們失去第二天的工作能力，因此急需開發一個有效止咳鎮靜，並給予恢復性睡眠的藥品。海洛英具有" 可待因 "（Codeine），有 8–10 倍的止咳效果和只有 1/4 的毒性。作為止痛藥，海洛英比嗎啡更為有效，感覺上很安全。[37]

36　1874 年，英國化學家賴特（Charles Wright）在倫敦聖瑪麗醫院醫學院（St. Mary Hospital Medical School）首次合成二乙醯嗎啡（又名海洛英或海洛因）。

37　當時，歐洲的藥物監管比較鬆懈，沒有要求藥廠在新藥上市後受監督和要求醫生匯報藥品副作用，因此未能及時發現海洛英的藥癮程度比嗎啡更厲害，這要在多年後才被確認。

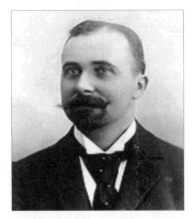

圖 22　赫夫曼博士（1868–1946）

（鳴謝德國專利與商標辦公室）

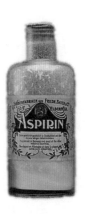

圖 23　1899 年中阿士匹靈 250 克粉裝藥瓶上市

（鳴謝德國專利與商標辦公室）

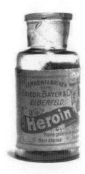

圖 24　1898 年海洛英 5 克粉裝藥瓶上市

（鳴謝德國專利與商標辦公室）

德瑞瑟覺得海洛英商機無限，可以代替嗎啡成為新的咳嗽、止痛藥品，決定提早將海洛英在 1898 年 11 月推出市場。20 世紀初，海洛英作為嗎啡的非成癮替代品和咳嗽抑制劑在亞洲主要城市、歐洲和美國同時銷售。許多家庭主婦、工薪階層，甚至小孩們都服用含有海洛英的非處方藥咳嗽糖漿和口服藥劑。海洛英在人體內代謝為嗎啡，相對嗎啡具有更強的成癮性。[38]

實際上，在 1899 年中，德瑞瑟繼續成功地把阿士匹靈藥粉製劑（Aspirin）商業化生產，開始時只通過醫生，以處方藥方式銷售粉狀製劑醫治關節炎。翌年，阿士匹靈旋即通過媒體廣告速銷為 " 家庭藥 " 或 " 非處方藥 "。民國時期，阿士匹靈的廣告海報在西藥店有顯著的展示。藥史學家麥克塔維什稱：

這種藥物很快成為治療頭痛、牙痛和其他輕微疼痛的首選藥物，特別是流感，普通感冒或酒精性疾病。到 1906 年，阿士匹靈成為拜耳最暢銷的藥物，到 1914 年，它是世界上使用最廣泛的藥物之一。[39]

38　1900 年，美國總人口為 7,600 萬人，其中每 200 人有 1 人為嗎啡類藥癮者。1914 年，美國將海洛英更改為處方藥，但仍然阻止不了藥癮的擴散，後在 1924 年全面禁止進口生產及銷售海洛英。

39　McTavish, Jan R., Aspirin Germany: "The Pharmaceutical Industry and the Pharmaceutical Profession", in *Pharmacy in History* (Madison: American Institute of the History of Pharmacy), Vol.29, No.3, 1987, p.104.

關於阿士匹靈藥片的鱔稿，有以下的宣傳：

在阿士匹靈的許多用途中，有一種可能在今年的這個時候（耶誕節佳節）有用。深夜和奢華生活導致一種輕微頭痛的方式可能會影響假日時期的享受。這種頭痛很快就會被一種水溶解的藥片迅速消除，而服用這種藥片會消除頭痛並使頭腦保持清醒。阿士匹靈的最新形式是拜耳藥片，可以在所有西藥房中買到。[40、41]（圖 25）

1901 年，埃爾利希（Paul Erhlich,1854–1915）加入科赫（Robert Koch,1843–1910）領導的位於柏林的普魯士皇家傳染病研究所（Royal Prussian Institute for Infectious Diseases），並在 1908 年獲得諾貝爾生理醫學獎。（圖 26）

隨後在 1909 年發現 " 魔術子彈 "（Magic Bullet）的砷（砒霜，Arsenic ）類藥物 " 灑爾佛散 "（別號 606，Salvarsin），治療當時在歐洲廣為流傳的

---

40 "Round the Shops-Notes Made on a Tour of The Christmas Displays", *Hong Kong Telegraph*, December 20th, 1913. https://mmis.hkpl.gov.hk/old-hk-collection.

41 英國寶威大藥廠（Burroughs Wellcome）從德國拜耳藥廠以許可證形式生產阿士匹靈，一直到 1914 年第一次世界大戰，英國與德國是敵對國，寶威大藥廠便從其他途徑取得阿士匹靈原料，用自己的商標繼續銷售乙醯水楊酸止痛藥。第一次世界大戰前，在香港，拜耳的阿士匹靈為西藥房銷售品牌。

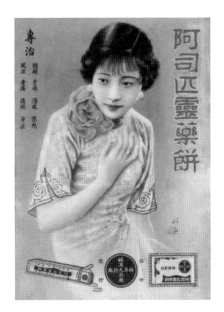

圖 25　1930 年代拜耳阿
士匹靈代言人阮玲玉
（私人圖片）

梅毒。（圖 27）因為 606 藥液為鹼性並產生嚴重副
作用，當時在英國的年輕軍醫菲來明（Alexander
Fleming,1881–1955）為少數願意試驗該藥的研究者。
（圖 28）菲來明使用較少劑量的 606 藥液，以靜脈注射
的方法成功治癒梅毒並減少副作用，令該藥得到廣泛
使用。

　　1925 年，拜耳藥廠與德國其他化工廠合併成為德
國最大化工顏料製藥集團——法本公司（德語：I.G.
Farben AG）。當時，法本公司拜耳藥廠實驗室的杜馬
克（Gerhard Dogmark,1895–1964）於 1935 年開發的

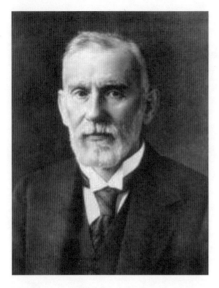

圖 26　埃爾利希（1854-1915）
（鳴謝德國專利與商標辦公室）

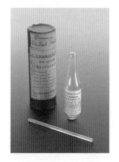

圖 27　1909 年灑爾佛散劑
（鳴謝德國專利與商標辦公室）

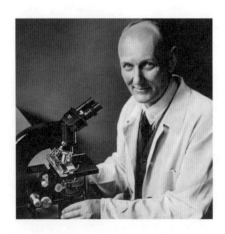

圖 28　杜馬克（1895-1964）
（鳴謝德國專利與商標辦公室）

"百浪多息"磺胺柯衣定（Sulfamido Chrysoidine）為
第一代磺胺類抗菌素。（圖 29）該藥被用於治療腦膜
炎、兒童發熱、肺炎、血液中毒、淋病、氣體燒傷和
其他嚴重燒傷等疾病。[42]

從 1897–1945 年的 48 年裡，西藥業有著跳躍式的
發展，德國顏料工業憑藉領先的化工技術，其醫藥與
生物科學家在細菌及免疫專門知識領域開發了一系列
新藥，例如阿士匹靈、海洛英、606 及百浪多息，並先
後上市。

與此同時，英美科學家在荷爾蒙（或稱激素，
Hormone）及抗生素領域進行進一步的合作研究、開
發，相繼製成甲狀腺素（Thyroxine）、盤尼西林（見
盤尼西林的故事）、皮質醇（Cortisone）等藥物。（圖
30、圖 31）（表 10）這些藥物在歐美上市後，尤其是
麻醉藥包括含有嗎啡與海洛英的止咳、鎮痛等藥品迅
速在香港通過西藥代理商的進口，分銷予藥房、藥
店，並中轉至內地主要都會和東南亞國家。（本章第
6 節）。

---

42 百浪多息為抗菌前體藥物磺胺柯衣定（Sulfamido Chrysoidine）的商
標。在人或動物體內裂解為對氨基苯磺醯胺（Sulphanilamide），發揮
抗菌效果。在體外實驗室的測試中，則沒有藥效。

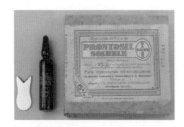

圖 29　1935 年百浪多息
（鳴謝德國專利與商標辦公室）

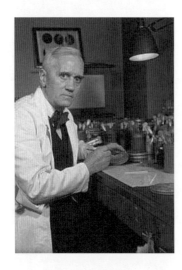

圖 30　菲來明（1881-1955）
（鳴謝英國寶威基金會）

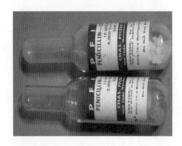

圖 31　1943-1944 年生產的抗生素
（鳴謝英國寶威基金會）

86

盤尼西林的故事

"盤尼西林"（學名青黴素，Penicillin）的發現為20世紀的創舉，因為它能治療一系列感染疾病包括癌、梅毒，推進其他抗生素例如鏈黴素的開發，治療肺結核。它提供一種快速、簡便的治療，比百浪多息的臨牀效果更好。1928年，菲來明（1881–1955）在英國倫敦聖瑪麗醫院從事微生物研究時意外發現了盤尼西林，其後在1938年英國牛津大學的兩位科學家——澳洲籍的佛羅雷（Howard Florey）和德籍猶太難民錢恩（Ernst Chain）把盤尼西林的實驗室研究成果開發成有臨牀意義的抗生素。

1941年，英美科學家攜手把盤尼西林的深層發酵生產工藝完善，接著在1944年3月，美國輝瑞藥廠在紐約市布魯克（Brookyln）區內一間工廠開始量化生產盤尼西林。4個月後的6月6日，盟軍在法國諾曼第（Normandy）海灘登陸時，戰地醫院已有充足的盤尼西林抗生素治療槍傷或傷口很深的士兵，原來因為傷口感染而截肢殘廢者得以快速痊癒。盤尼西林在第二次世界大戰後期發揮了亮麗的成績，按保守估計盤尼西林用於軍事醫療，救活了至少10萬名士兵。（許多士兵在戰場因為槍傷或休假時在妓院受到梅毒、淋病感染而失去戰鬥能力。）1945年，菲來明、佛羅雷與錢恩三人獲得了諾貝爾生理或醫學獎。

表10 1897-1945年期間重要化學藥物與抗生素的研發

排名	藥品 / 類別	發現年份	藥品商用、通用名	發現者
1	疫苗	1906	百日咳 Pertussis	博爾 Jules Bordet 德庚 Octave Gengou
		1919	卡介苗 Bacillus Calmette Guérin	卡邁特 Albert Calmette 古埃林 Jean-Marie Guér
		1926	白喉 Diphtheria	葛蘭尼 Alexander Glenny
		1927	破傷風 Tetanus	巴斯德 Louis Pasteur
		1935	黃熱病 Yellow Fever	耶洛熱 Max Thierry
2	鎮痛、退熱	1897	阿士匹靈 Aspirin	赫夫曼 Felix Hoffmann
			海洛英 Heroin	
3	麻醉	1903	巴比妥 Barbital	菲舍爾 Emil Fischer 梅林 Joseph von Merin
4	抗菌、抗生素	1909	灑爾佛散 (606) Salvarsan	埃爾利希 Paul Erhlich
		1935	百浪多息 Sulfamido-chrysoidine	杜馬克 Gerhard Dogmark
		1928	青黴素 Penicillin	菲來明 Alexander Fleming
		1943	鏈黴素 Streptomycin	魏克斯曼 Selman Waksman
5	激素	1921	胰島素 Insulin	班廷 等 Frederick Banting et. al
		1935	皮質醇 Cortisone	肯德爾 等 Edwin Kendall et.al.

研究所 / 藥廠	國家	適應症、用途
巴斯德研究所 Pasteur Institute	比利時	預防百日咳
巴斯德研究所 Pasteur Institute	法國	預防肺結核
寶威生理研究所 Wellcome Physiological Research Laboratories	英國	預防白喉
巴斯德研究所 Pasteur Institute	法國	預防破傷風
洛克菲勒基金會 Rockefeller Foundation	美國	預防黃熱病
拜耳藥廠 Bayer	德國	鎮痛 心血管
		劇痛
		麻醉
實驗治療研究所 Institute of Experimental Therapy		梅毒
拜耳藥廠 Bayer		感染疾病包括梅毒
聖瑪麗醫院 St.Mary Hospital	英國	感染疾病包括梅毒
羅格斯大學 Rutgers University	美國	治療肺結核
多倫多大學 University of Toronto	加拿大	糖尿病
梅奧醫院 Mayo Clinic	美國	過敏症和發炎

5. 零售藥業的開展

從 1897 年至二戰結束的半個世紀，藥房首先銷售從英美國家進口的家庭藥品，例如咳嗽藥、保健品及本地配製的西藥藥劑，又銷售其他商品包括各種酒類、日用品等，主要消費者為外國僑民、海員及本地崇尚舶來品的人。同時，西藥房在本港醫生處方下銷售的藥用鴉片、嗎啡、海洛英藥癮替代品等成為利潤的主要來源。西藥房或進口藥商在推廣宣傳上以在報紙刊登告白（現稱廣告）為主要途徑，西藥房的家庭藥品大多是舶來品，其中包括魚肝油、荷蘭水、牙科用品等。（圖 32）屈臣氏在內地的發展到了 1910 年，增長到有 100 家聯營藥店，直銷屈臣氏代理或自己品牌的藥品與洋酒，成為當時亞洲現代連鎖藥房的典範。在 1908 年《香港手冊》一書中描述的屈臣氏如下：

被稱為"亞歷山大"的建築物，氣勢宏偉，該大樓的一層和二層是由屈臣氏有限公司擁有的"香港大藥房"、汽水製造商所租用。訪港旅客可以到訪香港大藥房，事先為他們的下一個航程採買各種盥洗用品、藥品、香水、煙酒、雪茄和非常優質的葡萄酒，價格方面可媲美在英國或在沿途的任何地方。該零售藥房具有最現代的家居風格，其存貨可以與倫敦任何一家最大型的零售企業看齊。[43]

---

43 Hong Kong, The World's Shop Window, "Handbook to Hong Kong", (Hong Kong: Kelly and Walsh, 1908), pp.106–112.

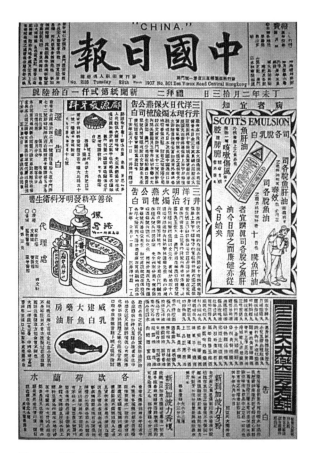

圖 32　威健、屈臣氏、司各脫魚肝油廣告
（香港《中國日報》）

5.1. 內地與海外發展的阻礙

當時，香港西藥房最為盈利的自製藥品是鴉片戒煙藥，除了本銷也有出口。1897 年的《台灣新報》對"戒癮急需"有以下的"鱔稿"（香港俚語謂宣傳稿）報導：

台灣戒煙粉丸最著名者則宏生藥局之林文忠戒煙丸，其次則惠濟堂同德堂華昌堂及屈臣氏藥房之戒煙粉，亦皆著有奇驗。[44]

1910 年，屈臣氏在內地與海外有共 100 間零售藥房，包括 50 間自資與 50 間聯營的門店。1911 年國內的"辛亥革命"帶來的經濟動盪，加上過度賒帳予眾多聯營藥房造成資金短缺，屈臣氏的股東們決定"壯士斷臂"，關閉在國內（除了上海和廣州的零售門店）和多年虧損的菲律賓的自資零售藥房業務，轉而集中精力在港繼續發展汽水、製藥與零售藥房，並代理英國著名家庭藥和保健品的業務。司各脫魚油是當時屈臣氏成功代理的英國品牌之一。

1920 年代中期，來自台南的李俊啟家族，在沒有得到香港屈臣氏的批准下，擅自在台北市迪化街一段 34 號的一棟三層高的牌樓外的牌坊上塑造了"屈臣

---

44 《台灣新報》〔明治三十年（1897）四月三日土曜日〕。

氏大藥房"幾個大字與"龍、麟、寶塔"圖案，旁書"龍麟寶塔為記、別人不得冒效"。（圖33）1927年，香港屈臣氏委任了台灣巫世傳家族擁有的"神農大藥房"為全島代理。經訴訟後，盜用商標案最終被判敗訴。[45]

5.2. 華資藥房的崛起

香港的華資藥房在一戰後的1920年代開始陸續成立，代理從外國進口的西藥，也有化學師在考獲執照後開業和生產家庭藥與護膚品。其中一家是1922年由黃仁照在上環永樂街中國釀酒廠原址上成立的黃光仙堂，[46]後改名為"中華大藥房"，發展出自家品牌"白蘿仙"（Pinocine）止咳藥與"丹杜蓮"（Demoline）護膚乳液。[47,48]（圖34、圖35）這兩個產品先後於1924年、1927年在香港註冊了藥品、日用品的商標，通過報紙廣告大力宣傳，行銷全國市場，在1941年底日軍佔據香港前受到消費者歡迎。

日佔時期，由於西藥來源瀕臨斷絕，引致供應異

---

45 《台灣日日新報》〔1934年（昭和九年）五月三十日〕。

46 GA1922: (395).

47 《大公報》（1937年11月27日）。https://mmis.hkpl.gov.hk/old-hk-collection.

48 《工商日報》（1928年8月6日）。https://mmis.hkpl.gov.hk/old-hk-collection.

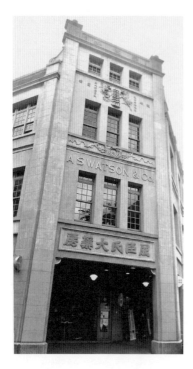

圖 33　台北大同區（前稱大稻
埕）迪化街 34 號三層樓房外貌
（鳴謝趙嘉倫）

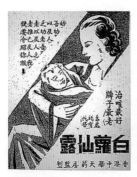

圖 34　白蘿仙露廣告
（《大公報》1937 年 11 月 27 日）

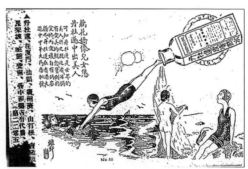

圖 35　丹杜蓮護膚乳液
（《工商日報》1928 年 8 月 6 日）

94

常缺乏。[49] 這對中醫藥的打擊更為嚴重，因為內地供應的生草藥亦已中斷。香港開埠的首 50 年，財政上主要依賴鴉片稅收來支持殖民地政府的營運。雖然自 1890 年代開始，殖民地政府曾嘗試通過工業化來減低對鴉片收入的依賴，但 1906 年鴉片稅收依然達到政府總收入的 29%。鑒於鴉片檢驗工作量不斷增加，當時殖民地政府在 1909 年成立政府化驗所。初時，藥劑化學師兼任分析師的工作，一直到 1913 年才獨立營運。

6. 麻醉藥和海洛英

1918 年鴉片稅收達到歷史高峰，當年因為英國參與一戰，香港鴉片稅的稅收達到政府總收入的 47%。[50]（表 11）在此期間，在香港公立醫院任職的草藥師，其主要工作是檢驗鴉片品質。隨著殖民地政府化驗所鴉片認證制度的建立，香港政府認證的鴉片已成為品牌的象徵。

關於 1920、1930 年代的香港毒品市場，聯合國禁毒署在《全球非法藥物市場報告》中引用了萊德勒（Karen A. Joe Laidler）的記載：

在香港，最初在 1927 年發現（非法）海洛英藥片時已

49　謝永光：《三年零八個月的苦難》（香港：明報出版社，1994），209 頁。

50　"Comparative Yearly Statement of Revenue", *Hong Kong Blue Book*, (1918), p.42. http://sunzi.lib.hku.hk/hkgro/view/b1918/51918006.pdf.

表11 1897-1940年總稅與鴉片稅收入

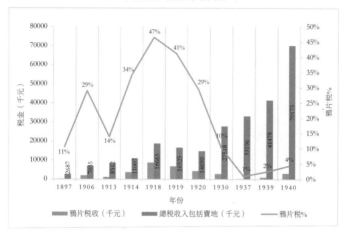

經出現濫用海洛英的現象。香港的第一個（非法）海洛英
藥丸工廠設在 1928 年。到了 1933 年，當地（非法）海洛英
毒品製造工業逐漸穩固，（非法）海洛英藥丸的消費市場在
1939 年達到高峰，當年，政府估計有超過一億顆非法製造
的海洛英藥丸，其中三百七十萬顆被查獲。據估計，當時在
香港有 5,557 名鴉片癮者從合法來源得到他們的供應。三萬
名海洛英藥丸癮者和四萬名鴉片癮者從非法來源得到他們的
供應。[51]

---

51 UNODC, World Drug Report 2000, A Century of Drug, Control, United
Nations Office for Drug Control and Prevention, Oxford University
Press, Oxford. https://www.unodc.org/pdf/world_drug_report_2000/
report_2001–01–22_1.pdf.

許多苦力因為價格原因選用海洛英取代鴉片，當時，海洛英作為非法毒品的俗稱為白麵、白粉、四號仔等。鴉片的壟斷銷售、供應和分銷由殖民地政府主導，確保殖民政府的公共理財政策能夠收到預期的稅收。另一個解釋是藏有或供應非處方危險藥物例如嗎啡、海洛英者因觸犯《危險藥物條例》而會被判處監禁，而藏有鴉片煙者則只是對經營者處以罰款了事，且不處罰吸食鴉片者。

19世紀下半葉，德國默克化工廠（E.Merck）得益於嗎啡、可卡因的藥物銷售，成功成為當時歐洲最大的藥廠。因為這兩種藥物的利潤豐厚，使其他化工廠包括德國拜耳藥廠對研發嗎啡替代品非常熱衷。拜耳累積了20年在合成藥物方面的經驗，化學工藝已趨成熟，並在1898年先行把海洛英口服粉劑商業化生產。

翌年推出水溶性藥片作為嗎啡代替藥品。海洛英鎮痛藥和止咳藥作為治療呼吸道疾病，例如肺炎和肺結核較可待因的治療效果好得多。[52] 直至癮藥出現前，醫生與藥劑師都樂於供應海洛英予病人。1909年《嗎啡法規》規定三類麻醉藥不需要交付稅金：

1. 已包裝好的麻醉藥藥劑，含有嗎啡、可待因、

---

52 靜脈注射海洛英的藥性是嗎啡的1.5–1.8倍，嗎啡藥性為可待因的3倍。

海洛英等；

2. 事先得到政府總醫官批准，本地配製的處方麻醉藥藥劑；

3. 註冊醫生的處方含有嗎啡或鴉片的藥品。

1910 年，香港殖民地政府在憲報刊登了數以十計的可進口嗎啡類止痛、麻醉品藥物（大部分為英國寶威藥廠製造）。[53]（圖 36、圖 37）到了一戰期間的 1918 年，拜耳藥廠由於國際上廣泛不利的輿論宣傳該公司銷售成癮性藥物而停止生產海洛英。

從 1898–1918 年期間拜耳的海洛英豐厚利潤居於製藥行業的首位。英、德兩國雖然停止在國內生產及銷售海洛英藥品與製劑，但其麻醉藥原料廠沒有停止生產與出口。

在香港，1923 年的《危險藥物法規》立法後，嗎啡、海洛英類藥物受嚴格管制，香港醫生的處方受到限制，藥房配製這些危險藥物受到約束，沒有醫生的處方，藥房的零售交易量立即遭遇雪崩。[54] 但同時，紅丸、白麵的走私來港迅速地取代鴉片，使鴉片稅收進一步受到嚴重打擊。

---

53 GA1910: (66), 116–118, Orders made under Section 56, Morphine Ordinance 1909. http://sunzi.lib.hku.hk/hkgro/view/g1910/14936.pdf.

54 GA1923 (Suppl): (285). http://sunzi.lib.hku.hk/hkgro/result.jsp?total=116&first=1&no=20.

```
Anaesthetic Compound A,        (Burroughs, Wellcome & Co.'s).
Anaesthetic Compound B,                Do.
Apomorphia Hydrochloride,              Do.
Apomorphia and Strychnine,            Do.
Aromatic Chalk and Opium,             Do.
Asafetida and Opium Compound,         Do.
Balsam of Aniseed,                     (Powell's).
Benzoic Acid Compound,        (Burroughs, Wellcome & Co.'s).
Bromidia,                              (Battle's).
Chlorodyne,                            (Collis Browne's).
   Do.,                                (Freeman's).
   Do.,                                (Towle's).
Codeinae Phosphas,            (Burroughs, Wellcome & Co.'s).
Codeine Tabloids,                      Do.
Codeine and Nux Vomica,                Do.
Dover's Powder,                        Do.
Dover's Powder and Grey Powder,        Do.
Enule Gall and Opium,                  Do.
Enule Lead and Opium,                  Do.
Enule Morphia and Belladonna,          Do.
Enule Morphia Hydrochloride,           Do.
Enule Opium Extract,                   Do.
Ergotin and Morphia,                   Do.
Grey Powder, Opium and Quinine,        Do.
Heroine Hydrochloride,                 Do.
Hyoscine Compound A,                   Do.
Hyoscine Compound B,                   Do.
Ipecac and Squill,                     Do.
Kino Compound,                         Do.
Lead and Opium Soloids,                Do.
Linseed,                               (Kaye's Essence of).
Liquor Opii Sedativus,                 (Battley's).
```

圖 36　英國藥廠配製嗎啡及海洛英類藥劑

（《香港政府憲報》）

```
Pain Expeller,
Pill Anticholeric,
Tincture Anticholeric, as prepared at the Medical Hall (Mr. Niedhardt).
Blood-spitting Mixture,
Catarrh Mixture,
   Do.  Snuff,
Chlorodyne,
Colic Mixture,
Consumption Mixture,
Cough Linctus,
Diarrhœa Mixture,
Ear Drops,
Eye Drops,
Fever and Ague Mixture,
Indigestion Mixture,
Odontoline,
Painkiller Drops,
   Do.    Liniment,
   Do.    Mixture,
Pile Electuary,
Do. Mixture,
Sedative Embrocation,
   Do.  Mixture,
Sprain and Rheumatic Embrocation,
Syphilitic Mixture,
   Do.  Ointment,
Toothache Remedy, as prepared at Messrs. Watkins & Co.'s.
Asiatic Cordial,
Balsam of Aniseed,
Diarrhœa Mixture, as prepared at Messrs. A. S. Watson & Co.'s.
Cruickshank's Cholera Mixture,
   Do.     Cramp Mixture,
   Do.     Diarrhœa Mixture,
Dakin's Chlorodyne,
   Do.  Toothache Tincture, as prepared at the Victoria Dispensary.
```

圖 37　香港本地藥房配製含嗎啡及海洛英類成藥與日用品

（《香港政府憲報》）

戒煙藥

清末民初，香港與國內主要城市的報紙最多的告白是戒煙藥。西藥房最受歡迎與盈利最高的快消產品也是戒煙藥。因為當時法律還沒完善，上癮藥品未受管制。西藥房內銷售的戒煙藥的秘方都不一樣，但有以下描述：

紅丸，作為戒煙藥大約在 1912 年出現。顏色為荔枝紅，成分配方不一樣，主要含有：嗎啡或海洛英、奎寧或其他金雞納生物鹼、咖啡因、微量"士的寧"（Strynine）、凝膠、麵粉或澱粉、蔗糖或乳糖，以及著色劑。紅丸可以用煙槍熔解吸食。

金丹，又稱"一粒金丹"，與紅丸同時出現，口服用。早期的金丹為黃色，橢圓形，略大於豆粒，後期的有各種顏色。在 1920 年代的上海與天津，金丹每週銷售的數位以百萬計，意味著海洛英受歡迎的程度。

白粉（或稱白麵）是海洛英的代名詞，直接鼻吸或皮下注射。另一種吸食方式叫做"追龍"（或稱"高射砲"）是把白麵與煙草混合後或直接用小竹管吸食。

雖然可卡因（化學名"古卡"，或稱"高根"）在 1850 年代已從古柯（Cocoa）葉裡被分離出來，但發展緩慢，主要是生產過程複雜，成本高昂，葉子很快腐爛。19 世紀末，可卡因成為最受外科醫生歡迎的外用麻醉藥。

荷蘭渴望在印尼複製金雞納和咖啡種植園的成功案例，投資種植古柯，終於在 1890 年取得顯著成效。1900

年，荷蘭可卡因工廠（Nederlandche Cociane-fabriek）落成，成為全球最大的可卡因化學合成者。

歐洲主要生產嗎啡的國家為德國和英國，德國因為一戰（1914–1918）影響產量，英國的出口便急劇上升。日本成為英國最主要的進口國，同時也沒有在海關申報嗎啡的進出口，從英國途經美國紐約，並由海關保稅託運至三藩市，轉運至日本的神戶。

在日本，嗎啡被分裝在小袋子或小瓶子內，標籤為純嗎啡、白粉等。一戰前，只有德國和英國具備生產嗎啡的設備，但日本很快在台灣、大阪和大連建立了工廠和實驗室。嗎啡從日本運往青島、大連、安東、香港、澳門與廣州，通過日裔"浪人"（社團、組織、幫會等成員）與當地的黑社會非法藥販子在中國各地銷售。

第一次世界大戰（1914–1918）後，日本已掌握製造工藝並種植古柯，從印尼進口量因此大跌。日據時期，台灣出口（甘蔗）糖至歐、美的價格大幅下降。因為全球的需求下降，古卡葉取代了（甘蔗）糖的出口地位。

自 1916 年開始，台灣供應的古卡葉令日本可卡因工業成為朝陽行業。

日本藥廠例如"三共"（Sankyo）、"大日本"（Dai Nippon）與"星"（Hoshi）製藥企業得以與德國、瑞士及美國競爭。

日本也有以"消閒藥"為名出口可卡因到中國，消費者多為夜上海的"娛樂行業小姐"。

7. 醫院藥劑服務

為了應付不斷膨脹的人口，政府與社區及具有宗教背景的團體便趁機建立醫院與藥局，提供藥療服務予社會各階層的病患。

19 世紀末，公立醫院對非公務員、警察等市民尚且是收費的醫療單位，因此一般勞動階層多選擇贈醫施藥的東華三院醫院，同時後者也提供熟悉的中醫藥治療方案。當時，主要的交通工具是靠 "11 路巴士" —— 兩條腿，很多病人會到附近的教會醫院看病，護士一般都訓練有素，充滿愛心的修女也會提供優質護理與關懷。（表 12）

二戰前，德國的藥物研究尤其是抗菌藥與麻醉藥範疇處於領先地位。1939 年 9 月，第二次世界大戰從歐洲開始，德國生產的藥品停止供給盟軍，價格迅速攀升至天價，香港醫院進行手術時會使用拜耳藥廠的 "環己烯巴比妥"（Evipan），但巴比妥類麻醉藥庫存只能留給少數外科需要全身麻醉的病人。[55]（圖 38）

日佔時期，1941 年 12 月底至 1945 年 8 月底的三年零八個月，因人口大逃亡，英籍醫藥人員被集中管制並停止供應常用西藥，公立醫院的藥劑服務進入冬眠狀態。

---

55 AR1939: Medical and Sanitary Report, M41, Hong Kong Government Reports On Line. http://sunzi.lib.hku.hk/hkgro/view/a1939/1089.pdf.

表12　1897–1945年期間建立的主要醫院

醫院類別　建立年份	政府	非政府		私人
		公益	天主教	
1897–1910		明德 1907	聖保祿 1898	
1911–1930		廣華 1911		養和 1922
	九龍 1925	東華東 1929	嘉諾撒 1929	
1931–1945	瑪麗 1937		寶血 1937 聖德肋撒 1940	

169. Comparative figures for anaesthetics administered in the two main Government hospitals are given below, the figures in brackets being those in 1938 :—

Table XXIII.

	Queen Mary Hospital		Kowloon Hospital		Total	
Chloroform	15	(16)	5	(18)	20	(34)
Ether alone or + ethyl chloride	922	(811)	571	(486)	1,493	(1,297)
Ether + evipan induction ...	90	(99)	161	(120)	251	(219)
Nitrous oxide + oxygen	97	(47)	2	(46)	99	(93)
Spinal	437	(237)	1	(—)	438	(237)
Evipan	310	(501)	376	(552)	686	(1,053)
Other methods (including local)	230	(195)	17	(31)	247	(226)
Total	2,101	(1,906)	1,133	(1,253)	3,234	(3,159)

圖 38　1939 年瑪麗醫院與九龍醫院麻醉藥使用量

（《香港政府醫務年報》）

7.1. 政府醫院藥劑與化驗服務

自 1878 年首位草藥師到任以來，因為是對外開放而且獲利很高，藥劑部門的人力資源主要是放在分析鴉片與礦石上，配藥是次要的服務。

布朗在 1894 年於本業職責外，在抑制鼠疫工作上作出了卓越的貢獻，因而收到很多來自社區的感謝信函。從 1897–1913 年期間，政府草藥師在位於西營盤醫護人員宿舍的政府化驗所上班，同時兼顧國家醫院的藥劑服務。當時，藥劑部門因為員工工作相當繁重且工資偏低，因此流失率非常高。

1897 年，時任助理草藥師布朗推薦政府向民眾提供化驗收費的服務。當時，中國內地的鴉片若經香港政府鑒定過後會貼上官印標籤，價格會比沒有鑒證過的鴉片高 30%。這個措施的實行，確立了香港作為鴉片與礦石商品中轉港的地位，因而有"香港鑒證、品質保證"的口碑。

1898 年 12 月，因布朗的分析工作表現出色，令他被升任為草藥師，接替離職的克勞。佛蘭克林（Arthur Cawte Franklin）在 1902 年加入政府，於 1909–1913 年期間擔任助理草藥師，因他的分析工作的表現，他還當選為英國化學研究所院士。有鑒於對化驗分析及法醫服務的需求增加，政府在 1913 年把藥劑與政府化驗分開

管理，從此這兩個專業分道揚鑣。[56、57、58、59]（表 13）

到了 1939 年，醫務署藥劑科有一支隊伍，由一名總藥劑師、兩名專職、一名暫委藥劑師和配藥員負責整個香港的醫院藥房。他們的工作是營運全港的藥劑服務，並協助配藥員和藥劑學學生準備化學師資格的考試。（表 14）

加貝兒（Ralph Edgar Cable）是繼博特略之後第二位服務時間最長的草藥師（1919–1940），任職達 21 年之久。他在任內，一手培訓了曾任職於殖民地政府醫院的 17 名配藥員學生成為註冊化學師，其中 15 名為本地華人。[60] 他於 1940 年 2 月 9 日被英皇授予帝國獎章。[61]

加貝兒在 1940 年 2 月 4 日退休後由莫利（Lewis John Morley）接任，他是日本佔據前的最後一位總藥

56　1913 年，政府化驗所剛成立時，只有 3 名化驗員和數名助理員工作，此後化驗所不斷發展。

57　化學、法醫樣本包括來自醫務署、工務局等的血跡、錢幣等，以及藥劑部門送檢的鴉片、嗎啡和藥劑法規監督下的危險藥品與毒藥。

58　危險物品、汽油樣本包括電池酸等。

59　1913 年，政府分析師化驗標本數量比 1912 年多出 3,722 份，主要是該年度檢測中國酒的次數突然增加。各種類型的樣本包括 143 個香精油標本、75 個無機鹽等不歸入化學、法醫類的標本。

60　加貝兒在香港大學合作開辦本地化學師和藥師的課程中起到了關鍵作用。

61　LG1940, February 9: 78448.

表13 1897–1939年政府化驗（件數）工作量

（香港政府 1897–1939 年《醫務衛生年報》）

年度[注] / 分析資料類別	1897	1913	1925	1939
化學、法醫	75	109	89	464
飲用水	97	45	1,007	2,387
危險物品法規、汽油	120	109	57	13
食品與藥品法（包括牛奶或來自醫務署和警務署的樣本）	30	121	415	514
建築材料	沒有監管	6	11	13
鴉片法規	另外監管	37	另外監管	另外監管
嗎啡、藥劑法規	3	6	108	歸在化學類
煤、礦物等	15	240	337	214
酒精法規	沒有監管	8,896	不包括	不包括
生化樣本（來自醫務衛生部門）	沒有測試	沒有測試	沒有測試	1,189
各種類型	28	40	308	10
總數	368	9609	2367	4804

注：截至 3 月 31 日。

表14 1897-1939年政府藥劑人員

(香港政府 1897–1939 年《醫務衛生年報》)

年度[注] 政府藥劑人力	1897	1913	1925	1939
分析師	0.5	1	政府實驗室從 1913 年開創獨立營運	
助理分析師		2.5		
分析師與助理分析師淨人數		3		
草藥師、總藥劑師	0.5	0.5	1	1
藥劑師　全職、臨時				3
藥劑師淨人數			1	3
一等負責配藥員或四級草藥師助理	1	1		5
二等負責配藥員或五級草藥師助理		1	2	4
一級和二級負責藥劑師淨人數			0	8
配藥員、翻譯或六級草藥師助理	1	1	2	3
配藥員學徒			2	6
配藥員及學徒淨人數			3	8
實際藥劑人員數目	2.5	3.5	4	19
香港人口	241,762	489,114	874,420	1,750,256

注：截至 3 月 31 日。

表15　1897–1941年間香港政府藥劑師和分析師

（香港政府藍皮書 1897–1941 公務機構名單）

時期	藥劑師（直到1908年兼為政府分析師）
1883–1898	高特 (William Edward Crow)
1899–1908	布朗 (Frank Browne)
1909–1912	佛蘭克林 (Arthur Cawte Franklin)
1913	泰勒 (Gerald Lenton, Harry Alan Taylor)
1914–1918	普倫 (Norman Douglas Pullen)
1918–1919	阿什比 (Robert Ashby)
1919–1939	加貝兒 (Ralph Edgar Cable)
1939–1941	莫利 (Lewis John Morley)

劑師。[62] 從 1897–1941 年期間，總共有 7 位草藥師、總
藥劑師服務香港政府。（表 15）日佔期間，莫利和他的
家人被扣留在赤柱集中營。

7.2. 社區與教會醫院

從 19 世紀後期至 1945 年期間，香港多個公益、
私人醫院建成。第一間羅馬天主教會的醫院被命名為
聖保祿醫院（St.Paul's Hospital，或稱 " 香港 " 法國
醫院），地址位於港島灣仔，並在 1898 年 1 月正式

62　BB1939, Civil Establishments, 204–5. Hong Kong Government Reports
　　On Line. http://sunzi.lib.hku.hk/hkgro/view/b1939/51939018.pdf.

啟用。10年後醫院從灣仔遷往跑馬地，再於1918年搬往位於銅鑼灣的現址，主要為港島跑馬地、銅鑼灣區的華裔弱勢婦女和嬰兒提供優質醫療服務，其藥房擺設為當時甚具代表性的歐洲風格。（圖39、圖40）其他的天主教會醫院，包括嘉諾撒醫院（Cannosa Hospital）、寶血醫院（Precious Blood Hospital）等分別在1929年及1937年落成；第二家位於九龍的"法國醫院"（又稱聖德肋撒醫院）在1940年於太子道落成。它們的病患大部分都是中產人士，也有一些低收入病患選擇這些醫院，原因是醫院在他們居住社區內，且提供他們能負擔得起的高水平醫療與藥劑服務。

日佔時期，這兩間香港與九龍的"法國醫院"繼續提供有限度服務。除聖保祿醫院在1945年4月被盟軍部隊誤炸後關閉外，九龍"法國醫院"和寶血醫院在沙爾聖保羅修女會和寶血修女會等支援下困難地繼續它們的有限度服務，尤其是日佔期間為貧困人士提供免費的診療。至於港島半山的嘉諾撒醫院則被日軍選為日本人的"香港神社"而停止營運。

本地華人慈善家於1872年捐獻的東華醫院外，也分別在1919、1929年出資建立廣華醫院與東華東醫院。其中廣華醫院的中醫藥門診服務是許多信賴傳統醫學的貧苦大眾的首選。

私人的香港養和醫院（簡稱"養和"）為唯一牟利

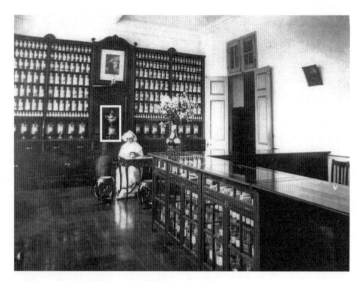

圖 39 1920 年代香港聖保祿醫院藥房藥瓶

17 或 18 世紀時的歐洲藥瓶是盛載名貴解毒藥的器皿。自 19 世紀開始，醫院藥房一般把藥瓶放在藥房藥櫃的當眼處作為擺設。相中白框框內為鎮房藥瓶。

（鳴謝聖保祿醫院）

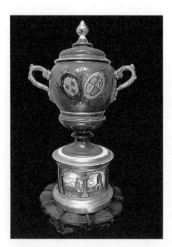

圖 40 1920 年代聖保祿醫院鎮房之寶法國藥瓶（Vase de montre）

一般法國藥瓶表面圖案為花、植物、人物等，此藥瓶估計為當年醫院的訂製品。

此藥瓶為特別訂製，前面左邊的徽章中藍色田野裡的金色百合為歐洲天主教國家，尤其是法國常用的徽章，右邊的徽章為聯合王國（英國）的四等分徽章：第一與第四等分對角的三隻守護獅子代表英格蘭，第二等分內的獅子代表蘇格蘭，第三等分內的豎琴代表愛爾蘭。

（鳴謝聖保祿醫院）

的醫療機構，其前身為"養和園"婦產科醫院，二戰前轉型為住醫院兼療養院，專為經濟條件好的家庭提供服務。養和至今仍然為香港富豪的首選，藥房配製的處方藥以進口原廠藥物為主，若有抗生素藥品，藥費便會更加昂貴。

8. 製藥工業與轉口貿易

從 19 世紀 30 年代的"廣東藥房"到今天，蘇打水（現稱汽水）一直是屈臣氏的鎮店之寶。當年，屈臣氏製藥部包括汽水與藥品生產，前者採季節性供應，後者則是全天候產品。屈臣氏是中國華南地區的主要西藥生產者，它的產品配方是按照《英國藥典》（*British Pharmacopoeia*）和《英國藥劑法典》（*British Pharmaceutical Codex*）內的標準藥品規格製造。

陳中孚，1973–1984 年任職屈臣氏藥廠，為製藥部生產主管，對公司歷史有這樣的敘述：

當時，屈臣氏有數以十計生產和進口的藥劑品種供應予零售藥房、樂行。二十世紀初，廣九鐵路在 1911 年通車後，香港與廣州以及珠江三角洲的商業更顯繁榮。當年，屈臣氏的廠房與營運部門包括蒸餾水、製藥部、進口部一直都在香港島北角的屈臣道。

在日軍佔據廣州（即 1938 年 10 月 12 日）前，每週五會有一位屈臣氏製藥師傅從九龍坐火車到廣州，在週末期間生產下一週門市所需的口服藥水、軟膏然後回港，年復一年。日軍完全佔據廣州後，廣九鐵路聯繫便遭切斷。香港在1941 年 12 月 13 日至 1945 年 8 月 15 日遭日軍佔據，屈臣氏的英籍藥劑師被關進香港島、赤柱的一個外籍平民拘留營。屈臣氏的業務也短暫停止，直至 1945 年 9 月 1 日才恢復。[63]

屈臣氏在當年已是一家跨國企業，旗下藥品、汽水在香港、廣州、上海以及菲律賓都廣受消費者歡迎。（圖 41）

1941 年 12 月 25 日，日軍佔據香港後馬上接管屈臣氏非酒精飲料製造廠，重新命名為 “ 日本海軍飲料製造廠 ”。日佔時期的三年零八個月期間，屈臣氏的多名英籍藥劑師與工廠的管理者都被關進香港島赤柱的集中營內。當日本在 1945 年 8 月 15 日宣佈戰敗投降，英國立即恢復在香港殖民地統治。屈臣氏在同年的 9 月 1 日恢復營業。

另一家具有規模的西藥廠名為香港協和藥品股份有限公司（簡稱 “ 協和藥品 ”），在 1939 年成立。當時因為抗戰，國內藥品管道阻斷，時任中國銀行董事長宋子文籌資 100 萬美元，並任命劉瑞恒在 1928–1937 年期間為國民政府衛生署署長，擔任公司理事長兼總經理。協和藥品的廠房位於九龍啟德道，廠長為

---

63 2017 年 3 月 12 日與陳中孚訪談。

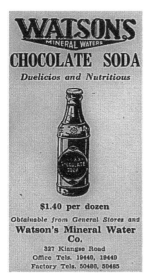

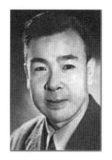

圖 42　孟目的（1897–1983）
（鳴謝中國藥科大學）

圖 41　1920 年代屈臣氏朱古力蘇打水
（鳴謝上海檔案館）

孟目的。[64]（圖 42）

　　協和製藥在香港先後有兩年時間生產一系列藥品製劑與衛生材料，供應國內軍需和民用市場。孟目的當時預見日軍會輕易地把香港攻下，所以他在 1941 年 12 月前已安排將藥廠內的生產設備、原料與庫存物料送往重慶，在那裡繼續生產戰場上需要的藥物與衛生材料。除了藥房批量生產家庭藥外，其他小型山寨式工廠主要是非法製造戒煙代替品，即嗎啡、紅丸、海洛英和白麵，供應全國以及東南亞國家。

64　第一位於英國倫敦大學藥學院畢業的中國人，並在 1924 年獲英國藥學會註冊為藥劑化學師。

9. 監管藥業的法律

自開埠初期，經常有致命中毒的案件是使用來自中國或印度含劇毒的草藥，化學分析也包括對中毒而致命的個案調研和進行毒藥鑒定。政府在 1898 年 9 月 12 日於立法會通過衛生局制定的關於生產與銷售毒藥或不安全和摻假的藥物法規，並在一個月後執行。關於化學師與藥物監管的法例有以下的頒佈。（本章第 3 節）

9.1. 1903 年的《公眾衛生及建築物條例》

根據英國 1868 年《藥劑法》而具備資格的化學師與藥師，可以在銷售和操作配製任何藥物成分的藥品時免除遵循該法的章程細則。[65]

9.2. 1908 年香港立法制定第一套《藥劑條例》

除了認可英國藥學會兩類具備藥劑學歷的人士為藥劑師外，該條例還規定：

（a）第 3 段提供了限制毒藥銷售與保障專業名稱使用的規定：除非這個人是一個已在帝國議會《1868 年藥劑法案》下並根據本條例規定的方式註冊，否則任何人不得售賣或公開在店內進行零售，調配毒藥或使用或展示化學師及藥

65　GA1903, (97).

師的名稱或頭銜。

（b）第4段規定了在某些情況下授權：當在本條例通過時任何人已可執業為一名化學師及藥師，而港督也對他進行化學師及藥師的技術和能力滿意的認可，港督可令該人正式註冊成為藥劑化學師或化學師及藥師。[66]

9.3. 1916 年的《藥劑業及毒藥條例》

第一套完整的藥劑法規，制訂了有關藥劑師的註冊和銷售毒藥的框架。（圖 43）在 19.1 節中對 " 負責者 " 有清晰的規定：

（a）一個企業，只要它涉及到保管、零售和配製毒藥、總管與註冊人需要是同一個人。

（b）如果這類業務如上述形式進行，如果不是總管親自管理每一個場地的話，這樣的企業是需要在總管指導下由具備註冊人身份的經理或助理真正進行。[67]

9.4. 1923 年《危險藥物條例》

建基於 1920、1923 年的《英國危險藥物法》，旨在規範危險藥物在香港殖民地的進出口、製造、銷售和英國一致。[68] 該法隨後在 1932 年更新。

66　GA1908, (447).

67　GA1916, (285).

68　GA1923 (Supplementary) (285).

HONGKONG.

No. 9 of 1916.

I assent to this Ordinance.

F. H. MAY,
Governor.

30th June, 1916.

An Ordinance to consolidate and amend the law relating to the Registration of Pharmaceutical Chemists and to the Regulation of the Sale and Use of Poisons.

[30th June, 1916.]

Be it enacted by the Governor of Hongkong, with the advice and consent of the Legislative Council thereof, as follows:—

Short title.
1. This Ordinance may be cited as the Pharmacy and Poisons Ordinance, 1916.

Interpretation.
2. In this Ordinance—

"Registered persons" means all persons registered under this Ordinance.

"Poison" means any article for the time being included in Schedule A hereto.

Register of Pharmaceutical Chemists.
3. The Colonial Secretary shall keep a register of all persons entitled to be registered under this Ordinance in such form as he may deem proper and shall make the necessary alterations therein and a copy of such register shall be published annually in the *Gazette.*

Qualifications for registration.
4.—(1.) Subject to the provisions of section 5 of this Ordinance, the following persons shall be entitled to be registered as pharmaceutical chemists under this Ordinance:—

(a.) any person duly registered as a pharmaceutical chemist or chemist and druggist under the Pharmacy Act, 1868;

(b.) any person duly registered as a chemist and druggist or druggist or registered druggist under the Pharmacy Act (Ireland) (1875) Amendment Act, 1890;

(c.) any person duly registered as a pharmaceutical chemist or chemist and druggist under the Pharmacy Ordinances, 1908-1914;

圖 43　1916 年《藥劑業及毒藥條例》

(《香港政府憲報》)

116

9.5. 1937 年《藥劑業及毒藥條例》

此法乃按英國 1933 年《藥劑業及毒藥法》，再根據本地情況適當修改。[69] 該條例的細節把毒藥分為兩類，只供醫生或化學師配發藥物予認識的病人，並需記錄於處方冊內。

第一類含致命的劇毒草藥例如砷、附子、所有生物鹼、氰化物、曼陀羅、黑麥麥角、番木鱉碱等，其製劑需要詳細登記購買者的個人信息及標籤藥品。第二類毒藥包括杏仁及其油、顛茄、斑蝥、碳酸、氯仿（哥羅芳）、水合氯醛、嗎啡類、馬錢子、馬汞的紅色氧化物、氨化汞等，其製劑則只需標籤藥品。[70]

10. 結論

香港在開埠後的第二個 50 年間，從 1897 年的幾間西藥房，服務數千名外籍人士和外來商船船員，發展到 1940 年 38 名英國和本地合資格的化學師服務兩萬名外籍人士和 180 萬名華人中的部分人口，逐漸成為一個龐大的產業。在這段時期制定的藥劑法律，即使在今天仍然可感受到其於毒品、毒藥、危險藥物銷售和培訓本地藥劑師註冊法律方面的深遠影響。

69 GA1937, (366).

70 GA1939, (351).

隨著歐洲的合成藥的研發及以許可證形式授權英、美藥廠生產和銷售，大量止痛、麻醉、抗菌藥進口香港，政府醫院在外科手術中使用，並在性病醫院及地區社會衛生診所中用以治療性病。本地醫院、藥房或藥廠主要生產一些大眾藥或稱非處方藥。

　　1939 年，西醫藥引進香港將近一世紀後，求診於由本地慈善家或私人捐助者資助的東華三院中醫門診的有 832,704 人次，較西醫門診的 41,305 人次多 20 倍。同年，在只提供西醫門診的公立醫院及醫局總共有 60 萬個新病例。當年東華三院住院病人（不包括分娩）有 52,794 名，其中 41,320 名，即 78% 接受了西醫藥治療，而只提供西醫藥治療的公立醫院則有 19,000 名住院病人（不包括分娩）。[71]

　　這個趨勢反映了在東華三院的中國籍病人逐漸接受西醫藥治療，主要原因是殖民地政府僅資助西醫藥，反之中國傳統醫藥則沒有任何政府資源投入。澤卡巴（Pratik Chakrabarti）概括指出：

　　歐洲的醫療傳統和做法是殖民制的一部分。歐洲的醫院藥物如奎寧、疫苗、歐洲醫學院校提供人們西醫學位，只承認西醫藥成為主導，這是殖民影響力和權力傳播的重要手

71　Medical & Sanitary Report, AR1939, M37–53. http://sunzi.lib.hku.hk/hkgro/view/a1939/1089.pdf.

段。由於歐洲人從 17 世紀開始收集熱帶醫學標本，他們經常提取當地藥物用於自己的藥品原料，但不鼓勵採用這些傳統藥物。他們引進歐洲自己製造的藥品，鼓勵當地人使用。歐洲殖民地當局控制醫科大學，學位和執業許可。這些往往令到傳統醫學被邊緣化。[72]

香港西藥業在第二個 50 年的里程碑可以總結為一個英國行政與法律系統下孕育出的具有濃厚英式殖民地色彩的集醫院、零售、生產、供銷與當地語系化培訓藥劑師的醫療系統。當時的殖民地政府對能夠增加稅收的服務，例如鴉片專賣、礦石轉口等品質認證加大投資，並調任更高資歷的藥劑化學師營運政府實驗室，提供收費服務。

72 Pratik Chakrabarti, *Medicine and Empire: 1600–1960*, (Basingstoke: Red Globe Press, 2014), p.182.

第三章　1946-1977：醫藥分家、盤尼西林、"沙利度胺"、美沙酮

1. 簡介

　　二戰期間，西方製藥工業，尤其是美國因為本土不是戰場，得以無障礙地發展。位於紐約市的輝瑞化工廠（簡稱"輝瑞"，Pfizer Chemical Inc.）在二戰末期，憑藉量化生產盤尼西林及轉讓技術的許可證費用收入，成功從一家原料工廠華麗轉型成為一家以研究開發新藥上市為主的藥廠，其他的美國藥廠也有類似的表現。

　　香港在經過三年零八個月日軍的佔據後，英國終於在 1945 年 8 月 30 日正式恢復了對香港的管治。當時香港留下來的人口只有 1941 年的三分之一，即約 60 萬人。二戰結束時，英國軍方當局負責恢復香港殖民地的公共秩序，所頒佈的第一項對藥業有長遠影響的政策是終止鴉片銷售。英軍軍管一直至殖民地文官政府在 1946 年 5 月 1 日重新接手營運。

　　因為內戰、地區衝突、饑荒和謀求家庭團聚，第二次世界大戰後的難民潮從 20 世紀 40 年代中期持續至 70 年代末。早前來港的江蘇、浙江與上海的企業家、投資者、專業人士以及南方各省的商人、技術人員等令西藥業的發展進入新的局面。

二戰後香港人口迅速膨脹，高度密集的人口與衛生條件的不足再次成為傳染病的溫牀。青黴素與其他抗生素在急症的臨牀應用外，其他的感染例如結核、白喉、水痘等在大規模疫苗接種後，開始被消滅。1946–1949 年期間的國共內戰以及 1950–1953 年韓戰的 8 年間，香港再次成為抗生素的中轉港，韓戰結束後高盈利的西藥行業開始摸索如何在本地紮根。

　　儘管在 20 世紀 50 年代大部分本地居民的首選還是中醫藥，殖民地政府施政的一個典型例子是在 1958 年通過《藥典條例》，以立法的形式確保《英國藥典》在香港的地位。時至回歸後 22 載的今天，《英國藥典》依然是香港政府藥劑部門依賴的西藥品質的標準。

　　英國在 1948 年實施國民健康保險覆蓋全民，每個在職僱員都需要每月支付一筆健康保險予政府，以保障不時之需。為了避免家庭醫生為了個人利益濫開病人不需要的處方藥，醫藥分家便順理成章開展起來。病人只需要支付一英鎊便可以得到一種處方藥品。香港因為沒有足夠的藥業人力資源，加上資本家擁護積極不干預的政策繼續執行，使社會醫學錯失了發展的時機。

　　本章將探討從日佔時期結束至 1977 年的 32 年內全球藥業的改變，以及香港西藥業關鍵領域的重要發展。

2. 人口與疾病

1945–1977 年間，本地人口增長 9 倍，從 60 萬人增至 463 萬人。1964 年為二戰後新生嬰兒增長的拐點，人口增長首次緩慢下來，主要是婦女加入工作，開始家庭計劃。（表 16）在這 32 年內，從內地到香港的大規模移民可分為兩個階段：[1、2、3]

第一波是二戰後，從 1945 年 8 月到 1946 年年底（日本投降後的 16 個月內）。因為戰爭停止而回到香港定居的人口在一年內從 60 萬人急速膨脹到 160 萬人，增加了 100 萬人。

第二波是國共內戰接近尾聲時的 1949–1950 年期間。香港人口從 188 萬人上升至 224 萬人，增加了 40 萬人。其後的人口增加，主要是在 1950–1960 年間，新生嬰兒增加了 70–80 萬人。

之後，從 1958–1976 年期間，內地來港的人數因為自然災害及其他原因，一直沒有間斷。雖然沒有官方公佈的數字，但從 1967、1970 年躍升的肺結核呈報數字還是可以看出一些端倪。（本章 2.2 節）

---

1   Annual Report of Director of Medical Services, Government of Hong Kong, 1946.

2   Hong Kong Census and Statistics Department: *Hong Kong Statistics: 1947–1967* (Hong Kong: Hong Kong Government, 1969), p.14. https://www.statistics.gov.hk/pub/hist/1961_1970/B10100031967AN67E0100.pdf.

3   Hong Kong Annual Reports, Hong Kong Government, 1968–1977.

表16　1945–1977年人口統計

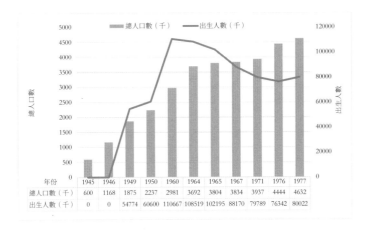

年份	1945	1946	1949	1950	1960	1964	1965	1967	1971	1976	1977
總人口數（千）	600	1168	1875	2237	2981	3692	3804	3834	3937	4444	4632
出生人數（千）	0	0	54774	60600	110667	108519	102195	88170	79789	76342	80022

2.1. 傳染病的預防

第二次世界大戰後不久，因中國南方省份的大量移民湧入，僅 1946 年記錄的瘧疾病例就高達兩千多例，死亡率達到了 31.6%。[4] 疾病模式從 20 世紀 40–60 年代期間，由頂級殺手傳染病和寄生蟲病，逐漸演變成癌症、心臟或腦血管疾病。在 20 世紀 70 年代，快速城市化以及預防傳染病措施的改進，如保健教育、衛生控制等，都令瘧疾的發病率逐漸降低。

4　"Epidemiology of Malaria in Hong Kong", Scientific Committee on Vector-Borne Diseases, Centre for Health Protection, March 2006. http://www.chp.gov.hk/files/pdf/epidemiology_of_malaria_in_hong_kong_r.pdf.

1946 年以來霍亂資料一直都有記錄，僅這一年就有 514 宗霍亂病例，當中有 246 例死亡報告。在這之後的 15 年，除了失業者或低收入老年群體和生活與衛生條件極差的年輕人群外，霍亂基本上絕跡。之後偶發的霍亂，爆發的原因是 1964–1965 年的嚴重缺水，居民飲用了從污染水井提取的水所致。[5]

香港從 1967 年 12 月開展的十年疫苗接種活動成功地在 1977 年消滅了麻疹。這些高度傳染性疾病的遏制或消滅，主要原因歸功於香港居民居住環境的改善，當時香港市政局負責公共衛生宣傳，通過宣傳海報推廣預防感染和疫苗注射。（圖 44、圖 45）

2.2. 肺結核的困擾

早於 1939 年，香港就把結核病定為需要報告的傳染病。二戰後，1947 年灣仔成立了結核病的第一個公共服務機構的健康中心，隨後有幾個診所相繼落成。最初這些中心提供有限的設施，如維生素、罐頭食

---

5 〈香港霍亂與預防控制流行病〉，腸道傳染病和食源性疾病科學委員會，衛生防護中心。http://www.chp.gov.hk/files/pdf/epidemiology_prevention_and_control_of_cholerain_hong_kong_r.pdf.

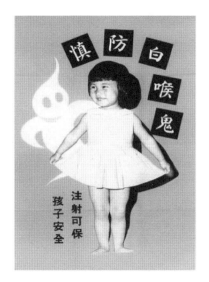

圖 44　1959 年白喉疫苗海報
（前市政局）

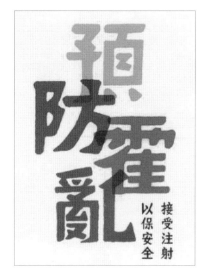

圖 45　1959 年預防霍亂海報
（前市政局）

品、奶粉和大米。[6] 結核病持續困擾著香港，主要歸咎於大量內地華南省份的貧困移民來港、營養不良，以及擁擠的居住條件。

1950 年，香港衛生署胸肺科引入了氨基水楊酸（Para-amino-salicylic acid）首次作為特別抗結核藥物治療，香港衛生署胸肺科與英國醫學研究委員會在結核病和胸科進行了積極的聯合研究，分別於1951、1952 年引進了鏈黴素（Streptomycin）與異煙肼（Isoniazid），作為有效的結核病聯合治療方案。[7]

1951 年因結核病死亡的人數為 4,190 人，即每 10萬人中有 208 人因結核病亡故，為 50 年代初最高病亡率，死者的平均年齡為 25 歲。[8] 當時，許多年輕的兒童和嬰兒死於結核病腦膜炎（香港在 1939 年把結核病定為需要報告的傳染病）。然而，在 1950–1960 年期間，只有約四分之一的患者完成治療，這是因為危險的耐藥性和無監督服藥的程序導致治療工作難以推行。隨

6　"Tuberculosis manual", Tuberculosis and Chest Service, Public Health Services Branch, Centre for Health Protection, Department of Health, Government of the HKSAR, 2006, pp.9–10. https://www.info.gov.hk/tb_chest/doc/Tuberculosis_Manual2006.pdf.

7　1943 年鏈黴素被發現，並在翌年首次應用於危重病人上，獲得非常可觀的效果。然而，隨著鏈黴素單一療法的抗體突變在幾個月內開始出現，其他抗結核藥物陸續推出，很快就證明了一個多種抗結核藥物的組合能夠防止抗體突變的出現。

8　Annual Report of Medical Service, Hong Kong Government, 1952: 26.

表17 1947–1980年肺結核呈報和死亡率

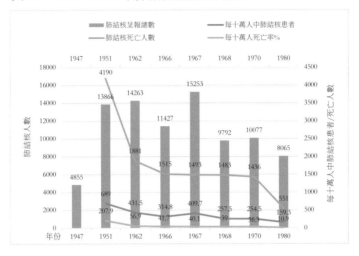

図例：
- 肺結核呈報總數
- 肺結核死亡人數
- 每十萬人中肺結核患者
- 每十萬人死亡率%

年份	1947	1951	1962	1966	1967	1968	1970	1980
肺結核呈報總數	4855	13866	14263	11427	15253	9792	10077	8065
每十萬人中肺結核患者		689	431.5	314.8	409.7	257.5	254.5	159.3
肺結核死亡人數		4190	1881	1515	1493	1483	1436	551
每十萬人死亡率%		207.9	56.9	41.7	40.1	39	36.5	10.9

（縦軸左：肺結核人數；縦軸右：每十萬人中肺結核患者／死亡人數）

後，在 1952 年引進接種卡介苗（BCG Vaccine）後，幼兒結核病發病率，尤其是那些患有腦膜炎的症狀顯著下降。

在 20 世紀 60 年代中期首次試行的治療方案為直接觀察治療法（Directly Observed Treatement, DOT）的前身。自 1970 年代初，DOT 已開始應用。1967 年，中國內地爆發 " 文化大革命 "，當年來港人士中的結核病人數比例偏高，把香港患病人數比例也拉高了。（表 17）

在香港，DOT 藥物治療方案顯著增加了長期服藥病患康復的成功率，其後更獲得世界衛生組織（World Health Organization, WHO）確認為有效的藥物依從性治療計劃，在全球實施。同時，DOT 也引伸至美沙酮代替海洛英藥癮的治療。

2.3. 流感的折騰

1956 年初起源於北亞的一個 H2N2 甲型流感，引發了亞洲流感的爆發，一直持續到 1958 年。[9] 它在 1957 年 4 月蔓延至香港，當時有紀錄如下：

甲型流感的大規模爆發是在春末。病源地不能確定，但在之前的冬季病情一直盛行於日本，並隨後蔓延到中國。在四月的第二個星期香港的發病率呈急劇上升，到四月底已達到流行病影響的程度了。該疾病因為不需呈報而沒有精確的總數，但保守估計大約為當時全港人口的 10% 或三十萬人受到影響。從三月至五月的三個月內，總共有四十人死於流感，超過一半的死亡發生在 60 歲以上。在這幾個月其他疾病死亡也有增加，明顯是由流感爆發而引起的。[10]

同一亞洲流感毒株演變為 H3N2 亞型後，造成較溫和的 1968–1969 年香港流感病毒。據報導：

在 7 月 9 日和 8 月 12 日之間，最大強度流感的爆發發

9　當年被認為是一個大流行病年，全球至少報導了一百萬人的死亡。

10　Reference 128, 1957: 10.

生在 7 月下旬。這次流感病情儘管溫和，但仍廣泛傳播並涉及所有年齡組別的人群。可確定約 10% 人口會受到影響，但病死率很低。在 1968 年至 69 年秋、冬、春季引起在世界各地爆發流感，俗稱"香港流感"。雖然該 H3N2 亞型病毒在香港首先被分離，但沒有可靠的證據認為該菌株實際上起源於香港。[11]

2.4. 疾病模式的改變

香港的疾病模式已從第二次世界大戰後由傳染病轉變為 1970 年代的生活方式疾病。1947 年，當年有 16,653 宗登記死亡，前五位死亡原因排名為：支氣管肺炎（2,593）、肺結核（1,863）、惡性腫瘤（277）、瘧疾（253）與腦膜炎（137）。

之後的 30 年，惡性腫瘤、心臟病、腦血管病等分別攀升至前三位。患上這些生活疾病的主要因素可以歸納為：（1）過量進食紅肉；（2）生活在污染、化工、重金屬、農藥等環境；（3）缺乏新鮮蔬果；（4）缺乏運動；（5）未備妥安全措施的危險性行為、長期酗酒、吸煙；（6）沒有定期進行徹底身體檢查。（表 18）在這段期間內，長期病患的藥物也轉為治療四高（血糖、血脂、尿酸與血壓）或心、腦血管、痛風疾病的藥物。

---

11 Reference 130, 1968: 10.

表18　1947–1977年首五位死亡原因的變化

死因\年份	肺炎	腸炎與腹瀉	肺結核	早產、畸嬰等	其他結核	惡性腫瘤	心臟病	腦血管病
1947	2,593		1,863			277		
1950	4,485	2,514	2,165	1,262	1,098	659		344
1955	3,821	2,264	1,925	912	885	1,190		634
1960	2,665		1,907			2,280	1,866	1,401
1970	1,985		1,985			3,964	3,121	1,806
1975	2,188		873			5,105	3,311	2,336
1977	2,312		532			5,652	4,135	2,422

3. 西藥市場、抗生素、新藥、" 沙利度胺 " 與藥物安全

德國和日本的製藥工業在二戰後因為受到美國的嚴密監控和疲弱經濟環境影響，一直到了 1960 年代才恢復過來。雖然英國藥廠在二戰時被號召生產軍需藥品，但因為與美國的科學家及化工產業緊密合作，促使英國的關鍵化工產業和藥廠例如卜內門（ICI）、艾倫與漢伯里（Allen and Hanburys）效法美國輝瑞化工廠（Pfizer Chemical Inc.），專注研發新、特藥。

抗生素是用於治療和預防細菌感染的藥物，作用是殺死細菌或使細菌停止繁殖。抗生素可由微生物衍生或人工合成生產，但它們對於治療病毒感染，如流感或感冒，則沒有效用。

抗生素為 20 世紀最偉大的發明之一，而盤尼西林是最被廣泛使用的抗生素，使用至今已救活了數以千萬計的感染者，為臨牀效果最為突出的藥物，其生產工藝與水平能直接影響產品的品質，質量較為低劣的盤尼西林容易產生副作用例如過敏。盤尼西林這種新的治療感染性疾病藥物生產成本高，售價更高，一般高薪人士負擔不起，當時的殖民地政府醫院也只能選用此類抗生素藥物治療重症、危疾病人。

二戰後，製藥工業在研發、量化生產、市場的擴展就如百花齊放，但政府在藥物安全方面沒有認真做好把關工作，" 沙利度胺 " 是一個很好的例子。

3.1. 盤尼西林與抗生素的研發

抗生素最初主要在 1944 年（二戰後期）應用在軍事醫學上，使在戰場上因槍射感染傷口的士兵避免截肢，以及避免他們與性病感染者性交時沒有採取預防性措施因而染病不能戰鬥。

1948 年，意大利藥理學家博茲（Giuseppe Brotzu）從薩丁島（Sardina）排水溝中的頭孢霉（Cephalosporium）的培養物中提取出頭孢菌素新型抗生素。頭孢菌素的核心是 7—氨基頭孢烯酸（簡稱 7-ACA），與青黴素的核心（6—氨基青霉烷酸，6-APA）相似。第一種頭孢菌素名為 " 頭孢噻吩 "（Cephalothin），於 1964 年由禮來公司（Eli Lilly）在盤尼西林推出 20 年後上市。[12]

當時，香港進口抗生素最大的代理商為 " 耀章公司 "，其創辦人是已故的吳耀章先生，他的勵志故事已成為香港從事西藥業者間流傳的傳奇。（第八章）

" 鏈黴素 "（Streptomycin）是氨基糖苷類（Aminoglycoside）抗生素，在 1943 年於美國默沙東（MSD）藥廠資助的瓦克斯曼（Selman Waksman）實驗室研究專案中發現，用於治療許多細菌感染，包括結核病。

---

12 Hamilton-Miller JM, "Development of the semi-synthetic penicillins and cephalosporins", in *Int. J. Antimicrob. Agents*, Vol.31, No.3, 2008, pp.189–192.

二戰前後，各類型的抗生素進入市場，對治療感染病有突破性的意義，但在耐藥性方面卻變成一個惡性循環。（表19）

因此，政府在 1947 年 10 月特別針對抗生素（主要是青黴素和鏈黴素），委任一位資深醫生擔任鏈黴素委員會（Streptomycin Committee）主席，並和 8 位成員代表大學和政府開始監管控制抗生素的使用。[13] 接著，1948 年鏈黴素委員會把 "氯黴素"（Chloramphenicol）和 "金黴素"（Aureomycin）納入統一管理，控制政府醫院與診所使用這些抗生素的頻率。

1958 年發佈的美國聯邦貿易委員會報告試圖量化抗生素發展對美國公共健康的影響，該報告發現，在 1946–1955 年期間，抗生素成功治療並有效減低 42% 感染病發病率，而非抗生素藥物治療的疾病發病率則僅下降了 20%。該報告的結論是抗生素的使用、早期診斷和其他因素似乎能夠降低疾病的發生次數，從而抑制疾病的蔓延。該研究進一步檢視了抗生素提供有效治療的 8 種常見疾病（梅毒、肺結核、痢疾、猩紅熱、百日咳、腦膜炎、球菌感染和肺炎）的死亡率，合計有 56% 的下降，其中值得注意的是結核病死亡人數下降了 75%。[14]

13　Reference 121, 1948: 48.

14　Washington D.C., *Federal Trade Commission Economic Report on Antibiotics Manufacture* (Washington: United States Government Printing Office, 1958), pp.98–120.

表19 抗菌素、抗生素類別與臨床應用

排名	上市年份	類別	藥名（商品名）	研發、製造者	適應症
1	1935	磺胺類 Sulfonamides	百浪多息 Sulfamido-chrysoidine（Prontonsil）	拜耳 Bayer	用於治療腦膜炎、兒童發熱、肺炎、血液中毒、淋病、氣體燒傷和其他嚴重燒傷等疾病。
2	1943	氨基糖苷類 Aminoglycoside	鏈黴素 Streptomycin	默沙東 MSD	用於治療許多細菌感染包括結核病
3	1944	青黴素 Penicillins	青黴素 G Penicillin G	1928 年英國微生物家非來明發現。二戰時期多索美國藥廠包括：輝瑞（Pfizer）、禮來（Eli Lilly）製造。	溶血性鏈球菌引起的咽炎、扁桃體炎、猩紅熱、心內膜炎、丹毒、蜂窩織炎和產褥熱等。肺炎球菌引起的肺炎。中耳炎、腦膜炎和菌血症等。梭狀芽孢桿菌引起的破傷風和氣性壞疽擔等。
4	1948	四環素類 Tetracyclines	金黴素 Chlortetracycline（Aureomycin）	萊德利（Lederle）	主要用於對青黴素有耐藥性的細菌性感染、如肺炎和葡萄球菌敗血症、斑疹傷寒、支原體肺炎、阿米巴痢疾等。
5	1952	大環內酯 Macrolides	紅黴素 Erhthromycin（Ilosone）	禮來（Eli Lilly）	主要用於對青黴素已經產生耐藥性的葡萄球菌、鏈球菌、腹瀉等胃腸道感染。呼吸道感染、皮膚感染、性病包括衣原體感染以及梅毒。
6	1964	頭孢菌素 Cephalosporins	頭孢噻吩 Cephalothin（Keflin）	禮來（Eli Lilly）	用於預防手術期間的感染和治療血液、骨骼或關節、呼吸道、皮膚和泌尿道的多種感染。

3.2 抗生素引入的初期

從 1944–1953 年的 10 年間，抗生素的上市與作為治療肺結核、性病等高危疾病的新特效藥，對病人帶來了前所未有的希望。然而，歐美與中國內地、香港的生活水平相差太遠，一般老百姓恐負擔不起。除非生命受到威脅，殖民地政府的保守理財政策也不會提供進口抗生素為常規治療感染的一線藥物。1950 年 6 月 25 日至 1953 年 7 月 27 日的韓戰期間，前線使用抗生素治療外傷的需求很大，聯合國對中國實施戰略物資禁運，其中即包括了抗生素。從香港轉口中國內地的禁運規定也已生效，使得抗生素的供應在當時變得更加短缺。在本地市場，盤尼西林價格急劇上漲。

香港殖民地政府加大稽查違規出售抗生素的藥房（沒有醫生處方）。馬洪在其 1951 年的藥劑部門報告中記錄了：

1951 年 1 月倒賣抗生素變得非常盛行，其結果是醫生和醫院幾乎不可以用合理的價格獲得他們的需求。應急條例及時出台並建立必要的價格管制，這些措施事後證明是有效的。[15]

殖民地政府旋即頒佈抗生素法例，意圖控制沒有

---

15 Reference 133, 1950: 58.

處方的非法銷售抗生素行徑，但因為利潤高，罰款也阻止不了這些活動。

3.3. 新藥上市與 " 沙利度胺 " 的悲劇

從 1946–1966 年的 20 年，因為歐美專利有 17–20 年保護新藥的研發與上市，期間沒有遭受來自仿製藥廠的直接競爭。除了抗生素外，治療心血管、腸胃、上呼吸道、精神疾病的藥物，免疫、避孕等藥如雨後春筍般陸續上市，可以說是西藥業最蓬勃的時期，改善了健康生活的質素，提升了平均人壽年齡。[16]（表 20）當時歐洲藥品註冊與審批程式簡單，從申請到審批合格只需數個月至一年時間便可以上市，也不需要在藥品上市後跟蹤病患的不良反應。市場的規模也因西方國家實施國民健康服務而壯大。

這樣欣欣向榮的景象一直到德國藥廠格蘭泰（Grünenthal）將沙利度胺（Thalidomide）止吐藥在 1957 年上市後才有所改變，該藥物導致大量嬰兒在胎中出現上肢變形（或俗稱 " 海豹兒 "），使得藥商旋即在市場上停售。

當時，美國食品與藥品管理局（Food and Drug Adminstration，簡稱 " 食藥局 "，FDA）為該藥上市的申請做了全面性的調研而沒有批核，避過了一場藥

16　Reference 11: 188–192.

表20 1946-1977年間其他重要藥品的發明、上市

排名	發現年份	適應症、用途	藥品、通用名	發現者	研究所／藥廠	國家
1	1952	預防小兒麻痺症	減活小兒麻痺疫苗 Inactivated Polio Vaccine	索爾克 Jonas Salk	匹茲堡大學 Universty of Pittsburg	美國
2	1964	心絞痛、高血壓	心得安 Propanolol	詹姆斯·布萊克 James Black	卜內門 ICI	英國
	1976		阿替洛爾 Atenolol			
3	1969	哮喘、支氣管炎	沙丁胺醇 Salbutamol	大衛·布萊克 David Black	葛蘭素 A&H / Glaxol	英國
4	1962	避孕、調經	諾塞諾酮 Norethisone	米拉蒙特斯等 Luis Miramontes et.al.	先德氏 Syntex	墨西哥
5	1953	白血病	巰嘌呤 Mercapto-purine	埃里翁 Gertrude Belle Elion et.al.	寶威 Wellcome 葛蘭素 GSK	英國
	1973	乳癌	他莫昔芬 Tamoxifen	沃波爾 Arthur Walple	卜內門 ICI	英國

排名	發現年份	適應症、用途	藥品、通用名	發現者	研究所／藥廠	國家
6	1959	感染	氨苄青黴素 Ampicillin	希恩 John C. Sheehan	麻省理工 MIT	美國
7	1962	器官移植 抗排異反應	硫唑嘌呤 Azathioprine	希青斯 George Hitchings	寶威 Wellcome 葛蘭素 GSK	英國
			環孢素 Cyclosporin	斯塔埃林 Hartmann Stähelin	諾華 Sandoz/Novartis	瑞士
8	1957	麻醉	氟烷 Halothane	蘇科寧 Charles Suckling	卜內門 ICI / Astra	英國
9	1976	胃潰瘍和上消化道出血	西咪替丁 Cimetidine	詹姆斯·布萊克 James Black	史克 SKF	美國
10	1960	鎮靜、抗焦慮	利眠寧 Chlordiazepoxide	斯特伯奇 Leo Sternback	羅氏 Roche	瑞士
	1962		安定 Diazepam			

排名	發現年份	適應症、用途	藥品、通用名	發現者	研究所／藥廠	國家
11	1964	解熱鎮痛	布洛芬 Iburpofen	亞當斯 Stewart Adams	博姿 Boots	英國
	1972		青蒿素	屠呦呦 等 You You Tu et. al.	中國中醫科學院中藥研究所 Institute of Chinese Materia Medica China Academy of Chinese Medical Sciences	中國
12	1956	痛風 關節炎	別嘌醇 Allupurinol	羅賓斯 Roland Robins	新墨西哥高地大學 NM Highlands University	美國
13	1970	帕金遜病症	左旋多巴 Levodopa	卡爾森 Arvid Carlsson	哥登堡大學 University of Gothenburg	瑞典
14	1952	精神分裂症	氯丙嗪 Chlorpromazine	查彭特 Paul Charpentier	羅納·普朗克 Rhone Poulenc	法國
15	1949	皮膚發炎、抑制免疫功能及關節炎	可的松 Cortisone	亨奇 Philip Hench	梅奧醫學中心 Mayo Clinic	美國

害的災難。歐洲的藥品審批機構立即效法食藥局，制
定新藥上市前的臨牀與毒性測試程式及上市後的跟蹤
與監督規範。據了解，香港政府當時除了治療肺結核
的抗生素，沒有使用沙利度胺，私人診所也因為沙利
度胺是入口藥，價格高昂，用量也不多，使香港幸運
地避過了一場災難。

4. 零售業、醫藥分家、人力資源

　　二戰後，香港的零售藥房若要出售非處方藥，或
調配西醫的口服或外用藥物處方，一般都按照《英國
藥典》（*British Pharmacopoeia*，簡稱 "BP"）、《英國藥
劑法典》（*British Pharmaceutical Codex*，簡稱 "BPC"）
或國家處方集（National Formulary，簡稱 "NF"）的配
方和調配方法進行調配或銷售。[17]

　　1949–1950 年，因為內戰而來港定居人數猛增，同
時韓戰帶來的轉口貿易使這幾年藥房與藥行的數量增
加。（表 21）當時因為有大量移民居住在九龍，多間藥
房包括 "安康寧"、"中正" 等都在九龍開業，主要盈
利來自批發進口抗生素。

　　到了 1950 年代中期，經濟環境下滑，本地零售藥
業市場的生意因為人口增加也持續發展了一段時間，

---

17 1957 年，NF 改名為《英國國家處方集》（*British National
　　Formulary*），提供液體和半固態製劑配力，直到 20 世紀 70 年代藥廠
　　提供原廠包裝的成品劑型成為普遍做法。

表21 1946–1977年持牌零售藥商統計數

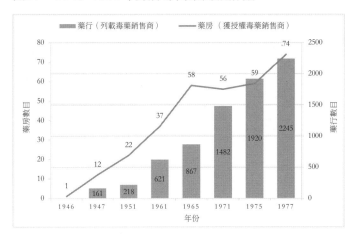

圖例:
- 藥行(列載毒藥銷售商)
- 藥房(獲授權毒藥銷售商)

縱軸(左):藥房數目
縱軸(右):藥行數目
橫軸:年份

藥房數目(折線):
- 1946: 1
- 1947: 12
- 1951: 22
- 1961: 37
- 1965: 58
- 1971: 56
- 1975: 59
- 1977: 74

藥行數目(柱):
- 1947: 161
- 1951: 218
- 1961: 621
- 1965: 867
- 1971: 1482
- 1975: 1920
- 1977: 2245

一直到了1967年香港"暴動"期間,西藥業生意一落千丈,隨後還經歷了1973年的石油危機,到了1975年才逐漸恢復過來。

1972年,柯雨春與謝汝明和其他熱心社區的藥劑師因為政府日益嚴格的藥房執法行為,成立了香港執業藥劑師協會,其目的是保護藥劑師的權利。他們的創會標記現已成為香港零售藥房的公認圖示。(圖46)

1972年原香港樂行商會首任會長劉仲麟過世,零售業頓時群龍無首。1973年,有一群藥房東主預見政府會立法進一步管製藥房的經營,於是成立了港九藥房總商會,目的是維護零售藥房的處方利益不受藥行的間接競爭影響。(圖47)

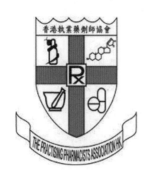 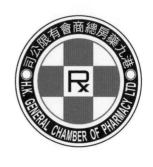

圖 46　香港執業藥劑師協會會徽　　　　　圖 47　港九藥房總商會會徽
（鳴謝香港執業藥劑師協會）　　　　　　　（鳴謝港九藥房總商會）

4.1. 1950 年代後的零售藥房業務

二戰後，西藥零售業因為藥劑師短缺，出現幾家藥房合聘一名藥劑師維持經營藥房的牌照的情況。當病人拿處方到藥房時，需要預約藥劑師回藥房配藥，這樣的服務流程給病人帶來不便。伍禧，一位年過 95 歲的西藥業 "老行尊"，回憶他在 1949 年於上海任職藥劑師及其隨後來港的歷程，可說是當年西藥業的縮影：

1949 年，我來港時，西藥行非常缺乏有學歷的人才，尤其是銷售方面的人才，而且工資又高，我不等年內的 "化學師" 的考試，便馬上上任。隨著韓戰（1950-1953）的到來，聯合國對中國實施抗生素禁運，香港西藥行營銷非常旺盛，我當時任職美資藥廠為銷售經理，工資是藥劑師的數倍。每天下午，我們從倉庫攜帶著抗生素藥品到定點藥房交收，馬上收回"厚疊疊現金"，每天如是，年復一年。沒多久，我就買了一輛英國製造的開蓬摩根（Morgan）跑車在九龍彌敦道上慢行，不知幾威！

之後，本地市場的私家診所生意因為人口增加也非常好，一直到了1967年香港暴動期間，西藥業生意突然一落千丈，我在上海藥學院畢業二十年後才在香港完成本地藥劑師考試並獲得藥劑師資格。[18]

1975年，因為藥劑法律的改變，很多藥房因為要銷售第一和第三類例表（P1S3）毒藥，才僱用了藥劑師。當時藥管局修訂《藥劑業及毒藥規例》，規定藥劑師必須在藥房開放的三分之二時間內值班。

4.2. 醫藥分家的主張

社會對藥劑專業人士的需求來自商業領域的零售、社區藥房、政府醫院、診所與藥廠。醫務衛生署屬下的藥劑部門負責調配人手在醫院生產藥劑或負責行政工作。

1946年，第二次世界大戰結束後的第二年，一些香港藥劑學畢業生在內地完成了兩年的兵役後回到香港，通過香港藥劑法律部分的考試，完成本地藥劑

18　2017年4月20日，與伍禧訪談。

師註冊。二戰時在國內重慶的國立藥學專門學校、上海醫學院藥科和成都的協合大學藥劑學的畢業生學歷都被認可，主要原因可能是因為學校部分老師都有英國和加拿大藥劑師資格，而香港的課程都與這兩國的一致。

1949 年 10 月，國內政權更替，當年從內地來港執業的藥劑師人數突然增加，香港藥學會（簡稱 " 藥學會 "）應運而生。

許正倫，藥學會主要成員，在 1950 年首先主張醫藥分家並分別聯繫了澳洲和英國的藥學會，邀請它們針對醫藥分家的立法問題提出建議。[19] 這兩個國家的國家醫療保險（National Health Insurance）制度是通過法律強制性執行，支付國民健康服務（National Health Service）的營運，包括在社區藥房免費或以低價按醫生處方配製藥物。（見 " 英國的國民健康服務 "）

英國的國民健康服務

1945 年，英國工黨在大選中大比例勝出，開始推廣一系列的社會主義政策，包括全民醫療制度，提供免費醫療與藥品，保障國民的健康。

---

19 許正倫於 1942 年畢業於美國紐約市哥倫比亞大學，並於 1947 年在香港註冊，他曾擔任 1955–1956 年度香港藥學會第七任會長。

英國醫藥分家源自 1948 年 7 月 5 日推出的國民健康服務（National Health Service），在沒有零售藥房的地區，尤其是鄉鎮醫生診所可以配藥外，市區裡的病人必須在醫生診所拿到處方後才能到有藥劑師服務的藥房享受"免費配藥"的優惠。(圖 48)

在英國，醫藥分家的主要原因是為全民提供具有經濟效益和高品質的藥物服務，同時也可以持續管控衛生與健康財政預算：

• 加強藥劑師在健康、預防疾病和藥物諮詢方面的專業服務；讓藥劑師作為一線健康守護員處理簡單的病患，並及時轉介長期或嚴重病者予門診或專科醫生治療，目的是減輕醫療服務的工作量和開支；

• 防止診所醫生因為利益的引誘而開出病人不需要的處方與配售藥品，耽誤病人的病情進展和浪費納稅人的稅金。這個政策已經演變為英國醫生道德操守的文化。

4.3. 人力資源

1947 年 1 月，馬洪（Thomas Patrick Mahon）加入香港殖民地政府的醫務衛生署任總藥劑師。他在 1948 年 9 月至 1952 年 9 月承擔了四年兼讀制"化學師文憑"課程的教授，他隨後成為了香港大學在 1952 年開辦的藥劑系系主任、兼職講師，並組織了一個為期兩年的全日制藥劑學文憑的新課程，與 1937 年前曾

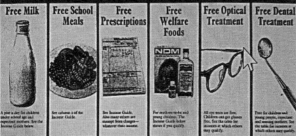

圖 48　1948 年英國的免費醫藥服務海報
（英國衛生與社會保障部）

經舉辦過一期的藥劑課程類似。[20] 第一年課程是基礎醫學，第二年有五個科目，即藥劑學、實用藥劑學、生藥學、藥物化學和藥理學。當學生通過了藥劑學畢業考試後，便進入醫院或社區藥房接受一個為期兩年的學徒培訓實習期。當兩年培訓期結束後，他們會參加每週一次、為期十週的香港藥劑法律課程，考試合格後，他們會在藥劑局註冊成為化學師。

1952 年第一批加入的學生有 12 名，並全部通過了藥劑學畢業考試，並在 1956 年成為註冊化學師，其中 4 名留在政府擔任配藥員。第二批在 1953 年加入的學生有 8 名。第三批在 1954 年加入的有 6 名，但在第二年開始後一個月便轉到其他課程，藥劑科只得再次停辦。[21] 香港大學藥劑學課程的失敗，其表面原因是由於選讀的學生不足，事實上學生只拿到一個文憑資格，不及一個學位資格吸引，且英國藥學會和其他發達英語國家也並不承認它的藥劑學本科資格。

香港的大學藥劑學課程在 1955 年中斷後，香港殖民地政府主要依賴畢業於英國、北美、澳洲與中國台灣地區的海外歸來藥劑師在香港的公立和私營醫療機

---

20 "Staff List", Hong Kong Government, Compiled in the Colonial Secretariat, 57th Issue, Part III, Hong Kong, 1967, p.70.

21 Kim-Wah Ng(2014), Hong Kong Pharmacy, Part 1 (3), General History, Society of Hospital Pharmacists of Hong Kong, Accessed June 20, 2019. http://www.shphk.org.hk/pharmacists/hkpharmacyhistory.

構提供專業藥劑業服務。政府只訓練配藥員，讓他們到公立醫院和診所提供基本配藥服務。從 1950 年代中到 1970 年代末，香港的醫院和社區藥房長期缺乏藥劑師。1959 年，香港藥劑局向政府提出了一個方案，以提供獎學金的形式鼓勵本地學生到國外大學升讀藥劑學學位課程，以確保未來有供應充足和訓練有素的藥劑師。

最早的一個受惠者——彭志偉在 1958–1962 年做了 4 年配藥員後，於 1963 年由殖民地政府提供獎學金到澳洲墨爾本藥劑學院（Melbourne College of Pharmacy）修讀藥劑學理學士學位。1967 年彭志偉在澳洲維多利亞州成為一名合資格的藥劑化學師。回港後，他繼續為殖民地政府工作，並在 18 年後的 1985 年成為總藥劑師，負責醫院藥劑服務，後於 1990 年退休。[22] 1977 年，香港總共有 254 名註冊藥劑師，估計其中一半為執業藥劑師，當中 10% 即 25 位任政府藥劑師，另外的從事醫藥銷售或其他事業，或已移民國外。[23]（表 22）

5. 海洛英、美沙酮與藥癮代替品

青少年的毒品成癮是一個複雜的經濟、政治和社

22　Annual Report of Director of Medical & Health Services, 1990.

23　Reference 131, 1977: 152.

表22　1946—1977年註冊藥劑師人數

年份	人數	備註
1946	25	許多在二戰前已註冊並回流香港執業。1951–1952年期間，有包括 5 名來自中國內地和 16 名本地培訓的合資格藥劑師註冊。
1949	38	
1950	44	
1951	52	
1960	92	1952–1954 年間，有小部分在香港大學完成藥劑文憑的學生在港執業。從 1950–1970 年代，大部分的香港藥劑師都是自費往英、英、美、加等國學習，也有一部分到中國台灣地區以"僑生"身份得到資助學習。自 1963 年開始，先後共有六位香港政府配藥員拿殖民地獎學金到英國和澳洲學習，其中只有李承毅一人，回港後沒有在政府任職藥劑師。
1965	144	
1972	201	
1977	254	

會問題。曹禮華（Harold Traver）在〈香港毒品經營〉一文中提供了鴉片成癮的摘要：

英國在 1945 年 8 月收復了香港的控制權，英軍當局頒發了 1945 年第十三號公告，宣佈暫停執行 1932 年頒佈的《鴉片法例》，並按 1935 年《危險藥物條例》把鴉片歸類為危險藥物。香港在過去兩個世紀長期參與販賣鴉片的歷史正式落下帷幕，隨後也花了二十年來完全剷除鴉片煙的吸食。[24]

---

24 Harold Traver, The Hong Kong Drug Business, Department of Sociology and The Centre for Criminology, The University of Hong Kong (2000),p.3.

在 20 世紀 50 年代引入的藥品中，巴比妥類藥物（Barbiturates）也成為濫用藥物，當巴比妥（Barbitone）、苯氧—巴比妥（Phenobarbitone）及其合成物被歸類為危險藥物後，需要醫生的處方，藥劑師才能配藥，此類藥物濫用的情況立即得到有效控制。同期，鴉片作為主要吸食毒品的地位逐漸被海洛英取代。在一項麻醉藥藥癮研究中指出，從 1962–1972 年的 10 年內，吸食海洛英人數與吸食鴉片藥癮者的比例從 2.3 倍增加至 6 倍。（表 23）但當時本地吸毒者並沒有廣泛濫用大麻和可卡因，這兩種危險藥物更受外籍人士喜愛。[25、26]

公眾戒毒宣傳由此更趨向針對年青藥癮者，其戒毒建議流程如下：首三個星期實施美沙酮戒毒方案，然後在未來六個月期間每日在指定診所配取當天劑量，配合心理輔導作為治療方案的組成部分。每名已註冊的成癮者每日需繳付象徵性的港幣一元的藥費。其他服務者，如宗教組織和私人心理輔導中心也提供藥物予成癮者。政府的保安部門也開始宣傳毒癮的危害。

25　Lau, M. P., & Yap, P.(1967), An epidemiological study of narcotic addiction in Hong Kong: Edited with a pref. by P.M. Yap. Hong Ko.

26　*Methadone Treatment Programmes in Hong Kong and Selected Countries*, Research and Library Services Division, Legislative Council Secretariat, March 1996. http://www.legco.gov.hk/yr97–98/english/sec/library/956rp12. pdf.

表23　1962-1972年間吸毒者習慣的藥癮改變

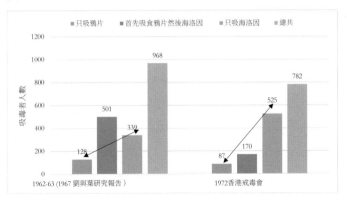

圖例：■只吸鴉片　■首先吸食鴉片然後海洛因　■只吸海洛因　■總共

吸毒者人數

968
782
525
501
339
170
128
87

1962-63 (1967 劉與葉研究報告)　　　　1972香港戒毒會

美沙酮給予海洛英藥癮者生命線

美沙酮（Methadone）於 1937 年在德國研發，1972 年引入香港為海洛英藥癮者的替代藥品，目的是提供維持藥物治療方案並逐步減低劑量至零藥劑量。

美沙酮藥物維持計劃有 5 個特點：不受限制、非住宿、提供定期醫療、提供諮詢、沒有時間限制何時終止藥物治療。它的最大優點是不會擾亂參與藥癮者的學業（部分為學生）或工作。

每名美沙酮藥物維持計劃參與者的服藥劑量由主治醫生與參與者共同決定，處方藥物劑量在 30–70mg 之間，並且需要定期參加劑量評估。參與者可以選擇參加戒毒計劃，將劑量逐漸減少直至達到零 mg。

美沙酮成功根治海洛英藥癮者的比率只有約 10%，因此部分人士認為成本與效益不成正比。香港的經驗使美沙酮治療方案被廣泛認為是實現降低危害的有效工具——有效降低犯罪率和疾病傳播率。當海洛英價格飆升時，吸毒成癮者可以將美沙酮視為海洛英的替代品，因此他們不必犯罪以獲取快錢。此外，成癮者可以避免共用針頭注射海洛英，減少感染愛滋病毒和丙型肝炎等傳染病的風險。香港的成功激勵了內地和一些東南亞國家效仿。

6. 政府與私人醫院藥劑服務

在第二次世界大戰後的首 15 年（1945–1960），香港只有兩家主要公立醫院，即香港島薄扶林的瑪麗醫院和九龍亞皆老街的九龍醫院。到了 1963 年，伊莉莎白醫院的開啟彌補了九龍區缺乏綜合醫院的空白（廣華醫院雖然歷史較長，但不屬於政府管轄，而東華三院的董事局也沒有現代醫院管理專家）。1975 年，從戰前的只有兩間主要大型公立醫院，快速擴張到 1977 年的十幾家公立和私營醫院。[27]（表 24）這樣顯著的醫療設施建設和擴張現象，主要是為了應對人口爆炸性的增長。

27　Reference 143.

表24　1946-1978年期間建立的主要醫院

醫院類別 建立年份	政府	社會			
		私人	天主教	基督教	佛教
1946–1960	荔枝角醫院 1960			靈實醫院 1955 播道醫院 1960	
1961–1970	青山醫院 1961 伊利沙伯 醫院 1963	港中 醫院 1966	明愛 醫院 1964	浸會醫院 1963 港安醫院： – 港島 1971 – 荃灣 1970	佛教 醫院 1970
1971–1977	瑪嘉烈醫院 1975			聯合醫院 1973	

6.1. 公立醫院、診所服務

1940 年代後期，殖民地藥劑服務由醫務署的一個部門負責，總藥劑師向助理署長（醫療）匯報，後者對醫務署長負責。總藥劑師在殖民地公務員體制內扮演一個重要的角色，因為要滿足病者對公共部門提供醫療衛生保健服務中藥劑的需求。此外，還需保障藥品安全並高效地供應和分發，控制處方藥品的生產和銷售，例如抗生素、毒藥、疫苗等，以及監控危險藥物，例如麻醉劑、可待因的品等銷售、供應與生產。

除非在英國唐寧街首相府或白廳（外交與殖民地部）的指示下，政府不會積極地推動長遠經濟和社會規劃。藥品管理戰略規劃的成功，包括制定法律法規以滿足業界的需求，很大程度上取決於個別總藥劑師的遠景和領導能力。

1945 年戰爭結束後不久，路易斯約翰·莫利（Lewis John Morley）曾短暫出任總藥劑師，他與妻子陳露西（Lucy Chan）、兒子弗雷德里克·路易斯（Frederick Lewis）在日佔時期被關在港島赤柱拘留營。他在 1946 年與家人搬回英國。1946 年 1 月，辛普森（William Fordyce Simpson）重新加入殖民地政府服務，但在當年年底離職。[28]

馬洪（Thomas Patrick Mahon）在 1947 年 1 月被調到香港成為總藥劑師，一直任職到 1967 年退休，前後共 20 年。[29] 在謹慎的公共理財政策下，資源一直都不充裕，馬洪個人卻培訓了 20 名本地藥劑師以支援位於香港島薄扶林的瑪麗醫院、九龍油麻地的伊利沙伯醫院及荔枝角的瑪嘉烈醫院。[30]

如二戰前一樣，進口的專利藥品主要是抗生素、精神病藥物或治療腫瘤的放射同位素，藥價昂貴，佔了總藥費預算的大部分，引致供應經常出現短缺。

---

28 辛普森在 1933 年從英國到香港並註冊成為化學師及藥師，任職於屈臣氏大藥房，後於 1939 年 5 月加入殖民地政府為臨時藥劑師。

29 馬洪在 1935 年於澳洲新南威爾士省註冊為藥劑化學師，之後，他在南太平洋斐濟島任職總藥劑師。

30 雷耀光和李炯儀兩位分別都是馬洪在香港工業專門學院和香港大學藥劑科的學生，他們分別在 1980 年和 1981 年晉升成為總藥劑師。

在 20 世紀 50 至 70 年代，各大地區醫院例如瑪麗、伊利沙白、瑪嘉烈等都如英國 NHS 旗下的綜合醫院般，自行製造大輸液和醫院特定的製劑使用。位於港島北角油街的政府中央醫藥倉庫主要負責生產口服液、半固體乳膏類（油膏、乳膏、塞劑等）、藥片、小劑量的無菌注射劑，供應予政府醫院、門診藥房，以滿足大量移民對醫藥治療的需求。

馬洪在其 1951 年的工作報告中簡述了總藥劑師辦事處逐步擴大服務範圍和藥品活動的情況：

年內，醫藥用品被分發到 131 個政府機構（醫院和診所），超過 1950 年的 113 個。成本在此期間也有急劇增加，在許多情況下超過 1950 年數位的 50%。1951 年 5 月，新的中央醫藥倉庫（殖民地時代俗稱為 " 皇家倉 "）被啟用，雖然不是所有的配件和設備都已經完成，但比起在消防隊大樓的老倉庫還是一大進步。

電動壓片機安裝後，已經生產了大量的片劑。無菌腸胃外溶液（大輸液與小針劑）的生產已進行得極為順利。部門內的所有這類製劑的使用（除了瑪麗醫院外）都在中央醫藥倉庫生產。瑪麗醫院已裝備了無菌室，足夠滿足醫院對這些藥品的需求。現已可以生產存儲令人滿意的抗凝血劑溶液。[31]

31　Reference 135, 1951: 165.

隨著人口的增加，大輸液與水針針劑的需求量在10年間也以倍數的幅度跳躍。（表 25）。

邱幼蓮女士出生於馬來西亞吉隆坡，第二次世界大戰前到香港在瑪麗醫院當配藥員，兼讀化學師文憑。1942 年 1 月，她與其他醫藥人員逃到重慶，在當地美軍醫院藥劑科工作。二戰結束後，邱幼蓮回港繼續在瑪麗醫院藥劑科工作，出任署理藥劑師，並在1949 年成為註冊藥劑師。1958 年，她被派往英國倫敦進行為期六個月的培訓，專案為 "中央消毒用品服務的組織和維護與有關方法和技巧"。1959 年晉升為高級藥劑師，並在瑪麗醫院成立無菌注射和輸液生產設施。

邱幼蓮曾在馬洪三次休假時，出任署理總藥劑師，每次為期六個月，分別在 1966、1967 和1968 年。[32]

當馬洪在 1968 年 6 月退休時，邱幼蓮成為香港第一位女總藥劑師，直至 1970 年退休。盧敏權回憶道：

---

[32] 邱幼蓮女士在 1938 年 10 月加入香港殖民地政府為配藥員見習生，並在香港大學兼讀藥劑學，賓利（Arthur Bently）為她的導師。二戰時邱幼蓮的學業被迫中斷，她逃往重慶，在歌樂山中央醫院藥劑科任職配藥員。二戰後回港，1945 年 10 月被任命為臨時藥劑師，1946 年藥劑學課程恢復，並於 1949 年註冊為藥劑師。

表25　1950–1961年政府無菌注射劑生產量

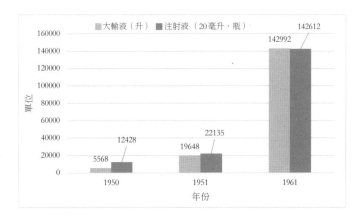

　　邱幼蓮很多改善藥劑科服務品質的建議，包括增加配藥員人數等都被當時的醫務衛生署署長鄧炳輝拒絕，她一怒之下，提早退休。[33]

　　由於當時政府的慣例是論資排輩的升遷制度，隨後的總藥劑師每位都只有非常短暫的一至兩年任期：林彼得（1970–1972），黃楚財（1973–1974），譚嘉理（1975–1977）。（表26）

6.2. 社會、宗教團體與私人開辦的醫院

　　19世紀下半葉，法國天主教聖保祿女修會有見貧

33　2015年4月25日，與盧敏權訪談。

表26　1945-1984年香港政府和醫院管理局的總藥劑師名單

（香港政府 1945-1977 年《醫務衛生年報》）

年份	香港政府與醫院管理局總藥劑師
1945-1946	莫利（英國）Louis John Morley
1946	辛普森（署理）（英國）William Fordyce Simpson (Acting)
1947-1968	馬洪（澳洲）Thomas Patrick Mahon
1968-1969	邱幼蓮（馬來西亞）Ms. Ulian Khoo
1970-1972	林彼得 Peter Lam
1973-1974	黃楚財 Chor Choi Wong
1976	出缺（譚嘉理 署理）Harry Thumb (Acting)
1977	譚嘉理 Harry Thumb

困者的需求沒有被正視，她們積極推動並於 1898 年創辦一家設於港島灣仔的醫院，提供低廉的西醫藥服務予港島灣仔、銅鑼灣區內的婦女和嬰兒，西醫與藥劑服務開始在工薪階層播種與孕育。（第四章第 7 節）

　　二戰後，宗教團體繼續在香港投入醫療服務，主要還是由國外和部分來自香港的教徒解囊捐款籌建，藥物供應則是從市場上購買，當時仿製藥不多，原廠專利藥價格偏高，除非是影響生命或家庭收入的危急病患，升斗市民一般都負擔不起。因為天主教主辦的醫院都不提供人工流產（或稱墮胎）的醫療服務，一批執業的婦產科醫生向英國聖公會租借其在香港中環擁有的土地，建立了港中醫院（簡稱"港中"），提供婦科與人工流產的醫療手術。[34、35]

香港的私人醫院與其他東亞國家的私人醫院扮演著不一樣的角色。中國台灣、南韓等地區和國家的私人醫院都提供一條龍服務。例如台灣的長庚醫學中心、南韓的三星醫學中心等，都有三級及急症醫療服務；醫院僱有門診普通科、專科醫生提供內外科、住院、急救等服務。這些私人醫院的日常開支實際上是通過政府的全民醫保計劃支付所提供的醫保藥品費用。利潤則來自政府不支付的美容、整形、其他自選手術和頭等、二等病房等高端服務的收入。

本地的非政府醫院或私人醫院大部分只有十數位門診醫生輪更，一些也有個別專科醫生。大部分都是由院外私人執業醫生轉介病人到醫院進行外科手術與住院、康復服務。營運方式類似四、五星級酒店，醫院與醫生按病患住院的級別而收費。醫院藥劑科按醫生處方配發藥品，主要是專利、原廠藥，品質雖然有保證，價格則比較高，尤其是抗生素類藥品。

---

34 該醫院的土地產權由英國聖公會香港教區擁有。按 2012 年法院判決，港中須將租用的主教山地皮交還聖公會，由於找不到其他院址，已於同年 9 月 3 日結業。

35 香港政府要求須有兩位婦產科專科醫生證明懷孕女性有健康需要才可終止懷孕。

7. 西藥進口與本地製藥工業

二戰後，歐美因為全面實施醫療保險制度（美國是由個人或僱主提供門診、住院和危疾保險，歐洲與英國提供的是全民健康保險），西藥業發展一日千里。香港殖民地政府因為實行積極不干預的放任政策，社會福利政策便不是首要的考慮。

雖然，香港是自由港，進口專利藥品免稅，但市民收入低微，除非是救命或起死回生的藥，否則一般可免則免。但嬰兒潮的到來，對藥品的需求還是有的。1973 年的全球的石油危機影響了西藥行業，西藥批發商的數目增長也開始放緩，1975 年為最低點，到了 1976 年才逐步恢復。[36]（表 27）

7.1. 西藥進口商

香港進口的西藥大多來自英、美與歐洲的藥廠，主要進口抗生素、維他命、精神病藥物、外科麻醉藥等。當時，英國藥廠在香港有分公司的包括卜內門（ICI）、梅與貝克（May & Baker）等。美國藥廠以代理商為主，除了英資的怡和、太古、屈臣氏以外，華資的都曾在上海從事西藥業，把當時的美式市場推廣方法帶來香港。從以下多位西藥業從業員的經歷可以

---

36 Annual Reports of Director of Medical & Health Services, Hong Kong, 1947–1977.

表27 1947-1977年毒藥批發商

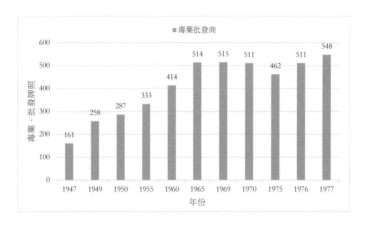

看到行業在二戰後的發展：

在 20 世紀 40 年代末之前，賓利（Arthur Bentley）
原為殖民地政府藥劑師兼講師，也曾在重慶國立藥學
專科學校任職講師。他在二戰後回到香港，加入了一
間瑞士製藥公司，出任亞洲區域經理，在藥品市場開
始他的第二段事業。

日佔結束時，吳耀章回港重建事業。1947 年，
他與幾位夥伴成立了耀章股份有限公司（簡稱 " 耀
章 "），開始在香港代理美國禮來藥廠（簡稱 " 禮來 "，
Eli Lilly）的西藥。耀章代理美國禮來抗生素的業務羨
煞旁人，尤其是在國共內戰和韓戰時期的禮來盤尼西
林最為搶手。（第八章）

同年，上海籍的柳文海在南京國立藥學院畢業並

獲得了國內藥劑師資格，翌年通過藥劑法律考試，在香港獲得化學師資格。他在法國羅納普朗克（Rhone Poulenc）化工廠旗下的英國梅與貝克藥廠任職香港區經理。據傳聞，他和當時的政府總藥劑師馬洪在 20 世紀 50 年代都是交誼舞高手。

朱仕銓，也是來自上海的移民，1945 年上海中法大學藥學系畢業。1949 年到了香港後，出任瑞士山德士（Sandoz）藥廠東南亞地區代表。1952 年 3 月考取香港藥劑局化學師的資格，繼續在山德士任職至 1958 年。1959–1963 年，任職美國惠氏藥廠（簡稱 " 惠氏 "，Wyeth）香港地區處方部總監。

這幾位西藥業的先鋒是當時來自上海的精英，在二戰後把香港的藥業供應鏈從上游藥廠、進口商與下游診所、醫院及藥房實現完整串連。他們對香港西藥業的現代化革新功不可沒。

7.2. 本地製藥工業

製造業的市場目標客戶從來都是以人口基數為導向，因香港市場腹地太小，本地製藥業者都以製造出口為主要營利模式，即使是香港最大的屈臣氏附屬藥廠，都是以東南亞訂單為主。

1950 年代中，從歐美進口瓶裝 200 毫升口服藥水的成本十分高昂，運輸與儲存倉庫成本，加上經營管理成本，即使以零利潤的方式出售，購買者的數量與金額也不足夠支撐業務支出。就算是按批發價出售予醫生診所，仍舊不符合經濟效益，從而令診所醫生卻步。本地製造的大桶藥水，從藥廠運到診所後，由護士分裝成 100 毫升、200 毫升或其他小瓶，包裝予成人、小孩，這個方式較為靈活，也不需要大面積儲存空間，對藥廠與醫生客戶而言也是雙贏。

藥水的生產佔投資成本的比例較低，只需一個秤重的天平、攪拌器和一些容器便可成事。箇中要點為藥廠是否有合適經驗的製藥人才？配方是否有效？潛在的忠誠客戶數量有多少？若能滿足以上三項要點，便有開業的誘因基礎。

本地藥廠最初以生產《藥典》記載的藥水切入市場，產品主治高燒、止痛、咳嗽、腸胃不適等症狀，隨後以製造成本較為低廉的仿製藥片取代進口西藥，以此滿足診所醫生追求成本效益的訴求。以下三位當時行內知名人士的事業發展摘要反映了這個時期的本地藥廠發展情況：

陳博武，1954 年在香港大學畢業並獲藥劑學文憑，1956 年考取香港藥劑局化學師資格。之後，他加入了環球製藥廠（簡稱 "環球"），並開發了一系列的咳嗽藥水和抗酸劑。據聞，環球在 1970 年代為香港島區內的 70% 私人診所供應咳嗽藥水。

1963 年，朱仕銓離開了美國惠氏，他從英國購買了 Manesty 品牌壓片機並在荃灣成立正美藥廠（簡稱

"正美 "，Jean Marie），開始生產簡單仿製藥藥片。因為他在惠氏任職期間與香港的診所醫生建立了良好的關係，正美生產的仿製藥很快就打進市場了，成為本地主要仿製藥供應商。全盛時期，九龍區有五分之一的診所醫生向正美訂貨。

陳中孚，1970 年台灣國防醫學院藥學系 P53 期畢業，同年回港加入屈臣氏製藥部為實習藥劑師，五年後他在香港註冊為藥劑師。1984 年 4 月加入利來藥業，並成為該公司股東與製藥部負責人。

香港製藥業的分水嶺是 1975 年，因為政府計劃提升香港製造行業的水平，《藥劑業及毒藥條例》在反復討論後終於通過並在 1978 年 7 月生效。從此，藥品生產企業場所需要登記，醫務衛生署的藥劑執法督察開始監察本地藥廠生產和毒藥儲存的檔案。

8. 監管西藥業的法律與政策

第二次世界大戰之後，藥劑師對控制銷售抗生素、危險藥物和毒藥或處方藥的作用越來越重要。1951 年，藥劑局發放了 241 個青黴素許可證，馬洪總藥劑師作出的報告，總結了當年藥劑事務部的工作：

在 1951 年檢查所有（藥物銷售）場地是不現實的，年內發出新的青黴素許可證，估計不低於 600 個，實地檢查將是一個令人滿意的最低水平。當年有 42 例因違反《藥劑業及毒藥條例》而被檢控。[37]

另外，政府面對越加流行的心血管疾病，積極促進立法以規範藥品的銷售、供應、配送和製造。儘管香港對零售藥行、藥房老闆和藥劑師在管理危險藥物和精神藥品的處罰制度方面值得表揚，可是漏洞依然存在。藥劑師下班後仍然在社區內的藥房營業，大部分的藥房老闆並不是藥劑師，部分更會在無監管的情況下銷售藥物給沒有處方的病患或藥癮者。

1975 年，藥管局修訂了《藥劑業及毒藥規例》，規定藥劑師需要在藥房開放的三分之二時間內出席。許多藥房因為要銷售第一和第三類例表（P1S3）毒藥，例如四高類包括降血壓、血脂、血糖等藥物，便僱用了全職藥劑師。（本章第 9 節）雖然週末下午開始沒有藥劑服務，但不失是一個折衷的兩全其美的方案，藥房不至於要聘請兩名藥劑師，不會因為成本過高，負擔不起而關門，又不致造成完全沒有藥劑服務。

8.1.《藥典條例》與《英國藥典》

為了回應世界衛生組織（World Health Organization）在 1955 年完成的兩卷《國際藥典》，香港在 1958 年通過了《藥典條例》。時任英國殖民地大

---

37 Reference 135, 1951: 148.

臣博伊德（Alan Lennox Boyd）在 9 月 29 日簽署《不反對申請書》[38]。醫務署署長在 1958 年的年度立法的報告闡明：

《藥典條例》的頒佈，使醫務委員會批准了殖民地藥典的通過，正式承認其中規定的標準，以消除藥品購買和出售時正確成分和比例的不確定性。該條例還提出政府可以採納在《憲報》內刊登藥典作為在法庭的證據。[39]

《英國藥典》列入為國家藥典忽略了一個事實，即中醫藥仍然是香港大部分居民的首選。這個例子正是斯圖爾特·安德森（Stuart Anderson）描述的帝國統治路徑：

它說明了《英國藥典》在二十世紀早期的功能遠遠超出了規定配方準則。它在調節藥品和藥物貿易上起了作用，通過促進西藥的同時，抑制本土應用醫學教育和實踐。在印度遇到的問題在整個帝國的其他省份和殖民地都存在，無論是不同的氣候、文化和宗教，對於帝國列強者例如英國來

---

38 香港醫務委員會主席麥肯齊醫生（Dr. D.J.M. Mackenzie）在 1958 年 9 月 9 日根據《藥典條例》第 2 節批准採用《英國藥典》為國家藥典。

39 Reference 130, 1958: 13.

說，藥典便成為帝國主義的工具。[40]

一直到今天，《英國藥典》還是影響著香港的醫藥行業，為特區政府的官方仿製藥標準。

8.2. 邁向藥劑條例本地化

1938 年修訂和通過的陳舊的《藥劑業及毒藥條例》和《藥劑業及毒藥規例》並沒有達到醫藥專業或病人的期望。

1948 年，藥劑業管理局（簡稱 " 藥劑局 "，Hong Kong Pharmacy Board）的前期籌備工作已在進行中，它將監管殖民地的藥劑師培訓和註冊，有關立法草案也正在準備。藥劑局的 8 位成員包括醫務衛生署署長擔任主席，香港大學化學系教授、政府總藥劑師作為當然成員，一位政府醫生，一位法律顧問，以及由港督委任的三位已註冊藥劑師。

1950 年 11 月，《危險藥物條例》的執行由工商署署長轉移到醫務衛生署署長。對藥癮者進行認真的治療是一個良好的開端，而不再是監禁吸毒者。

為了更好地控制專利藥對緩解失眠的廣告，《不良醫藥廣告條例》（第 231 章）於 1953 年首次制定，目

---

40 Stuart Anderson, "Pharmacy and Empire: The British Pharmacopoeia as an Instrument of Imperialism", *Pharmacy in History*, (Madison: American Institute of the History of Pharmacy), Vol.52, No.3–4, pp.112–120.

的是通過禁止或限制可能導致對某些健康狀況進行不當管理的廣告，以保護公眾健康。根據該條例，"廣告"包括任何通知、海報、通告、標籤、包裝或文件、任何口頭和任何製作，以及傳播光或聲的方式的公告。

1950 年代中期，面對社會上因銷售藥品缺乏控制而導致的混亂局面，馬洪總藥劑師調派了兩名藥劑督察加強對場所的例行檢查，檢控那些違反法律規定的藥房、藥行、進出口商、批發商和藥廠等，強制性要求藥房僱用藥劑師，立法管制精神藥品的銷售。此舉遭到西藥業內人士包括藥房、藥行、入口商群起反對，藥房老闆最終妥協，由幾家藥房共同聘用和分擔一個藥劑師的薪金，藥劑師在藥房收到醫生處方配售毒藥與危險藥品時才出現配藥，以求符合法例要求。

到了 1958 年，藥劑局的焦點和方向已經轉向控制上癮藥物，特別是某些鎮靜劑。

1959 年，《藥劑業及毒藥條例》提案的修訂和立法的程序已經完成，並提交給殖民地政府批准編製法律草案，這些措施包括限制僱傭兼職出任藥劑師，簡化抗生素的管制與其他多項建議，旨在使該條例更容易被普通公眾理解。[41] 由於經營成本的原因，香港藥行

---

41 Pharmacy and Poisons Ordinance, Hong Kong, Chapter 138, No.46, 1969: Section 11(3).

商會代表零售藥房與藥行東主拒絕接受和遵守僱用全職藥劑師，令該修訂案對兼職藥劑師的聘用限制足足延遲了十年，最終於 1969 年頒佈修訂後的《藥劑業及毒藥條例》，規定每間藥房只能僱用全職藥劑師。但是，一些藥劑師還是"出租"他們的執業牌照給幾家藥房，用以彌補一個全職的薪水。

1960 年，藥劑局關心的業務是農業用毒藥及例表毒藥的正當使用及中草藥重金屬的含量。[42] 藥管局在與香港藥學會會長李承毅協商後，醫務衛生署總監在 1975 年 7 月 16 日於立法局的會議上提交了一項議案，申請通過 1975 年《毒藥規例》和《藥劑業及毒藥條例》：

該規例與條例的目的是為了能夠行使和更有效地控制所有在香港銷售和製造的藥品，其中也涵蓋了一些新的規定。我要強調的是，藥管局首要關注的是如何做好充分準備以保護整體市民。在新的規定內所有進口或在香港製造的藥品無論是否含有毒藥成分都要事先經過註冊。這樣做的目的是為了保護公眾免受來源不明的假冒和不合標準藥品的傷害。此外，本地藥品製造商必須獲得許可才能生產。這將使藥管局行使適當的控制和監督，以確保本地生產的所有藥品均達到一個公認的標準，藥廠並須對自己的產品進行分析。

---

42 Reference 156, 1960: 28.

在本地生產醫藥產品的情況下，新規定引入了"藥管局"發行證書，這些產品均達到世界衛生組織推薦的標準。我希望採用此項服務可以協助製造商推動和促進出口的業務。

《藥劑業及毒藥條例》附表 2 低劑量的避孕藥，也就是那些以含量不超過 50 微克雌激素和含量不超過 5 毫克孕激素，將免除這種需要醫生處方製劑的規定。這些都是藥管局可以接受的。但是，作為一個保障公眾的管理局擬考慮要求為每包避孕藥附上合適的標準（副作用）警告語句，因為已經有一些避孕藥的外包裝印裝有合適的（副作用）警告語句。[43]

隨即而來的是殖民地政府醫務衛生署在藥劑事務部內建立了藥品註冊及牌照組，並由當時高級藥劑師李炯儀負責監察和檢控藥品的製造、分配、供應和銷售，以確保在市場上銷售的藥品符合療效，保證安全和品質。

在開始這些改變的時候，醫生和宗教團體就有很大的反應，尤其是低劑量的避孕藥無需醫生處方就能在藥房買到。事實上，道德沉淪，性病泛濫等擔憂都不是由避孕藥所引起的，而是沒有接受過性教育而

---

43 HH1975:900–903, Official Report of Proceedings, Hong Kong Legislative Council, July 16, 1975. Hong Kong Public Records Office.

產生的後遺症。在經過兩年的反復討論，該法最終在1978 年 7 月由港督會同行政局通過並生效。

　　有一點可惜的是，1975 年的修例沒有充分參考英國在 1968 年的《藥品法案》中把藥品分為四類，即管製藥品（Controlled Drug，即麻醉或成癮藥）、處方藥物（Prescription Only Medicine）、只有藥房可銷售的藥品（Pharmacy Only Medicine）和非處方藥（Over-the-Counter Medicine）。簡單明確的藥品分類旨在使普通公眾服用藥物的時候可以容易理解，例如抗高血壓或糖尿病藥物歸類為毒藥（Poison）的名稱，令病患每次服藥時看到藥盒上的標籤 " 毒藥 " 兩字都有所不安，警告性用語確實也過時了一百年。（從 19 世紀後期的藥品分類名稱直至 2016 年 8 月，藥管局才改變了處方藥的毒藥標籤名稱。）

9. 結論

　　第二次世界大戰後，全球藥業有著前所未有的快速發展，新藥在專利保護與歐美的全民健康保健制度下有著 " 噴泉 " 式的發展，一直到了 1962 年的沙利度胺危害胎兒的悲劇發生，歐洲才有藥品註冊上的及時改革。

　　從 1945–1977 年底，香港人口從 60 萬人增加至 460 萬人。加速了戰後 30 年的西藥業的發展。在1946–1952 年的 6 年間，首先是國共內戰爆發，緊接著是後來的韓戰，對急救藥物如抗生素需求尤為殷切。50 年代中期的經濟不景氣在 60 年代回復後又遇上 1973 年的石油危機，香港西藥零售業面對一波又一波的驚濤駭浪，一直到 1978 年才開始逐步恢復。

香港在這段期間中制定的政策與決定對未來的影響包括：

1946 年鴉片在香港銷售一百年後被禁止，但吸毒問題的根源並沒有解決，取而代之的是海洛英。美沙酮在 1972 年引進香港後，海洛英藥癮者情況開始受控。

1950 年，藥學會提出效法英國實施 " 醫藥分家 " 的建議，但因殖民地政府繼續實施低稅率，平衡預算的保守政策導致沒有資源可以利用，開展社會醫學的全民保健方案無疾而終。

1958 年殖民地立法局通過《藥典法例》，其意圖是長期影響香港日後的醫藥發展，在 60 年後的今天，終於被印證了。

1969 年的《藥劑業及毒藥條例》規定每一間藥房都需要聘用全職藥劑師。藥房被容許在三分之二的上班時間才需要藥劑師的法律規定在當時無疑是一個靈活的權宜之計，但最終卻演變成為一把雙刃劍，藥劑師下班後藥房繼續營業，如何監管？同時，這個安排也成為日後 " 醫、藥分家 " 的一個障礙，因為診所醫生在星期六中下午開給病人的處方，要等到下週一才能配藥，這會否對病患者造成不便？

1975 年通過的《毒藥規例》和《藥劑業及毒藥條例》真正對藥品銷售、供應和分配起了重要的變化：

• " 避孕藥 " 無需醫生處方，可以在藥房購買。而香港家庭計劃指導會（簡稱 " 家計會 "）推動的 " 兩個就夠晒數 " 的核心家庭理念讓婦女可以出外工作、有獨立的經濟能力、分擔家庭的財務負擔、共同建立公民社會，對男女平權有著根本性的改變。

• 《本草綱目》內的中藥不受兩條藥劑《條例》和《規例》約束，對 1997 年回歸後的中醫藥發展留下了莫大空間。

然而，這些衝擊令生活在獅子山下的市民形成一種動力和凝聚力，" 力爭上游，永不言棄 " 變成上一代香港人的座右銘。（第九章）

第四章　1978-1997：避孕藥、配藥員罷工、仿製藥本地化、屈臣氏全球化

1. 簡介

1978 年是西藥業的分水嶺：首先，《藥劑業及毒藥條例》和《規例》的實施，和眾多歐美專利藥的保護年期陸續屆滿，給予本地企業家機會投資藥廠並實施優良藥品製造規範（GMP）、提升品質並增加內銷與出口。同時，曾經高昂的藥價得以快速下降，病患也可以負擔療效高的藥物，以之為一線用藥，病情可以早日康復。

零售藥房最終由全職的藥劑師服務市民。翌年，政府配藥員協會（簡稱 " 協會 "）號召的罷工令政府配藥員長期超負荷工作，低收入、低士氣的惡果讓社會知道缺乏投放足夠人力資源的後遺症與潛在危機。

1984 年，屈臣氏集團衝出鯉魚門海峽，足跡開始遍佈中國、中國台灣、東南亞等國家及地區，發展連鎖藥妝門店的業務。怡和集團屬下的牛奶國際有限公司也在 1993 年收購了以新加坡為總部、遍佈東南亞的佳寧（Guardian）連鎖藥房。香港從一個 " 郵票 " 丁點兒大的地方變成世界矚目的 " 亞洲的世界城市 "。

在整個 1980 年代，個別私人醫生在利益驅動的誘

因下，無論是肆意處方苯氮卓類（Benzodiapine）藥物，或由沒有受過訓練的診所職員配藥，造成藥癮或醫療事故，以致令病人受到意外傷害，這些弊端一直到 2005 年才開始逐漸得到解決。（本章第 5 節）

1990 年 12 月，香港醫院管理局（簡稱 "醫管局"）的成立使公立醫院改制，並與資助醫院共同建立聯網，提供優質醫藥服務予市民。

回歸前一年的 1996 年，自香港在 1954 年停止培訓第一批本地藥劑師後，終於有首批在香港中文大學畢業並受訓一年的藥劑師相繼投身於西藥行業。這個久違的政策彌補了從 1842 年開埠以來相關缺失的遺憾。

藥管局的海外藥劑師國家資格認證定義也增加了英國這個選項，自此所有非本地畢業與受訓的藥劑師都需要在執業註冊前通過考試，英國藥劑師終於也沒有了免試的特權。

本章描述在回歸前 20 年內，香港西藥業界如何面對現實、尋找機遇、衝出困境、締造理想的商業與專業環境，讓這個行業開始與世界無縫地銜接。

2. 人口增長、避孕藥、疾病和流行病

1978 年香港 461 萬人口中約 160 萬人，即 35% 是自 1945 年以來由內地移居香港的新、舊移民。（表 28）從 1978–1997 年的 20 年期間，本地人口增長了 41%，即從 461 萬人增至 650 萬人，增加了 159 萬人。其中

表28　1978–1997年人口統計

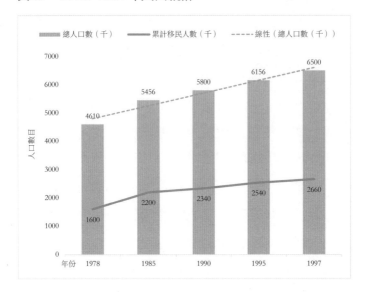

約 60% 即 100 萬人為本地出生，40% 即 60 萬人是單程
證持有者，來港與家人團聚。[1,2,3] 在本地人口中，在
港出生的人口佔 60–64%。

同年，香港婦女在購買避孕藥時不再需要醫生
的處方。這無疑對家庭計劃的執行起了積極的關鍵
作用，一個核心家庭的構成包括了父母子女的 4 個成
員，不再是 1950–1970 年代初期的平均 5–6 個成員的
大家庭，否則本地新增出生人口將會有 150–200 萬人。

1　Annual Reports of Medical & Health Services, Hong Kong Government,
　　1978, 1985, 1990.

2　Annual Report of Department of Health, HongKong, 1995.

3　Reference 165: 1997.

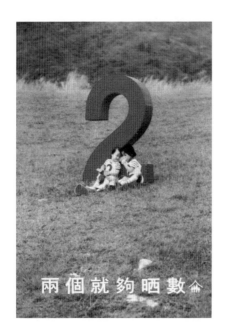

圖 49　1979 年 " 兩個就夠晒數 " 的節育海報
（鳴謝香港家庭計劃指導會）

表29　1978-1997年首五位死因排名

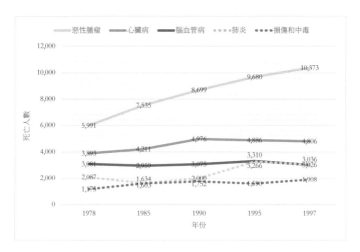

當然，個別婦女在沒有醫生的診斷下服藥，當遇到有不適還是需要臨牀診斷與專家指導，但婦女卻有了依自身需求來作出決定的自主權。（眾所周知，部分有強烈宗教背景的醫院或醫生到今天還是不支持也不建議人工避孕的。）（圖 49）

1978–1997 年期間，慢性病或長期病已超越了急性或傳染病成為香港病患主要死亡原因。在這期間，死亡的主因和排名並沒有重大改變，首五位依序仍然是惡性腫瘤，心臟病，腦血管病，肺炎，損傷和中毒。惡性腫瘤和肺炎每年都有增長，心臟病和腦血管病增長則比較緩慢。[4,5]（表 29）

在 1978–1997 年的 20 年間，惡性腫瘤的病患人數有上升趨勢，其他曾經足以致命的疾病可能受到藥物的有效控制，病患人數沒有急劇上升，都比較穩定。

惡性腫瘤以肺癌為首，這五位的排名次序也並沒有改變，依序是肺癌，肝癌，結腸直腸癌，胃癌，以及鼻咽癌，合共佔所有癌症的 63%。當中以結腸直腸癌的增幅最快。（表 30）

癌症在這段時期的持續性增長與生活方式例如吸煙多、運動少、高脂低纖的飲食習慣有很大關係。當然，遺傳基因突變也是主因之一。肺癌在過去 20 年的

4　Reference 164, 165.

5　Reference 166.

表30　1978–1997年首五位癌症排名

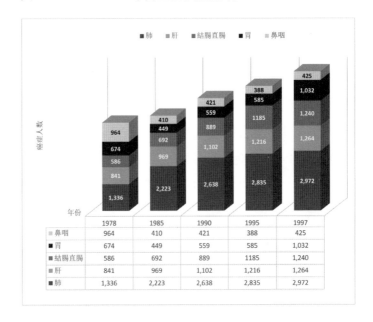

年份	1978	1985	1990	1995	1997
■ 鼻咽	964	410	421	388	425
■ 胃	674	449	559	585	1,032
■ 結腸直腸	586	692	889	1185	1,240
■ 肝	841	969	1,102	1,216	1,264
■ 肺	1,336	2,223	2,638	2,835	2,972

表31　1978–1997年肺結核呈報和死亡率

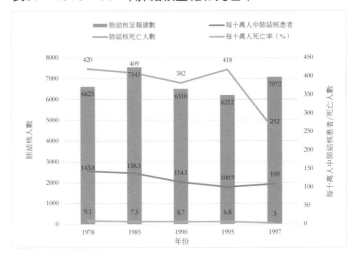

死亡人數翻了一倍有多，吸煙是最重要的原因。隨著健康教育的推廣，例如煙盒上的健康警告，以及禁止室內吸煙，肺癌的增長已停止增長。肝癌以酗酒、感染為主要原因，但新生嬰兒的預防性肝炎疫苗注射，會令肝癌機會大大減低。隨著飲食方式的改變，結腸與直腸癌、胃癌數目也接近翻了一倍。鼻咽癌數目的下降則有賴於預防性檢測與醃製食品的減少。

1978–1997 年期間，香港長者（65 歲以上）患結核病的呈報數量從 15% 增加至 32%。（表 31）在 20 世紀 90 年代末進行的一項調查中顯示，全部呈報結核病中約 25% 被發現由其他病症所引發，包括糖尿病、惡性腫瘤、慢性腎功能衰竭，或者病者正接受腫瘤藥物或類固醇的治療，有矽肺和其他病情。

香港在藥物治療結核病的經驗上走在世界的前沿，" 多藥治療 " 與 " 服藥依從性 " 減免耐藥性的發生頻率，而且痊癒率理想，都是值得我們自豪的成績。

3. 藥劑業的人力資源與挑戰

在 1978–1997 年這段期間，香港藥劑專業人才可以分為兩類：藥劑師與配藥員。雖然他們的學習與培訓過程有共同點，但同時也有不一樣的側重領域。然而，作為一個提供安全藥物服務予公眾的團隊，他們的目標是一致的。香港政府在 1990 年醫管局成立前，藥劑師職位人數編制非常之低，許多應該是藥劑師做的事項都交由資深配藥員去處理。

3.1. 配藥員罷工事件

自 19 世紀中葉開始，配藥員已在殖民地政府醫藥部門承擔著超負荷工作量，收入微薄。因為在政府體制內，藥劑師的名額很少，配藥員便分擔了部分藥劑師的功能，尤其是在政府門診藥房，他們是唯一負責藥物管理的專業藥劑人員，但卻沒有任何工資的調整或財務補助。[6]

政府配藥員任勞任怨，他們的敬業精神經常遇到不公的挑戰。協會多次與政府負責公務員事務的官員溝通都徒勞無功，26 名配藥員在香港開埠 137 年後的 1979 年 9 月，於各政府醫院和診所進行罷工，這種有組織性的罷工活動在當時的香港是十分罕見的。

時任醫務衛生署負責藥房執法服務的高級藥劑師李炯儀建議當時的醫務衛生署署長即時招募 30 名非英聯邦藥劑學畢業生（主要是在台灣國防醫學院、台灣大學、台北醫學院等藥劑學畢業生）為臨時配藥員以應急時之需，此舉成功地解決了其他公務員可能罷工的骨牌效應，促使配藥員暫時停止罷工。

當年 10 月，公務員薪俸常務委員會（簡稱 "公薪會"）發表調查結果，其中所載的超時工作建議不符

6　在歐美國家，為了病人安全，配藥員的藥物訓練是不足夠讓他們在沒有藥劑師的監督下擅自配藥的。

合協會的期盼，後者在 1979 年 11 月 9 日通知公務員事務局局長，除非他們在一週後的 11 月 16 日之前得到滿意的答覆，否則該協會成員將訴諸 " 按章工作 "、" 緩慢行動 " 或 " 罷工行動 "。11 月 14 日，該協會告知公務員事務局局長，其成員將從 16 日開始 " 按章工作 "，當天，所有協會資深會員，除一人外，其餘皆拒絕履行其部分職責。

因此，公務員事務局局長暫停配藥員執勤，其中大部分由 11 月 26 日起生效。公薪會決定在 11 月 29 日午夜開始對依然 " 按章工作 " 的配藥員停止發放工資，此舉激怒了協會，發起控告政府的民事訴訟案件。香港法院的普通法庭宣判政府得直，協會繼而上訴，隨後上訴庭法官裁定維持原判，此案例現已成為政府公務員銓敘政策的一個規則。從此，公務員不再有 " 按章工作 " 的行動。[7]

3.2. 藥劑師本地化

自 1954 年，香港大學停辦了 " 藥劑學文憑 " 課程後，香港藥劑學行業從業人員主要是依賴自費出國留學後取得資格。（第三章第 2 節）。1989 年，當時身兼香港藥學會和香港執業藥劑師協會會長的李炯前拉開了本地藥劑師教育的序幕。香港醫院藥劑師學會創始

---

[7] Judgement of Law Yuk-Ming and Others v. Attorney Journal, Court of Appeal, Hong Kong, 1980(44): Civil.

成員之一的凌浩明在他主持的人力資源調查中發現，95% 在國外畢業的藥劑師（非香港、台灣或中國內地）不排除於 1997 年以前申請移民海外。當中有兩大重要原因：

首要的是當時澳洲、加拿大等發達的英語系國家缺乏藥劑師，且工作、收入、生活、教育、環境等都比香港好。其二為香港政府在沒有實行全民保健與醫藥分家的情況下，導致藥劑師在社會上的資源被嚴重浪費和不被重視，令他們生起了移民的意向。

這項調查發出了響亮的警報，結果由李炯前提交給香港中文大學和香港大學校務委員會，如果香港高等教育決策者不能果斷地拍板，香港未來的藥劑人力資源將會落後於許多亞洲的發展中國家。香港中文大學醫學院抓住機會於 1990 年向當時的大學及理工教育資助委員會（簡稱"教資會"）申請資助，在香港舉辦第一個藥劑學位課程。李炯前回憶道：

雖然香港中文大學醫學院 1992 年推出的藥劑學本科學位並不是"教資會"原來計劃中的一部分，而是 1989 年由一批年輕的香港藥劑師推動人力調查的結果，這個調查結果反映了西藥業可持續發展的嚴峻局面，這說服了香港中文大學發起並由"教資會"批准的第一個大學藥劑學學位。[8]

表32 1978-1997年註冊藥劑師人數

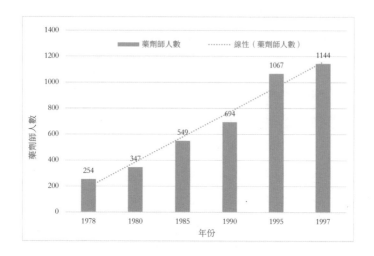

位於新界沙田的香港中文大學制定藥劑學課程，是以英國大學三年全日製藥劑學課程為藍本。從 1992 年夏天開始；第一年招收 25 名學生。到了 1997 年夏天，共有 60 位本港藥劑學學位持有人分別在 1995、1996 年畢業，隨後參加了一年強制性實習後，向藥管局註冊成為藥劑師。1997 年，在 1,144 位註冊的藥劑師中有 196 位即 18% 服務在衛生署（35 位）和醫管局（161 位），264 位即 24% 任職於藥房，四分之一在各行業，剩下的則在國外。[9,10]（表 32）

9　在 1997 年之前，許多在英國和澳洲已註冊的藥劑師被允許可以向香港藥管局申請全部或局部免試註冊成為藥劑師。

10　Reference 167, 168.

3.3. 良好配藥實踐的專業訴求

在香港醫學會還沒有公佈《良好施行配藥手冊》之前，香港每年因為誤服藥物而中毒，需要向醫院急診室求助的人主要是小孩與老人。從 1980 年開始一直到 2005 年的 25 年裡，有一位名為薛家強的藥劑師，堅持信念，通過宣導良好配藥規範以防止病人意外中毒。一名不願意透露名字的資深私人診所醫生對發放藥物予病人而不把藥物名稱寫在標籤上的解釋是：

> 若把處方給予病人，他們為了省錢，便不會再來看病了。看病的目的是預防病情惡化，若只是抑制表面病徵卻拖延診斷與治療，最終付出代價的是病人自己。若果把藥名寫在藥袋上，病人會拿著藥袋去不法藥房擅自配藥，危害性可能更大！[11]

宣導良好配藥的模範

這裡有一位值得記載的傑出藥劑師薛家強，他在 1970 年代末開始在香港執業，是一位非常熱心而有紳士般低調的藥劑師。他一直堅守病人為先的大原則，尤其對病人權益甚為關注。他的使命是務使私人門診醫生配發藥品時，正確地標示藥瓶上重要的細節如藥品名稱、成分、劑量、配藥日

---

11 2019 年 5 月 5 日，與一位剛退休的私人醫生朋友訪談。

期等。

薛家強在 1980 年代初為執業藥劑師協會理事會理事，並在 1985–1986 年成功當選香港藥學會會長一職。他獨力花了 15 年時間，最終在 2000 年他作為藥管局成員時成功地讓所有成員一致通過《醫生診所正確標籤藥瓶操守》。五年後的 2005 年，香港醫學會最終也向他們的會員公佈了《良好施行配藥手冊》。他的藥品標籤方案在過去 23 年有利地保障了醫生診所接待員配藥下，病人安全服藥的權利。

薛家強在 2016 年 5 月不幸因病去世，他有一位同是藥劑師的賢妻和 3 個愛女。他在追求病患權益的正義事業上激勵了一代香港藥劑師同行。

4. 新藥研究與本地仿製藥

西藥業在國內、國外都是一個社會經常議論的問題，因為藥物不但可以治療疾病，讓病患早日恢復健康，亦可作為非法"消閒性藥物"（Recreational Drug），使人成為不可自拔的藥癮者，除自身之外也常影響整個家庭，最終造成人倫悲劇。在亞洲的大都會中，香港 700 多萬人口是屬於中等人口城市。從 1946 年一直到 1962 年有大量新藥上市，與此同時，一些藥物的專利也相繼失效，這給了許多企業家生產仿製藥的商機，以低價取得投標並量化生產，因而得到更多的訂單。

自 1962 年德國孕婦止吐藥沙利度胺致胎兒上肢畸形的藥害事件公開後，歐美國家對審批新藥上市採取謹慎的態度，大型跨國藥廠的內部研發活動開始慢了下來。另一個解釋是早期有效的藥物只是被意外地發現，但到了瞭解疾病的形成機制時，反而需要更長的時間去開發。

本地藥廠若只依賴有限人口的內需市場，投資與回報不成正比，也不可能持續發展。但是，仿製藥的開發卻可以在有限投資下持續發展。香港在 1977 年生效的《藥劑法》與 GMP 認證得到世界上許多國家的衛生、藥管機構認可，香港製造的仿製藥，尤其是維他命類產品都可以銷售全球。

4.1. 西藥業的發展

1978 年，全球利用生物技術製造藥物的專利只有 30 個，1995 年達到了 15,600 個，增加了 520 倍的這個轉變，可以在今天醫院藥房的年度藥費預算內體驗出來。到了 1980–2000 年間，當重磅炸彈類藥物（Blockbuster Drugs）的發現減少和利潤漲幅減慢後，環球藥業集中於收購與合併，興起利用經濟規模讓業務達到開源節流的理財理念。當時也是美國分子微生物學開始興旺的時期，許多科學家通過私募基金或從大藥廠取得資金從大學研究所出來創立小規模實驗室，帶來了創新的重組核酸（Recombinant DNA）技術和一系列突破

性、臨牀效果特別顯著的生物製劑。（表33）

4.2. 本地仿製藥藥廠水平的提升

歐美國家在 1950–1960 年代研發的專利藥品到了 1970 年代陸續到期，當時香港沒有法律要求藥品需要註冊或藥廠需要登記，許多投資者紛紛成立仿製藥廠，其生產條件就如生產塑膠容器、玩具、運動鞋或假髮一樣。1975 年的《藥劑法》在 1977 年生效，從 1978 年開始，本地藥廠需要登記和聘請有認可資格的製藥、化工、藥劑專業人士負責。1970 年代末，適逢一些年輕藥劑師在國外醫院或藥廠得到藥劑實踐經驗後，紛紛與投資者合股成立小型仿製藥廠，典型例子包括歐亞藥廠、麒麟藥廠等。原來依賴進口高價的西藥變成進口安全便宜的處方藥，尤其是治療四高的降血壓、膽固醇或甘油三酯、血糖與尿酸藥品。

本地藥廠從 1978 年的 86 家增加到 1994 年的 93 家。藥管局終於在 1995 年宣佈實施《藥品良好生產規範》（Good Manufacturing Practice, GMP）。（第五章第 1.1 節）到了 1997 年，本地藥廠只剩下 61 間，約有三分之一藥廠決定不繼續投資仿製藥的業務。（表 34）對本地製藥工業與藥物安全的提升，這是汰弱留強的第一步。澳美製藥在 1990 年代後期在香港建廠並成功地把按 GMP 製造的藥品銷售全國，是目前香港領先的仿製藥廠。

表33 1978－1997年市場上的經典生物與發酵製劑藥物

排名	適應症、用途	藥品、通用名	上市年份	發明者、研究所	生產者	國家
	重組基因技術－補充治療					
1	糖尿病	人類胰島素 Humulin N	1982	基因科技 Genetech	禮來 Eli Lilly	美國
	嚴重心肌梗塞血塊	蛋白溶酶原啟動物 Activase	1987	基因科技 Genetech	羅氏 Roche	
2	腎衰竭貧血	促紅細胞生成素 EPO	1989	安進 Amgen	安進 Amgen	
3	腫瘤化療引起的嗜中性白細胞減少症	粒細胞集落刺激因子 Neopogen	1991			
	多發性硬皮症	β干擾素藥 Avonex	1996	Biogen / IDEC	默沙東 Merck	
	重組人類單克隆抗體－標靶治療					
4	非霍奇金淋巴瘤、風濕	美羅華 Rituxan	1997	IDEC	羅氏 Roche	瑞士
	細菌發酵技術					
5	降膽固醇	洛伐他汀 Mevacor	1987	艾伯茨 Alfred Alberts	默沙東 Merck	美國

表34 1978–1997年藥廠、藥品進出口商、藥品註冊

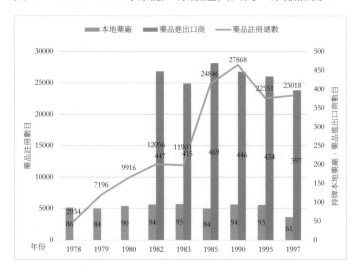

4.3. 科研本地化

香港中文大學藥劑學院（簡稱 " 中藥院 "）自
1992 年開辦藥劑學系以來，即與其附屬教學醫院——
威爾斯親王醫院進行臨牀實踐研究，以藥理經濟學、
癌症、皮膚用藥為主。作為一所大學藥學院兼研究
所，身兼教學與科研重任，在短時間內已有基礎研究
的一些成果，實在是難能可貴。[12]（表 35）

當然，從實驗室的成果轉到市場上應用還有一個

---

12 "Patents, Research, School of Pharmacy", The Chinese University of Hong
Kong.http://www.pharmacy.cuhk.edu.hk/index.php?option=com_content
&view=article&id=49&Itemid=385.

表35 香港中文大學藥學院的教授研究成果和國際專利

（香港中文大學藥學院網站）

發明者	題目	專利號
歐陽氏等人	合成鉑配合物及其用途	美國專利 6110907，2000 年 8 月 29 日。
歐陽氏等人	組合物，包含 demethylcantharidin 結合含鉑抗癌劑及其用途。	中國專利 CN1768737A，2006 年 5 月 10 日。 香港特區專利 HK1064955，2006 年 5 月 4 日。 歐洲專利 EP1390027A1，2004 年 2 月 25 日。
周喜林等	製備和檢定具有可檢驗的口服吸收性靈芝的免疫調節的肽聯葡聚糖	美國專利 7048932 B2 英國專利 2407321B 中國專利 ZL03141007.3 德國專利申請 10392697.6（允許但尚未發出）
周樫森等	提高粘膜藥製劑吸收的方法	馬來西亞專利 MY-141878-A，2010 年 7 月 16 日。 中國專利 200580030149.3，2010 年 3 月 24 日。 美國專利 US7329416 B2，2008 年 2 月 12 日。 新加坡專利 129874
何氏等人	去甲基斑蝥鉑絡合物的異構體和它們的用途	歐洲專利 EP1749831A1，2007 年 2 月 7 日。
李漢良等	上皮細胞藥物轉運的增強方法	美國專利 5534496

漫長的過程。藥物研究最重要的是臨牀實踐與病患安全，在 1980 年代的香港，這些領域的探索都還是非常欠缺的。到了 1990 年代，學術與產業合作已逐漸熱絡與成熟。（第五章第 7.1 節）

5. 藥物濫用與監管

1979 年，本地吸毒者並沒有廣泛濫用大麻和可卡因，這兩種危險藥物更受外籍人士喜愛。但在過渡期的 20 年內，青少年濫藥的情況開始惡化，尤其是咳藥和苯二氮卓類。20 世紀 90 年代開始流行吸食冰毒（化學名為 "甲基安非他命"，Methylamphetamine）。當時的禁毒海報主要是針對海洛英如何影響健康生活。在 20 世紀 80 年代中開始，濫服海洛英的趨勢逐漸下降，從 1980 年的 98% 下跌到 1997 年的 60%。然而，大麻從沒有人吸食開始上升到了四分之一份額。冰毒、搖頭丸則在同期上升到了 20%。綜上所述，如何遏止濫用藥物仍然是個挑戰，21 歲以下的年輕人更多的是濫用冰毒。[13]（表 36）

自 1980 年初，成癮者同時也從少數不道德的私人執業醫生那裡無限制地拿到苯二氮卓（Benzodiazepine）類處方藥單。他們把苯二氮卓片劑粉碎後混合海洛英

---

13 Report on the Drug Abuse Trends, 55th Report 1996–2000, Central Registry of Drug Abuse, Narcotics Division, Security Bureau, HKSAR.

表36 1980-1998年未滿21歲的個人藥物濫用資料

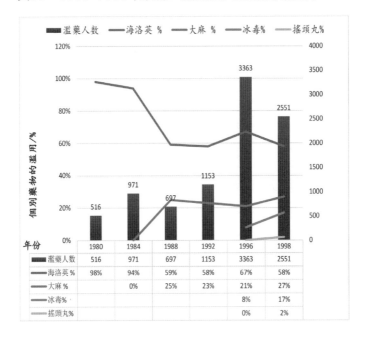

年份	1980	1984	1988	1992	1996	1998
■ 濫藥人數	516	971	697	1153	3363	2551
海洛英 %	98%	94%	59%	58%	67%	58%
大麻 %		0%	25%	23%	21%	27%
冰毒%					8%	17%
搖頭丸%					0%	2%

以延長麻醉的快感。在這時期,有一些不道德的零售
藥房和藥店銷售含有可待因的止咳藥水,以彌補醫生
處方日漸短缺所帶來的的營收壓力。

　　這樣的行為導致了藥管局在 1990 年 10 月重新把
苯二氮卓由第三類毒藥歸類為危險藥物,停止無約束
性的供應。同時,把含有高濃度可待因的止咳藥水改
為值得關注的藥物,每次病人在藥房購買時,需要在
藥劑師面前簽名並記載於毒藥銷售簿內。這次立法與
執法,旨在阻止猖獗銷售含有止咳糖漿的可待因,基
本上是成功及有效的。(第八章第 2 節)

6. 過渡期的醫院藥劑發展

1979 年，時任香港總督的麥理浩爵士，訪問北京與國家領導人鄧小平會面。會談中，英方意識到中國會在 1997 年收回主權，接著五年的談判，終於在 1984 年簽署《中英聯合聲明》，開始部署順利過渡期的安排。

醫療是民生中最值得關注的社會問題之一，為了提高市民對政府的接受度，提升醫療服務便成為拉攏人心的有效方法。在回歸前的 20 年，香港醫院數目的增加遠遠超過開埠以來的數字。

在過渡期的 20 年內，多間公立大型區域性醫院作出了規劃並相繼落成，包括 1984 年的威爾斯親王醫院擁有 1,500 張病牀，當時為亞洲最大的教學醫院；1990 年落成的新界北區屯門醫院，擁有 1,765 張病牀；1993 年落成的港島東區醫院，擁有 1,829 張病牀等。諷刺的是，廣設醫院所帶來的醫生與護士需求未在計劃之內。

1987 年 11 月，一群在英國、加拿大和美國畢業後回歸的香港青年專業藥劑師創立了香港醫院藥劑師學會，並倡議《最佳醫院藥房實踐管理》(*Best Hospital Pharmacy Practice*)。他們在過去 20 年引進了許多已被認可的臨牀藥劑服務，提升了醫護人員安全給藥予人的服藥依從性。

6.1. 非公立醫院

當時香港部分非政府醫院如華籍善長仁翁籌款興辦的東華三院或由本地天主教教會管轄的明愛醫院俱有政府補助營運經費。（見＂廣華醫院見證香港市民接受西醫藥的歷程＂）

然而，天主教團體的醫院並不認可部分婦產科醫藥實踐，其中包括上一章提過的人工流產、事後丸等，天主教醫院都拒絕提供相關藥品與服務。本地《最佳藥劑管理實踐》是 1983 年由香港港安醫院（Hong Kong Aventist Hospital）的兩位年輕藥劑師何啟華和吳劍華提供＂藥品單劑量調劑＂（Unit Dose Dispensing）開始。[14、15] 他們同時也開發首個本地醫院電腦病歷配藥系統，通過整合配藥紀錄來提高生產率，減少配藥錯誤。

當年，香港私人盈利性質的醫院只有兩家：養和與港中。第三家——沙田仁安醫院（簡稱＂仁安＂，Shatin Union Hospital）是在 1994 年成立，位於新界沙田，由知名地產發展商恒基兆業集團策劃發展。因為醫院位於山上，交通極為不便，開業的首十年經營非常困難。

14　Kim-WahNg(2014) Hong Kong Pharmacy, Part 1(2), General History, Society of Hospital Pharmacists of Hong Kong. Accessed June 20, 2019. http://www.shphk.org.hk/pharmacists/hkpharmacyhistory.

15　Reference 177, Part 3(3) Private Hospitals.

廣華醫院見證香港市民接受西醫藥的歷程

廣華醫院（簡稱"廣華"）於 1911 年由東華醫院董事局成立，是九龍半島第一所醫院，以應付九龍及新界急速增長的人口。倡建廣華醫院的董事局主席是由政府委任的著名律師及政治家何啟爵士。廣華之名意指服務廣東華人為主。當時因為捐款有限，開始接受政府的財務補助，條件是要引入西醫方法接生、西醫門診與西藥藥劑服務等，同時也保留中醫藥服務。二戰後，醫院獲得更多政府補貼，也全面推行西醫藥臨牀服務，但一直維持中醫門診服務。1992 年，"醫管局"正式成立，全盤接收了廣華與其他兩間東華醫院的管理。（本章第 6.2 節）東華三院的董事局與政府從此成為夥伴關係。

廣華醫院的藥房提供西藥藥劑服務，有自己的醫院處方集，一直到 1992 年納入醫管局系統為止。（圖 50、圖 51）前廣華醫院藥劑科主任凌浩明服務醫院超過 35 年，有以下的回憶：

"我從 1980 年代初加入廣華，一直到 2010 年代中，雖然醫院有政府的補助，但在購買新藥與特效藥費用和人手方面還是比較拮据。我們當時憑著一腔熱誠，把國外的《最佳醫院藥房實踐管理》引入，提高藥物安全，配送予各病房，培訓臨牀醫護人員對新藥的認識、減少藥物囤積與浪費。1992 年，醫院成為'醫管局'成員後，政府一視同仁，藥房的營運條件與其他的政府醫院看齊。"

圖 50　1972 年《廣華醫院醫院處方集目錄》

（鳴謝東華醫院藥房）

```
            ANTI-OPIUM MIXTURE,  KWH

 NUX VOMICA TINCT.          5 m        1 oz 320 m
 GENTIAN TINCT., COMPOUND   15 m       5 oz
 CAMPH. OPIUM TINCT.        40 m       13 oz 160 m
 TRAGACANTH MUCILAGE        30 m       10 oz
 CHLOROFORM WATER, CONC.                2 oz
 PURIFIED WATER,  TO        ½ oz        5 lb



 No Reference.

 It contains about 0.0083% of Morphine.

 Synonym:    1. Mist. Anti-opii.

 Labelling:  1. "Poison".
             2. "Shake well before use".
```

圖 51　1972 年《廣華醫院醫院處方集》第 9 項《鴉片戒煙藥方》

（鳴謝東華醫院藥房）

6.2. 醫管局接收公立醫院並補助醫院的藥劑部門

在回歸前的 20 年，香港公立醫院的發展速度猶如在高速公路上飛馳的跑車一樣。（表 37）

表37　1979-1997年期間建立的主要醫院

建立年份 　　　醫院類別	政府	私人
1979–1988	沙田威爾斯親王醫院 1984	
1989–1997	屯門醫院 1990 東區醫院 1993	沙田仁安醫院 1994

因為增加醫藥服務和選用新、特藥，當年政府醫院及診所的藥品費用也按年增加 25% 至 1.4 億港幣。（見本章第 9 節）

1990 年為香港醫療史的轉捩點。醞釀多年的醫管局最終通過立法局的審議立法而成立，從政府醫務衛生署調往醫管局成為第一任總藥劑師的森太太（Mrs. Josifina Sen）所面對的第一個難題是醫院藥劑師的極端短缺。

6.3. 醫管局第一宗藥物安全事故

森太太上任後不久，就要處理第一件引起公眾關注的兒科病房護士誤配藥物事故。事由 1991 年 10 月，威爾斯親王醫院一位兒科病房護士沒有正確閱讀藥品標籤上的藥名應是新黴素（Neomycin）而注射了新斯的明（Neostigmine），導致兩名新生嬰兒昏迷。這次醫療疏失事件促使醫管局引進最佳病區藥品庫存管理方案。兩年後，森太太退休，李伯偉在 1994 年成功接任醫管局總藥劑師職位。[16]

李伯偉的首要任務是在 19 世紀遺傳下來的殖民地 "論資排輩" 官僚制度背景下締造一個全新的服務文化。因此，時任醫管局專業事務及人力資源總監高永文醫生，打破慣例邀請充滿活力而具有臨牀實踐經驗的藥劑師加入新成立的醫管局，而非內部晉升服務時間最長的員工。

1993 年初，吳劍華從香港荃灣港安醫院加入殖民地政府的醫院服務，任職九龍伊利沙伯醫院藥劑科經理。他和蔣秀珠密切合作推動大型公立醫院藥房電腦化及其相應的管理實踐，設計標準作業程式方式（Standard Operating Procedure）配藥，以提高工作效率並降低藥物誤配事故的次數。

---

16 李伯偉在 1964 年加入政府，任職配藥員學生，1969 年獲邱幼蓮批准並在 1970 年獲得政府培訓獎學金往澳洲昆士蘭省攻讀藥劑學。他是 6 名殖民地政府藥劑學獎學金獲益人之一。李伯偉在 1974 年返回香港，當年 12 月通過藥劑法規考試後，升為藥劑師，後在不同醫院輪轉。

6.4. 衛生署藥劑部的改變

1985 年彭志偉被任命為總藥劑師，負責所有公立醫院的藥劑科服務，在這之前，各大型公立醫院都由一名資深藥劑師負責門診和住院病人藥劑服務的日常運作，同時也在個別醫院內製造無菌注射劑，這和英國同時期的地區綜合性醫院的功能類似。（圖 52）為了回應社會對醫療服務的需求，殖民地政府的行政局在 1984 年開始徵詢公眾意見，並在翌年 12 月發表了《史葛報告》。該報告建議由一個醫院管理機構統一管理所有醫院，務求資源可以更好地用於服務病人。

1988 年 10 月，臨時醫管局成立，並在翌年開始過渡把醫院與醫務衛生政策工作分開管理。為了確保衛生署管轄的公立醫院的運行，使其人力資源可以無縫的交接予醫管局，因此藥劑部門李炯儀總藥劑師延長了一年才退休。[17] 李炯儀從 1956 年成為公務員，並在 1992 年 61 歲時退休，先後服務了 36 年。當時，陳永健被任命為衛生署署理總藥劑師，兩年後在 1994 年正式成為殖民地最後一位總藥劑師。[18]（表 38）

17　1988 年 10 月，臨時醫院管理局成立，開始過渡至 1992 年正式成立的法定醫院管理局。

18　陳永健在英國倫敦大學藥劑系畢業後，繼續進修並獲碩士學位，1979 年成為皇家藥學會會員並註冊為藥劑師。1981 年加入衛生署藥劑科。

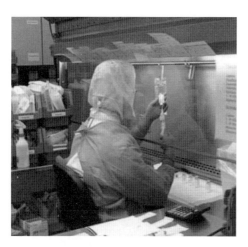

圖 52　1980 年代醫院藥劑師在調配無菌藥物製劑
（鳴謝香港醫院藥劑師學會）

表38　1978-1997年香港政府和醫院管理局的總藥劑師

年份	香港政府醫務衛生署與醫院管理局總藥劑師	
1978–1980	空置（雷耀光為署理總藥劑師）	
1980–1981	雷耀光	
1981–1984	教育與培訓	醫院、診所、管理，法規與藥品註冊
	雷耀光	李炯儀
1985–1989	管理，法規與藥品註冊	醫院藥劑科服務（1992 年成為醫院管理局）
		彭志偉
1990–1992	李炯儀	森太太
1992–1993		
1994–1997	陳偉建	李伯偉

7. 西藥商業的發展

1970 年代末至 1997 年期間,香港步入一個小康社會,人均收入在亞洲除了日本以外,算是比較高的城市。大型跨國藥廠在香港開始成立地區總部,建立銷售團隊,推廣藥品並提供藥物資訊予政府醫院及私人醫生。非處方藥品包括頭痛藥、避孕藥、維他命類營養補充劑則在藥房銷售。藥行也可以銷售頭痛藥與低含量抗敏藥。在這期間,內地改革開放政策的實施,令訪港旅客的人數上升,本港零售業非常蓬勃,零售藥房數量逐年遞增。

大型連鎖藥房、藥妝店例如屈臣氏和萬寧的一站式的零售服務出現,以年輕、中產市民為目標客戶,從此徹底改變了香港西藥零售業的生態,藥房、藥行的門市數量亦迅速增加。(表 39)

7.1. 零售藥業的機遇與挑戰

隨著中產家庭收入的增加,他們的消費能力亦隨之提升。香港的零售藥房在 1978–1997 年的 20 年內的增幅最大。屈臣氏和萬寧的連鎖藥店(有藥房和藥行)在這段期間,因為內地改革開放,是內地遊客必去的"景點"。

1982 年,屈臣氏在香港有 5 家門店,萬寧則僅有 1 家。到了 1997 年,兩家零售連鎖藥妝集團一共擁有約 300 家藥房裡四分之一的門店,從此改變了商業區

表39 1978-1997年持牌零售藥商統計數

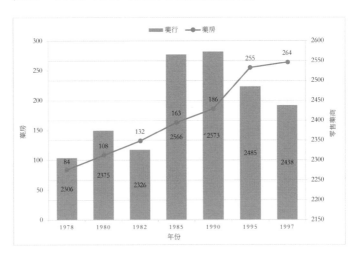

內的零售習慣。當然,社區的零售藥房以銷售非處方
類家庭藥為主。屈臣氏、萬寧則以光亮和整潔的內部
佈置、時尚的設計,以及具有吸引力的美容、護髮、
保健品等為主要產品。社區藥房、藥行的貨品的主要
客群是精明的家庭主婦,連鎖藥妝店的目標客戶則為
年輕的中產、專業女性,兩者的客群與定位不同,提
供相異的消費體驗,實際上是互補而不是惡性競爭。

從 1978-1997 年回歸前的這 20 年裡,香港經歷了
兩次經濟風暴,零售業受到前所未見的打擊,但每一
次都能順利過度。

第一次是發生在 1983 年 9 月 24 日的貨幣危機,

也稱為"黑色星期六"。[19] 第二次是 1989 年零售市道受到衝擊，連鎖零售業的營業額下跌 30%，凍薪與"瘦身"開始。

7.2. 西藥進口與轉口業務

1978–1997 年間為香港西藥業發展的黃金時期。西藥進口與轉口從業者為跨國藥企或其進口代理和本地藥廠分別專門推廣與銷售專利藥品及仿製藥予不同類型的專科或診所醫生。

跨國藥企一般聘請懂英文、勤奮的高中畢業生推廣藥物予醫院。（第二屆香港特區行政長官曾蔭權在任職公務員前，曾在美國輝瑞藥廠香港分公司任職市場代表。）只有少數西藥廠會聘請大學畢業生，因為他們的工資要求比高中生高，但業績不一定比他們優秀。

本地藥廠的基本工資較低，而佣金比例的設置卻遠高於外國藥廠。進口西藥商的佼佼者為耀章、茂信、怡和、太古、大昌、屈臣氏等。同時間，也有數以百計的小型西藥進口商代理歐洲、日本、台灣的藥廠產品。（表 40）

1984 年，國內改革開放，香港的西藥代理商進軍內地。從 1984–1989 年間，國內進口西藥的渠道有

19　1982–1984 年間，中英談判進展還未明朗，市場擔心前景，港幣匯率下跌 30%，造成價格上升，購買力下跌，零售不景氣。幾個月後，港幣與美元掛鈎，市場才恢復正常營運。

表40　香港主要西藥進口、代理商

排名	公司	成立年份	主要代理國外廠家	生產國	備註
1	耀章 Y.C.Woo	1937	禮來 Eli Lilly	美國	獨立營運
2	茂信 Mason	1950	華納蘭伯特 Warner Lambert	美國	1980 年代後期被裕利（Zuellig Pharma）收購
3	怡和 Jardine	1832	葛蘭素 GSK	英國	1990 年結束業務
4	太古 Swire Loxley	1880	比查姆 Beecham	英國	2000 年售予中信泰富集團，後結束業務。
5	瑞士大昌 Edward Keller	1923	羅氏 Roche	瑞士	目前依然獨立營運（2004 年改名為 DKSH）
6	屈臣氏西藥部 Watsons	1841	寶威 Wellcome	英國	現為華潤集團大昌行成員

限，只可以通過中國醫藥公司在北京的新特藥商店銷售。之前，國務院在香港的國營企業——華潤公司西藥部也會從香港的西藥代理商直接購買並運往內地。

　　1980 年代末，本地西藥市場漸趨飽和，同時中國內地逐步對外開放，可直接對外貿易，香港的西藥物流商：耀章與裕利選擇攜手進軍大陸市場，一度成為國內三甲醫院的主要進口藥供應商。（第九章第 8 節）因為國內的西藥物流業的系統化建立，許多小型"皮包商"就失去了優勢，香港西藥進出口商的數目也從

1985 年的 469 間下降到 1997 年的 397 間。[20]

8. 結論

因為西方國家審批新藥的過程變得更趨嚴謹，影響了全球在 1978–1997 年間的藥業發展，機構投資者與創投公司改變了策略，樂意給予剛起步的生物藥品研究所融資，或以杠杆效益收購中型藥廠進而與更大的藥廠合併。原來在 1950–1960 年代盛行的專利藥品，到了 1970 年代專利陸續到期，許多香港仿製藥廠也紛紛成立。

新成立的仿製藥廠的製造設備與工藝水平都不一樣，有些藥廠的藥品質量每一批與標準品的對比都存在很大的差異，1978 年出台的 GMP 規範及時淘汰了一些不準備提升製藥工藝的藥廠。1979 年的 "配藥員" 事件，在不影響病人的前提下，最終得以解決。

海外回歸的藥劑師尤其是來自美國、加拿大、台灣等都要考一個難度極高，平均合格率只有 20–30% 的藥劑考試才能取得藥劑師資格，有欠公允。到了 1997 年，原來免試而自動註冊的具有英國藥劑師資格的人都要在香港考試，合格後才能註冊。

在這期間，香港西藥業的三個最重要的里程碑是

---

20 皮包商（內地稱 "皮包公司"）泛指沒有實質資產的個人在內地或香港註冊的空殼公司，因為與內地單位的決策者有密切關係，從事仲介、貿易活動，賺取可觀的差價作為利潤。

仿製藥廠的生根、藥學院培養本地藥劑師，以及本地連鎖零售藥妝業全球化。這些成果有賴於在二戰時期和戰後出生、嬰兒潮下長大的西藥行業領袖，他們是來自本地或國內外的新移民。

美中不足的是，殖民地政府缺乏勇氣帶動期待已久的全民醫療保健計劃，其結果是門診醫生仍然沿用19世紀的方式營運，身兼診斷與施藥的角色。有些病人在經濟不景氣時，或為了省卻診金而選擇就近去相熟藥房，待藥劑師下班後購買處方藥品。

1997年回歸後，香港西藥業是否會更健康且持續地發展呢？

第五章　1998–2019：中醫藥復興、
　　　　　"沙士"、零售業的起伏

1. 簡介

　　過去 22 年，香港西藥業的眾多領域更趨國際化，學術上增加了香港大學醫學院成立的藥劑科；工業上有公立醫院與本地製藥廠研發抗癌藥；臨牀上有多個國際級的藥物完成第三期試驗；零售上，香港的零售企業持續發展跨國收購與合併，這些成績都是各企業或事業負責人勇於創新、努力不懈的成果。

　　在全民保健領域，香港特區政府委託哈佛大學公共衛生學院研究香港的醫療系統。根據 1999 年 4 月完成的哈佛報告，香港的醫療系統有三個關鍵弱點：條塊分割式的服務、醫療品質參差不齊（私家診所尤甚）、有問題的財務和組織。經過了 15 年的醫院改革或是維持現狀的反復辯論，2012 年時任特區政府決定現有的公營醫院可繼續營運，同時也保留私人醫生與醫院的靈活性，最終放棄全民保健的理念。

　　在這期間，雖然新的特區政府已經立法收緊控制毒品、精神藥品及監控零售藥劑行業銷售違禁藥品，但青少年藥癮問題仍然是一個持續性的問題，曾經一度為西方人所濫用的可卡因與大麻，今天已成為本港青少年時尚的濫藥毒品。

2014 年 9 月學生罷課事件使旅遊業進入兩年時間的 "冬眠"，導致本應繁忙熱絡的購物區有超過數百間藥行和 30 間零售藥房倒閉，包括數以千計的從事零售藥業的銷售員及數十名藥劑師失業。雖然 2018 年內地遊客人數谷底反彈，超越 2014 年時的高峰，[1] 2019 年香港的西藥業市場按 1–5 月的發展趨勢原本可達 260 億元港幣金額。但好景不長，2019 年 6 月開始的一起政治風波引發了長期累積至今的深層次矛盾爆發，旅遊與服務業再次一落千丈，零售業首當其衝，損失難以估計。

中醫藥的發展在第三屆特區行政長官梁振英的推動下已有實質性的突破。他在 2014 年的施政報告中宣佈，決定預留一幅在將軍澳原本用作發展私家醫院的土地，用來發展中醫醫院。經過 3 年的諮詢，第四屆特首林鄭月娥決定將該醫院作為一所非公營醫院，交由非牟利團體以自負盈虧的模式營運，提供以中醫為主的中西醫協作住院服務，並會支援本地高等教育院校，包括三所大學的中醫藥學院或中醫學院作教學、臨牀培訓及科研用途。本章將提供後 1997 年時期，香港西藥業所繼承的殖民地時代遺留的缺陷，以及香港中醫藥所面對的機遇和挑戰的紀實。

1　2014–2018 年訪港內地遊客人數為：4,727 萬（2014），4,584 萬（2015），4,278 萬（2016），4,445 萬（2017），5,104 萬（2018）。https://partnernet.hktb.com/filemanager/intranet/pm/VisitorArrivalStatistics/ViS_Stat_E/VisE_2018/Tourism%20Statistics%2012%202018_R1.pdf.

2. 人口與疾病

第二次世界大戰後的嬰兒潮到了 2000 年已逐漸成為人口老化的問題，引致香港面對急速的人口組合變化。香港人口出生率的降低，有多個原因，主要是適齡人士遲婚、獨身、少子、不育、跨境婚姻等。從 1991–2016 年，撇除外籍家庭傭工，15 歲及以上從未結婚女性的標準化百分比則由 1991 年的 18.3% 上升至 2016 年的 28.0%（台灣為 31.2%）。[2] 主要原因是女性在接受了高等教育並建立自己的事業後，有更多的選擇，包括專注事業、獨身、晚婚、晚生或不生子女等。因此，本地初生嬰兒也從 1981 年的每年 87,000 名降到 2018 年的 53,700 名，減幅達到 38%。[3]

2.1. 自然人口淨增加放緩

香港出生人口從 1961 年開始下降：1961 年 110,900 名，1971 年 79,100 名，1981 年 86,800 名（包括越南船民在港出生的 10,000 名嬰兒），1991 年 68,300 名，2001 年 48,200 名，至 2003 年 47,000 名為

2　"1991 年至 2016 年香港的結婚及離婚趨勢"，《香港統計月刊》（香港：香港特別行政區政府統計處，2018 年），5 頁。https://www.statistics.gov.hk/pub/B71801FB2018XXXXB0100.pdf.

3　"1978–2018 年人口出生、死亡、淨增統計數字"，香港特別行政區政府統計處。https://www.censtatd.gov.hk/hkstat/sub/sp150_tc.jsp?tableID=004&ID=0&productType=8.

表41　1998–2018年度自然人口統計數字

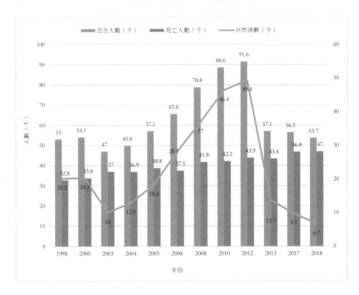

最低點。[4]

　　過去 21 年，本地出生人口除了在 2004–2012 年的 9 年間因為內地母親來港生孩而短暫增加外，淨增人口正在逐年下降，從 1998 年的 20,200 名下降到 2018 年的 6,700 名。香港的人口紅利已經消失，接著面對的是老齡社會的醫藥資源挑戰。（表 41）

　　2001 年，香港終審法院作出判例，即使父母為雙重非永久性居民（簡稱 " 雙非 "），只要是在香港出生的孩子，即有權享有香港公民的資格。鑒於香港醫生

4　Reference 186.

人數與婦產科設施不足應付內地孕婦來港生孩，時任特首梁振英在 2012 年當選時宣佈，從 2013 年開始終止非香港居民在港生孩後孩子的公民資格。從此，香港的自然出生率恢復到 2000 年的水平。

香港本地的自然淨人口增加，已從 2000 年代的 20,300 人下降至 2018 年的 6,700 人（2002–2012 年期間因為香港終審法庭的判決容許 " 雙非 " 在香港所生孩子有公民權而增加），這個人數將令香港未來得不到持續的發展。

2.2. 人口高齡化

二戰後嬰兒潮的一代，特別是 65 歲以上的人口比例已經從 1996 年的 10%（656,000 人）增長到 2020 年中的 18%（1,166,000 人），估計到 2047 年 65 歲以上老年人口比率將會增加到 32%。[5,6,7]（表 42）可惜的是，香港政府與社會部分人士沒有意識到人口迅速高齡化問題的嚴重性，面對工作力缺乏的挑戰，沒有未雨綢繆的規劃。自然淨增值人數的下降，令香港居民的平

5　" 香港人口趨勢 1986–2016"，香港特別行政區政府統計處，8 頁。
　　https://www.statistics.gov.hk/pub/B1120017042017XXXXB0100.pdf.

6　" 香港人口推算 2017–2066"，香港特別行政區政府統計處，10 頁。
　　https://www.statistics.gov.hk/pub/B1120015072017XXXXB0100.pdf.

7　Research Office(2015), Hong Kong's population policy, Information Note, IN07/14–15 Legislative Council Secretariat, HKSAR: 2–3. https://www.legco.gov.hk/yr14–15/english/hc/papers/hc_ppr.htm.

表42　1996-2016年香港65歲或以上人佔總人口的比例

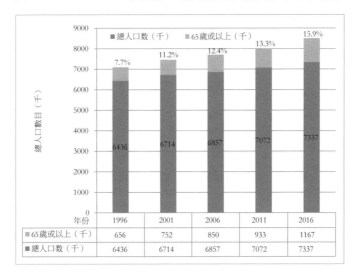

年份	1996	2001	2006	2011	2016
■65歲或以上（千）	656	752	850	933	1167
■總人口數（千）	6436	6714	6857	7072	7337

表43　1998-2018年香港總人口與新移民
　　　（單程證持有者）數目

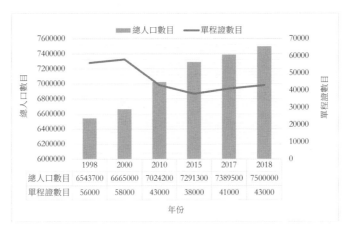

年份	1998	2000	2010	2015	2017	2018
總人口數目	6543700	6665000	7024200	7291300	7389500	7500000
單程證數目	56000	58000	43000	38000	41000	43000

均年齡也開始攀升，對本地藥業的發展有著方向性的影響。

2.3. 新移民不足以彌補自然人口的減少

在 1996–2018 年期間，單程證配額內來港的人士中包括配偶、兒女等都有明顯的減少，從最高峰 2000 年的 58,000 人到了 2018 年下降至 43,000 人。[8、9]（表 43）香港若沒有足夠的新移民或入口勞工作補充，目前香港勞工荒的現象將進一步惡化。

過去 20 年，內地經濟快速增長，內地南方省份尤其是深圳與香港工人的收入差距已經逐漸縮小，香港已失去了以往內地移民或入口勞工往日嚮往的首選地位。

在這裡值得一提的是，近年港女嫁內地配偶的比例增加也是內地來港定居人數減少的原因之一。香港特區政府勞工及福利局局長羅志光在網誌上說：

8　2016 年 11 月 30 日，署理保安局局長李家超答覆鄭松泰議員在立法會會議上的提問。內地居民如欲來港定居與家人團聚，須向其內地戶口所在地的公安機關出入境管理部門申領 "前往港澳通行證"，慣稱 "單程證 "。自 1997 年回歸以來，通過單程證制度來港定居的人士中，約一半與配偶團聚，一半與父母團聚。https://www.info.gov.hk/gia/general/201611/30/P2016113000653.htm。

9　"2018 年出生數目人口估計 "，香港特別行政區政府政府統計處網站。https://www.censtatd.gov.hk/hkstat/sub/so20_tc.jsp。

2017 年的跨境婚姻中，三成是香港女性與內地男性結婚。以近年這個數字的變化趨勢，未來十年間這個男女比例會大致相等。由於越來越多家庭選擇於內地團聚，特別是香港的妻子到內地與丈夫團聚，再加上近期有關香港居民領取內地居住證的各種優化安排，將會大大減少到香港家庭團聚的個案，單程證的需求會逐步減少。這有可能令香港早於較早前估計的 2043 年出現人口減少。[10]

2.4. 疾病的趨勢

1997–2019 年間，香港面臨最慘重的突發疫情為 2003 年的嚴重急性呼吸系統綜合症（簡稱"沙士"，Severe Acute Respiratory Syndrome，SARS），導致經濟與居民生活受到嚴重打擊，本地生育或外地人來港生育的意願相對減低，翌年才開始回升。在這裡值得一提的是，沙士期間的中西抗病毒藥物被廣泛使用作為預防與減低疫情的症狀，中藥的抗病療效廣受香港市民的追捧。

但在沒有健全的全民醫保的地區，這種診斷方式會對老百姓造成極大的經濟負擔。在香港，引進治療癌症的新特藥已成為一個長者們每天茶餘飯後的時事議題。

---

10 "由國際家庭日說起"，香港特別行政區政府勞工及福利局網站。2019 年 5 月 19 日。https://www.lwb.gov.hk/blog/chi/post_19052019.htm。

在過去 20 年間由 H5N1 型病毒而引起的禽流感及 2003 年沙士（SARS 冠狀）病毒在全球 26 個國家蔓延，導致 8,098 人感染，患者中有 774 人死亡，疫情的持續傳播除了直接影響醫療服務外，也造成了國際旅遊行業的混亂。針對小孩與老人的預防性疫苗接種費用不菲，但等到病症出現後才使用抗病毒藥物，效果將會大打折扣。[11、12]

香港作為往來歐州和北美，進入亞州的三大門戶之首（另外兩個是新加坡和上海），難免有由航空乘客傳播傳染病的情況，例如 2014 年 3 月源於非州西部剛果的伊波拉（Ebola）病毒；2015 年 1 月在南美巴西首先出現的寨卡病毒（Zika）等，對公共衛生部門也造成了極大的困擾。[13、14]

預防流感最具經濟效益的安全措施是在人口眾多的地方戴口罩避免唾沫傳染微生物，以及在用餐前、

11 World Health Organization. Summary of probable SARS cases with onset of illness from 1 November 2002 to 31 July 2003 Based on data as of the 31 December 2003.http://www.who.int/csr/sars/country/table2004_04_21/en/144.

12 WHO SARS Risk Assessment and Preparedness Framework, October 2004. https://www.who.int/csr/resources/publications/CDS_CSR_ARO_2004_2.pdf?ua=1.

13 Ebola virus disease, Fact sheet, Updated 12 February 2018，World Health Organization. http://www.who.int/mediacentre/factsheets/fs103/en/.

14 Zika virus, Fact sheet, Updated 20 July September 2018, World Health Organization. http://www.who.int/mediacentre/factsheets/zika/en/.

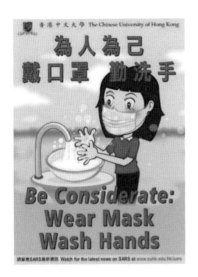

圖 53　2003 年預防 " 沙士 " 傳染病海報
（鳴謝香港中文大學）

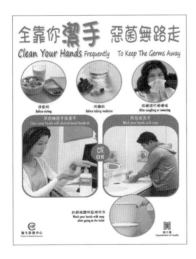

圖 54　2014 年 " 全靠你潔手 惡菌無路走 " 海報
（鳴謝香港特區政府衛生署）

服藥前、咳嗽或打噴嚏後、使用衛生間後洗手。從
2003–2014 年間，香港中文大學與衛生署的公共衛生和
預防醫學海報中大力推廣 "洗手" 這個衛生習慣。（圖
53、圖 54）

2.5. 致命的疾病與癌症

自 1998 年至今，致命的疾病的死亡率已有了微妙
的變化。惡性腫瘤自 1970 年開始成為死亡率排名的第
一位，具體的死亡人數亦逐年增加。在治療方法上也
體現了香港醫療的進步，結合放射性治療與化學藥物
治療的綜合治療方法使病患存活率得以提升。（表 44）

肺炎的死亡率從 1998 年的第三位攀升至 2015 年
的第二位，至今仍然居高不下。當年有 8,004 人即 16%
死於肺炎，但主要原因卻仍有待研究，也可能與年齡
有關。

心臟病的死亡率因為過去 30 年的醫藥科技突破，
降血脂、血壓等治療藥物的相繼發明控制了病情，以
及心導管手術和藥物支架的安裝，心血管病者的壽命
與病患的生活品質得到提升，死亡率排名也降低至第
三位。

過去 10 年整體癌症人數排名有很大的變化。現
時，大腸癌已超越肺癌成為死亡率第一名的癌症。主
要原因是有效的控煙政策、嚴厲懲罰零售者販賣香煙
予未成年者、香煙包裝必須負載危害健康的警告資

表44　1998–2017年首五位死亡原因的變化

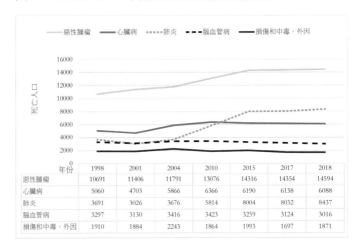

年份	1998	2001	2004	2010	2015	2017	2018
惡性腫瘤	10691	11406	11791	13076	14316	14354	14594
心臟病	5060	4703	5866	6366	6190	6138	6088
肺炎	3691	3026	3676	5814	8004	8032	8437
腦血管病	3297	3130	3416	3423	3259	3124	3016
損傷和中毒、外因	1910	1884	2243	1864	1993	1697	1871

表45　1998–2017年癌症致命比例的變化

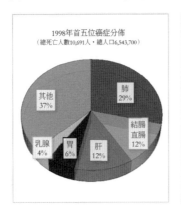

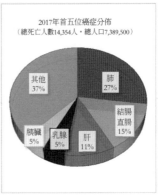

訊、香煙稅大幅提升、在室內不容許抽煙等，令煙民失去抽煙的動力。[15]（表 45）

腦血管病的發病率與降血脂、血壓等治療藥物的相繼發明相聯繫，死亡率有所下降，但仍排名在第四位。

2017 年，65 歲以上的死亡人數佔所有死亡人數的80%。[16]

香港醫院管理局公佈的 2017 年香港癌症統計概覽有以下摘要：

在 2017 年，所有在本港登記的死亡個案中，因癌症離世的佔總死亡人數超過 31%。癌症死亡人數在過去十年每年增加 1.5%。

與十年前相比，癌症新症個案上升約 36%，每年增幅為 3.1%。同一時期，雖然整體人口增長緩慢，每年只有 0.7% 增長率，但 65 歲或以上人口的每年增長率為 3.4%。

癌症主要發生在年長人士身上。一半的癌症發病於 65 歲或以上，而兒童及青少年（即 0–19 歲）中確診癌症只佔整體的 0.5%。男性確診癌症的年齡中位數為 68 歲，女性為

---

15 "2017 年十大癌症發病數字"，醫院管理局，香港癌症資料統計中心。http://www3.ha.org.hk/cancereg/tc/topten.html。

16 "生命統計數字"，2001–2017，主要死因的死亡人數，香港特別行政區衛生署衛生防護中心。https://www.chp.gov.hk/tc/statistics/data/10/27/340.html。

62 歲。而男性和女性因罹患癌症死亡的年齡中位數分別為 72 歲和 73 歲。

人口增長及老齡化是導致患癌個案和癌症死亡人數上升的主要原因。按本港現時人口結構的趨勢，預料癌症對社會造成的負擔必然會相應增加。[17]

2017 年男性五大癌症新症數目分別為大腸（3,303），肺（3,247），前列腺（2,240），肝（1,408），胃（762）。隨著男性吸煙人數的逐年減低，假以時日，前列腺癌將會超越肺癌排名第二位。五大癌症死亡人數排名則為肺（2,596），大腸（1,274），肝（1,126），前列腺（443），胃（420）。

同年，女性五大癌症新症數目分別為乳腺（4,373），大腸（2,332），肺（1,931），子宮體（1,076），甲狀腺（703）。而五大癌症死亡人數排名則為肺（1,294），大腸（864），乳腺（721），肝（426），胰臟（303）。

子宮頸癌在 2017 年的女性發病與死亡人數排名都居於第九位，發病人數為 516 名，死亡人數為 150 名，曾經是婦女致命的癌症。但早期發現的存活率一直在增加，由於臨牀藥物包括人類乳頭瘤病毒疫苗

---

17 "2017 年香港癌症統計概覽"，香港醫院管理局。http://www3.ha.org.hk/cancereg/pdf/overview/Summary%20of%20CanStat%202017_tc.pdf。

（簡稱 HPV 疫苗，又稱子宮頸癌疫苗）、分子生物學的聚合酶鏈式反應（PCR）診斷子宮頸細胞 HPV 感染的技術的研發與商業化，子宮頸癌的教育和預防性疫苗注射，香港婦女子宮頸細胞病變為惡性腫瘤的案例已大大減少。由政府主導的為低收入家庭提供免費子宮頸癌預防性疫苗注射將進一步降低發病人數與死亡率。（圖 55）

有趣的是，在亞洲多國與地區包括中國、中國台灣、日本、韓國、新加坡等都已實施預防性女性全民乳癌篩查。乳腺癌已位列香港女性癌症發病與死亡人數排名第一位，然而本地決策者仍因為篩查中可能出現假陽性機率而仍然猶豫是否實施這項具前瞻性的健康計劃。

3. 新藥研究、引入與藥癮的趨勢

跨國藥廠在 1970 年代已加速投資新藥研發以針對二戰後的嬰兒潮演變成銀髮族疾病的趨勢。另外，愛美者願意花錢在自己身上，採用一些可以減緩皮膚衰老的藥劑例如肉毒桿菌的針劑（Botulinum Toxin，簡稱 "BTX"，商品名 BOTOX）。此兩種狀況研究的主流科學已非常可觀，受到相當程度的關注，未來 10 年，將會有很大的突破。隨著臨牀科學家對癌症基因組圖譜的瞭解，個人化藥物治療方案也會變得更具針對性，提升痊癒率。（表 46）

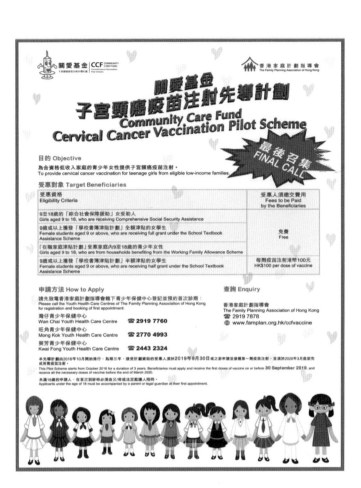

圖 55　2018 年子宮頸癌疫苗注射先導計劃

（鳴謝香港家庭計劃委員會）

表46 過去二十年上市的突破性生物製劑與疫苗

排名	適應症、用途	藥品、通用名	發現者	研究所	上市年份	國家
1	血癌、類風濕	利妥昔單抗 Rituxan	翰納 Nabil Hanna	IDEC	1997	美國
2	流行性感冒	奧塞米韋 Oseltamivir	不詳	Gilead	1999	美國
3	預防子宮頸癌	人類乳頭瘤病毒疫苗 HPV 疫苗	弗雷澤 Ian Fraze	昆士蘭大學 Queensland University	2007	澳洲
4	預防與治療愛滋感染	特魯瓦達 Truvada	李歐塔 等 Dennis Liotta et. al.	埃默里大學 Emory University	2012	美國
5	治療丙肝	索非布韋 Sofosbuvir	索菲亞 Michael J. Sofia	法馬塞特 Pharmasset	2013	美國

3.1. 提升藥物安全與品質的一股動力

藥物安全有效與高品質的保持，是病患對每一個製藥者的期許。1968 年成立的香港科研製藥聯會（簡稱"聯會"），截至 2019 年初代表 36 間跨國科研製藥公司。服務該會 15 年、現為該會高級執行董事的陳素娟女士指出：

> 聯會作為製藥公司會員與港澳特區政府的溝通橋樑，持續向政府提出建議，期盼不斷改善醫療體系、藥物註冊及監管過程等。該會多年來與各方合作，共同收穫不少成果。目前正與醫管局協商，簡化醫管局檢視新藥是否可於公立醫院使用的流程及縮短審批時間；為藥業界的藥物銷售代表提供培訓；以及推動會員遵守實務守則等。未來會繼續充當推動者的角色，與政府及各行業的業界保持合作，改善現行措施、架構及提供創新醫療方案。[18]（圖 56）

2009 年初，香港發生連串藥物事故，用於治療痛風症的藥物"別嘌醇"（Allopurinol）受毛黴菌污染，8 名曾服用該藥的癌症病人離世，當中部分人死於毛

18 2019 年 5 月 6 日，與陳素娟訪談。

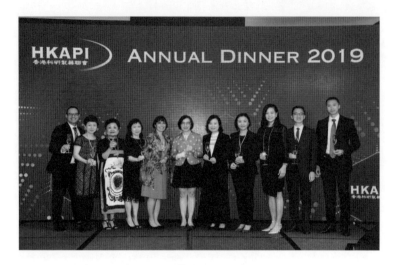

圖 56　2019 年 4 月 16 日香港科研製藥聯會週年晚宴

左 5. 香港科研製藥聯會時任會長江凱玲女士（Caroline Johnson）

左 6. 香港特區政府食物及衛生局局長陳肇始教授

右 5. 香港科研製藥聯會高級執行董事陳素娟女士

（鳴謝香港科研製藥聯會）

黴菌感染，由此引起社會對本地製藥安全的關注。[19、20]政府於同年 3 月成立香港藥物監管制度檢討委員會（下稱"委員會"），全面檢視當時的藥物監管架構，委員會成員來自藥業界，包括醫學界、學術界及病患者團體、本地製藥商會、聯會等。

委員會經過 9 個月的深入研究，最終向政府提出 75 項建議，以加強監管措施的範圍和深度。[21] 其中一項建議是提升藥物的生產質量管理規範（GMP），以達致符合國際水平，亦即國際醫藥品稽查協約組織（Pharmaceutical Inspection Co-operation Scheme，簡稱"PIC/S"）的相關標準。政府自 2016 年起實施新註冊要求，不論香港或海外製造的藥劑產品，均須證明其符合 PIC/S 的 GMP 標準，才能完成審批。[22]

香港的新藥註冊過程曾經非常耗時，約 10 年前需時 18–24 個月才可以完成審批。藥業界持續與政府磋商，至今已大幅縮短審批期至 5 個月，令病人可盡快使用療效更佳的新藥。

---

19 立法會秘書處摘錄香港藥物事故的報導摘要。https://www.legco.gov.hk/yr08–09/chinese/sec/library/0809fs23-c.pdf。

20 〈服毛黴菌藥兩人死因不明家屬聞判會向藥廠索償〉，《蘋果日報》（2010 年 8 月 20 日）。https://hk.appledaily.com/news/art/20100820/14364722。

21 "藥物監管制度檢討委員會完成檢討工作"，政府新聞公報。https://www.info.gov.hk/gia/general/201001/05/P201001050143.htm。

22 實施進口藥劑產品符合國際醫藥品稽查協約組織的生產質量管理規範的註冊要求。https://www.drugoffice.gov.hk/eps/do/tc/popup_Impl_PICS_GMP_Req_Reg_Imprt_Phrm_Prodtc.html。

政府及藥業界在簡化流程之餘，除了涉及傳染病或對公共衛生有重大影響的特殊個案外，其餘在港申請註冊的藥物都必須已獲最少兩個指定國家如美國食品藥物管理局（Food and Drug Administration，簡稱 "FDA"）或歐盟藥品管理局（European Medicines Agency，簡稱 "EMA"）的註冊證明，並提供質量擔保——生物利用度和生物等效性（Bioavailability and Bioequivalence，簡稱 "BABE"）——因為多個仿製藥的配方和生產工藝、療效和副作用與原廠藥的 "關鍵治療劑量" 及 "狹窄治療範圍" 有巨大差異，嚴重影響其療效，妨礙病情的預期進展。

委員會建議分階段實施仿製藥物的新註冊要求，製藥公司需要提交該藥物的生物等效性測試報告，並需獲得政府採納建議。這項註冊要求最早於 2010 年實施，首階段涵蓋 29 款抗癲癇藥物。藥管局隨後成立 "生物等效性測試的專家諮詢小組"，並於 2016 年起開展第二階段，將符合生物等效性的註冊擴展至 38 款 "關鍵治療劑量" 及 "治療劑量界限狹窄" 的藥物。[23]

這些保障病患的最佳藥物臨牀規範在一些先進國家已經實施多年，香港的仿製藥工業也已採納並在累積經驗，藉此達到更上一層樓的目標。（見本章第 7 節）

---

23 有關仿製藥物實施第二階段生物等效性測試的註冊要求。https://www.drugoffice.gov.hk/eps/do/tc/babe_phase2_requirement_tc.html。

表47　2004-2017年財政年度醫管局藥費佔總支出比率

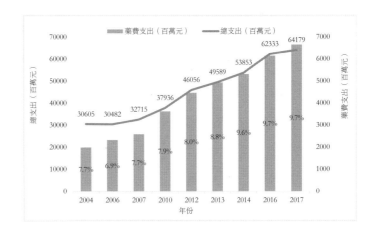

3.2. 超低的政府醫院藥物預算

香港政府每年的醫療費用佔國民生產總值的 5%，遠比歐美、日本、新加坡和中國台灣等國家與地區的 8–15% 低。在 2017–2018 年度，法國、加拿大、澳洲、瑞士的藥費支出佔總醫療費用支出平均數的 12–14%，中國台灣佔 19%、日本則佔 19.8%。因為香港沒有實施全民保健和醫藥分工，醫管局的藥費支出佔總支出 641 億港元的 10.4%，即 67 億港元，之前的 14 年期間，每年都低於 10%，在全球來說是偏低的。[24]（表 47）在積極

24　醫院管理局年報，2000–2018，綜合收支結算表，藥物支出，醫院管理局網站。http://www.ha.org.hk/visitor/ha_visitor_index. asp?Content_ID=212441&Lang=CHIB5&Dimension=100&Parent_ ID=10221&Ver=HTML。

層面上看，這是一個成功的理財手段，但從另一個角度分析，短暫的節省是否會延遲了病人健康復原的機會，導致日後更高的治療成本？

　　藥物成品的控制方面，在歐美國家是由藥劑師監督藥物合理使用。香港醫生習慣最少開具 3-5 個處方藥給住院或出院病人按不同時段服食。醫管局的專科門診一般提供 6 個月藥物予病人。受過臨牀藥劑學訓練的香港藥劑師可以作為藥物治療的團隊成員，協助醫生以更有經濟效益的方法來處理病人用藥，提升服藥依從性與治療效果，最終達到減少如抗生素耐藥性等產生的副作用。

　　醫管局在高齡人群快速增加的情況下，藥品費用支出在過去多個財政年度，即 2011–2012 年度至 2016–2017 年度，從 36 億 4 千萬元增加至 66 億 7 千萬元，複合年增長率約 8%，是一個極具挑戰性的增幅。[25]

　　按醫管局 2019 年 1 月 12 日在其網站公佈的可供病患購買的自費藥物名單，名單內覆蓋的 132 種藥物及所有危險藥物注射針劑為重大高危疾病所需要。然而，只有極少數病患者的經濟條件符合接受政府成立的"關愛基金醫療援助項目"資助的資格。這對工薪階層來說是一件"煩惱"的事情。

25　Hong Kong Hospital Authority Report 2017–18: 58. http://www.ha.org.hk/ho/corpcomm/AR201718/eBook/en/index.html#p=59.

估計在未來的 10 年裡，治癌及調整免疫力的新藥費用將會持續增加，對沒有足夠的儲蓄來支援退休生活的年長病患來說，這不是一件容易解決的民生問題。

3.3. 成癮藥物的監管

卡倫·賴得（Karen Laider）等在他們 1999 年第 45 期的《中央濫藥登記名錄報告》中回顧了當時人們吸毒的最主要原因為：

> 超過一半以上的年輕人在《中央濫藥登記名錄報告》中指出吸毒的主要原因是受朋輩影響，在往後的四年，這一數位增了百分之十，其他顯著原因分別包括好奇心、緩解無聊和避免不適。重要的是，目前使用搖頭丸和氯胺酮（俗稱 "K 仔"）的人數呈增長趨勢，在 21 歲以下的青年中增加的吸毒者非常可能以尋求快感為理由。[26]

近年毒品交易的最新發展依舊堪憂，對香港吸毒人數增長放緩的情況產生不利影響。聯合國毒品和犯罪區域代表道格斯（Jeremy Douglas）指出：

> 香港和中國大陸是新興毒品貿易的關鍵性推手。

26　Nicole W.T., Cheung Yue-Wah, "Social capital and normalization of adolescent drug use in Hong Kong", Conference Proceedings of the International Conference on Tackling Drug Abuse, 2005.

從 2008 年扣押 11 噸興奮劑冰毒（Ice，甲基苯丙胺，Methamphetamine）至 2013 年的 42 噸，爆炸性地增加了 4 倍。報告中提出新的數位，明顯地說明冰毒在整個地區的爆炸性普及。2008 年至 2013 年之間，毒品的扣押增加了 4 倍，冰毒增加 1 倍達到約 14 萬噸，而藥片則增加了 8 倍，這些交易行為均流行於湄公河次三角洲地區。而且這種藥物可以廉價地製造，超豐厚的利潤令販毒更加起勁地推廣。[27]

在 2014 年，所有被呈報吸毒者及 21 歲以下吸毒者的平均首次吸毒年齡分別維持於 18 及 15 歲。從 2008–2017 年間，藥物濫用資料中央檔案室錄得被呈報吸毒者的總人數由 2008 年的 14,241 人，降至 2017 年的 6,725 人，累積 53% 的持續降幅。青少年吸毒人數近年的跌幅更為顯著。21 歲以下被呈報的青少年吸毒者在 2017 年有 455 人，較 2008 年的 3,474 人減少了 87%。[28]（表 48）這個驕人的成績有賴於熱心公益的社會工作者長期到校提供藥物安全和藥癮的健康教育。

藥癮的趨勢也正在改變中，精神科藥物的服用人

---

27 Harris, Brian(2015),"Hong Kong a key player in Asian drug trade as traffickers profit from Integ ration: UN report", *South China Morning Post*, May 26th, 2015. https://www.scmp.com/news/hong-kong/law-crime/article/1808976/hong-kong-key-player-drug-trade-traffickers-profit-asian.

28 "Central Registry Drug Abuse 67th Report", Narcotis Division, Security Bureau, HKSAR Government. https://www.nd.gov.hk/en/crda_67th_report.htm.

表48 2008-2017年被呈報吸毒者

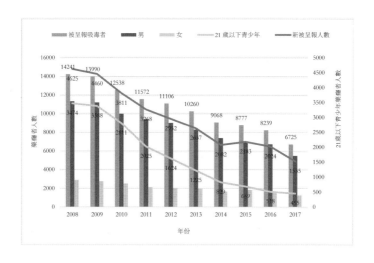

表49 2008-2017年藥癮趨勢

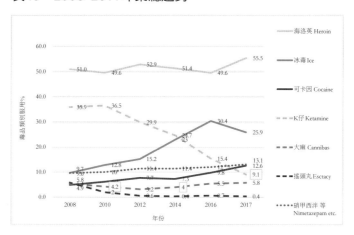

數總量已超過海洛英。冰毒服用量已在 2014 年超過 K 仔,可卡因及大麻已成為成人、青少年"消閒性藥物"的新寵。(表 49)

香港禁毒常務委員會在 2019 年 3 月 26 日舉行的季度會議上,檢視了 2018 年本港的吸毒情況:

被呈報的整體吸毒人數持續下降,但青少年吸食毒品(尤其是大麻和可卡因)有所增加,而年輕成年人吸毒、隱蔽吸毒等問題仍需關注。吸食大麻的人數上升幅度最大,達 17%(由 402 人上升至 472 人)。海洛英繼續是最常被吸食的毒品,但被呈報的吸食人數下降 3%(由 3,722 人下降至 3,597 人)(2014 年為 4,581 人)。最常被吸食的危害精神毒品仍然是甲基安非他明(俗稱"冰毒"),被呈報的吸食人數下降 15%(由 1,784 人下降至 1,518 人)。[29]

政府也積極宣傳預防藥物的濫用。(圖 57、圖 58)同時,鑑於美國近年對嗎啡類處方藥芬太尼(Fentanyl)的濫用失控,特區政府在 2019 年把 5 種芬太尼藥物立法定為等同海洛英之危險藥物,藏有的最

---

29 "被呈報的整體吸毒人數下降但毒品問題仍需關注",香港特區保安局禁毒處,2019 年 3 月 26 日。https://www.info.gov.hk/gia/general/201903/26/P2019032600322.htm?fontSize=2。

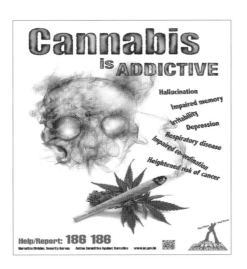

圖 57　2013 年 " 大麻會上癮 " 海報英文版
（鳴謝保安局禁毒處）

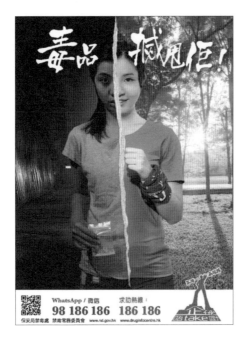

圖 58　2015 年 " 毒品摵甩佢 " 海報
（鳴謝保安局禁毒處）

高刑罰為終身監禁及罰款 500 萬元。[30]

4. 中醫藥的復興

在 1997 年 7 月 1 日香港特區成立後，香港立法會其中一個首要工作，是通過《中醫藥條例》並正式確認中醫的地位，從而管制中藥處方的調配、製造和銷售。這個決定給予了中醫師在香港合法執業的資格，根據該條例，香港中醫藥管理局在 1999 年 9 月成立，並奠定了類似於西醫的法定地位。香港浸會大學也在 1998 年開辦中醫學學士課程，並安排學生定期到內地中醫教學醫院實習，隨後必須通過香港中醫藥管理局的中醫師資格考試，才可以成為註冊中醫師。

雖然香港浸會大學中醫藥學院自 2001 年也開辦了一個中藥藥劑學位課程，並在 2013 年改為四年制課程，但截至目前為止，特區政府仍然沒有成立中藥藥劑業及毒藥管理局管理中藥藥劑師、中藥房、中藥店和中藥生產、銷售、批發與教育等一系列系統性規範。

2002 年 11 月公佈了首批 2,384 名表列中醫名單，中醫人數在 2018 年時已增加到 7,444 名，佔所有醫生

---

30 《2019 年危險藥物條例（修訂附表 1）令》，香港政府憲報，2019 年 2 月 22 日。https://www.legco.gov.hk/yr18–19/chinese/counmtg/minutes/cm20190227.pdf。

表50　1998-2017年註冊中、西醫人數

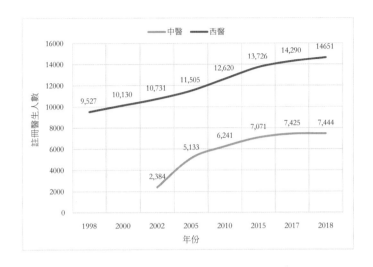

人數的 34%。[31、32]（表 50）

　　但是，醫管局作為全港最大的醫生僱主，只招聘西醫生而沒有提供中醫藥服務（除了廣華醫院在 1872 年開展的中醫藥門診），使許多中醫師面臨畢業即失業的窘境。

　　中藥藥劑業必須符合有效、高品質、可安全地流通和使用的規定，才能確保病者安全服用。否則，病

31　Annual Reports of Department of Health, Hong Kong SAR Government, 1998, 2000, 2010, 2015, 2017, 2018.

32　Health Facts of Hong Kong, 2019m Edition (End 2018 Health Care Professionals). cessed November 10, 2019. https://www.dh.gov.hk/english/statistics/statistics_hs/files/Health_Statistics_pamphlet_E.pdf.

患者是否有信心服食中成藥，將構成很大的疑問。（現有法律容許中成藥於 1999 年 3 月 1 日時在香港市場上已銷售和不含西藥和重金屬成分的便可以臨時登記證形式繼續售賣。該日期之後製造的新配方中成藥品才需要按 GMP 規範生產和進行藥品註冊。）[33]

一位註冊中醫師，有以下的評論：

近年來中醫越來越普及，特別是年輕一代的病人都會選擇比西醫相對更天然的治療方法。另外，那些在接受西醫治療後看不到明顯臨牀症狀改善的病人也經常轉為向中醫諮詢和接受治療，例如皮膚病、內分泌或婦科疾病患者。香港中醫藥的未來發展會更好，因為 1997 年後有大學提供中醫藥教育，安排在內地臨牀培訓。如果特區政府能夠決定建立中醫醫院，患者將會受益更多。[34]

回歸後 20 年，中醫藥在香港最終得到了政府的關注，第四屆特區政府行政長官林鄭月娥於 2018 年的《施政報告》中決定：

確立中醫藥在本港醫療服務的定位，在規劃中的中醫醫院及 18 間中醫教研中心提供政府資助門診和住院服務，另

---

33 〈中成藥過渡性註冊〉，香港中醫藥管理委員會。https://www.cmchk.org.hk/pcm/pdf/PCM20150513.pdf。

34 2015 年 6 月 3 日，與高學漁訪談。

設立 5 億元專項基金以促進中醫藥應用研究和專科發展。[35]

5. 西藥業人力資源的開發

香港大學在 1954 年停辦了藥劑科文憑後，相隔 55 年在 2009 年重新在醫學院的藥理系開辦了藥劑學學士課程。香港大學的藥學基礎研究在國際上一直都享有良好的聲譽。假以時日，已成立 10 年的藥理與藥劑學院或能在科研上再創高峰。2010 年 9 月，在兩位藥劑學學者李炯前和李漢良教授組織下，香港藥劑專科深造學院（藥科院）正式成立。這是開發香港藥劑學的實踐，是提升專業水平、提供培訓和正式認證的專業機構。從 2013 年開始，因為香港的中學和大學預科從七年制改為六年制，大學的本科包括藥劑科也從三年制改為四年制。

因此藥劑學院規定畢業生在申請註冊前，必須經過一年期的實習。自 2016 年開始，香港中文大學與香港大學每年招收的藥劑科名額為 90 人，其中香港中

---

35 第五屆特區行政長官林鄭月娥於 2018 年的《施政報告》，2018 年 10 月 10 日。https://zwww.policyaddress.gov.hk/2018/chi/highlights.html。

文大學有 60 名，香港大學有 30 名。[36] 同時，在 2016–2018 年度雙學年裡，香港中文大學的兩年制兼讀臨牀藥學碩士學位課程有 35 位在職藥劑師參加，這對提升本地藥劑師的學術和臨牀水平將會有顯著的效果。

香港已有多間專上學院與職業學校培訓配藥員，學生畢業後可以在公營醫院或非政府醫院、零售業、藥廠、西藥代理商等發展事業。

自 1992 年與 2009 年香港兩所大學開辦藥劑學系以來，已有超過 1,000 名畢業的藥劑師在學術、社區、醫院、工業製藥等不同領域裡發展事業，佔註冊人數的 41%。近年淨增加的藥劑師每年大約有 150 名。[37]（表 51）從 1998–2019 年的 22 年間，註冊藥劑師人數從 1,212 人翻了一倍半至超過 3,000 人。

但是，同期藥房卻只淨增了 192 間，人力資源與納稅者的稅金有被浪費的疑慮。（若每年培養 100 名藥劑師，花費在每一名本地藥劑師的費用即為 50 萬港幣，則四年藥劑本科教育將花費 2 億港幣。）

---

36 Pharmacists Key Facts (As at end of 2016), Chapter 1, Hong Kong Healthcare System and Healthcare Professionals, Report of the Strategic Review on Healthcare Manpower Planning and Professional Development, Food and Health Bureau, Hong Kong SAR Government, April 12, 2019:30–31. https://www.fhb.gov.hk/download/press_and_publications/otherinfo/180500_sr/e_ch1.pdf.

37 Hospital Authority Annual Report, 2000–2018. https://www.ha.org.hk/visitor/ha_visitor_text_index.asp?Content_ID=212441&Lang=ENG.

表51　2000/2001–2018/2019年香港醫管局藥劑師人員分佈

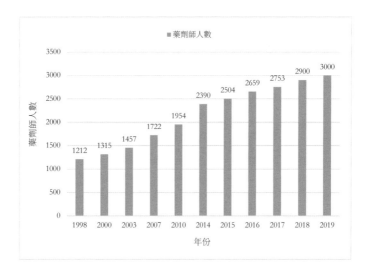

表52　2000–2018年香港醫管局藥劑人員分佈

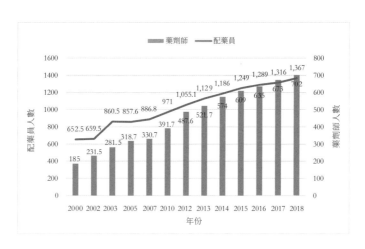

自 2000 年以來，醫管局藥劑服務的人力資源從
185 名藥劑師和 653 名配藥員增加到 2019 年 3 月底的
702 名藥劑師和 1,367 名配藥員。（表 52）在 2003 年約
有 40 名藥劑師及 100 名配藥員由衛生署的診所藥房轉
聘至醫管局，在 2013 年醫管局增加藥劑師名額，吸納
部分香港大學畢業的首批註冊藥劑師。但這對提升病
者的臨牀藥學服務而言，不是一個長期的策略。

申請入讀中大藥劑學院的學生入學成績都非常優
秀，但是取錄率偏低。然而，經過連續三年香港媒體
對藥劑師過剩情況的報導，中大在 2018 年度入讀人數
已大不如前。

有一位已退休的資深醫管局醫院藥劑科主任分享
了他的觀點：

任何高等教育的學科都不能保證畢業後的就業機會；
例如化學畢業生在本行就業機會就不多，藥劑師也是一樣。
而且，藥劑師過剩可以給予政府（壓力）多開設一些相關職
位來吸收人才。當然，我們也不希望如其他國家或地區一
樣，醫院藥劑科有一百二十個員工，其中百分之九十五是藥
劑師負責藥品的標籤、包裝、物流。這些，香港政府訓練有
素的配藥員已經勝任有餘。

在過去的 20 年間，全球多國和地區例如英國、澳
洲、加拿大、中國台灣和中國香港等都面臨藥劑師供

過於求的處境。但是，英國的應變能力非常出色，從 2019 年 7 月開始，所有社區醫務診所每年都會資助藥劑師費用的 70%，即 38,000 英鎊來聘請一名藥劑師向病患提供包括安全藥物諮詢的 "定向增強服務"。[38、39]

6. 醫療設施的新增與關閉

1997 年，醫管局屬下的公立或政府全額資助的教會和地區醫院與衛生署屬下的 100 家公立診所是分開管理的。2003 年 7 月醫管局接收了衛生署的 59 間門診診所，並增聘了 45 名藥劑師提供藥物附件服務，減低以往衛生署診所錯配藥物的風險。

回歸後 20 年，多家地區醫院相繼落成，此中包括在 1998 年落成的大埔醫院（600 張病牀）及 1999 年落成的將軍澳醫院（360 張病牀）。同時也有一家位於港島中環、經營了 46 年的私人婦科醫院——港中醫院——因為教會業主有其他專案規劃而收回土地業權，被迫在 2012 年底時歇業。（表 53）

第一部分
從生草藥到標靶藥的歷程

---

38 這個國民健康服務與英國醫學會的五年協定，每年將提供 2,000 個藥劑師職位，能減輕基層醫生的工作量。

39 Carolyn Wickware,"Every primary care network to get £38,000 to fund new clinical pharmacist role in 2019",*The Pharmaceutical Journal*, January 19th, 2019. https://www.pharmaceutical-journal.com/news-and-analysis/news/every-primary-care-network-to-get-38000to-fund-new-clinical-pharmacist-role-in-2019/20206082.article?firstPass=false.

表53　1998–2019年落成與關閉的主要醫院

年份 ＼ 醫院類別	政府	非政府、私人
1998–2008	北區醫院 （1998 年落成） 將軍澳醫院 （1999 年落成）	
2009–2018	香港兒童醫院 （2018 年落成） 天水圍醫院 （2017 年落成）	港怡醫院 （2017 年落成） 港中醫院 （2012 年關閉）
2019–2027	香港中文大學醫院 （預計於 2020 年落成）	

　　香港兒童醫院的概念曾在 1978 年時提出，時任醫務衛生署署長唐家良在諮詢了專家的意見後，決定投放資源在各地區醫院上。時隔 40 年後的 2018 年 12 月 28 日，香港兒童醫院最終落成於九龍新蒲崗原啟德機場舊址。該醫院的內部設計以兒童為導向，繳費及登記處、等候大廳、門診藥房及取藥處等都與其他醫院不一樣，令人有耳目一新的感覺。（圖 59、圖 60）

　　目前因為醫、護人力資源短缺，只能先開門診部，然後內、外科會陸續提供專科服務。香港兒童醫院已有 3 位兒科藥劑學認證的藥劑師提供專業藥物諮詢予病童，尤其是長期病患的家長，這將會成為亞洲兒童醫院的模範。

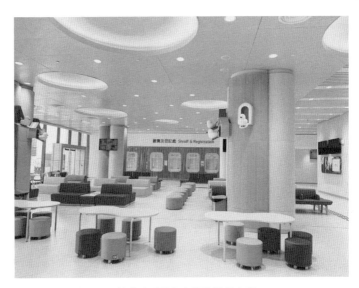

圖 59　2018 年 12 月落成的香港兒童醫院門診大廳

（私人圖片）

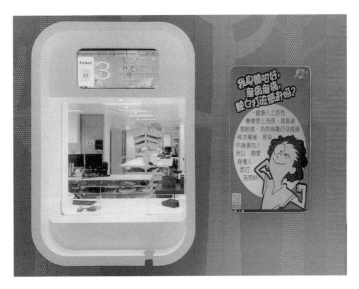

圖 60　香港兒童醫院藥房取藥處視窗與顯示資訊

（私人圖片）

6.1. 旅遊醫學的新方向

自 2013 年開始，香港政府不再給予內地孕婦在香港誕生的嬰兒以特區的公民權，導致香港的私人醫院與教會醫院的病牀佔有率暴跌，取而代之的是旅遊醫學的興起。香港的專科醫生與私人醫院的內地病患人數不斷增加，足以反映這現象。香港的私人醫院有 12 家，住院病患人數佔所有醫院病患人數約 20%。

在 2015 年開業的香港綜合腫瘤中心，為癌症患者提供一站式診斷及治療的日間服務。中心醫務總監潘冬平教授解釋：

不少內地人喜歡到香港求醫，香港綜合腫瘤中心表示，去年到中心求診的癌症新症有 2,000 多人，按年上升四成，當中有大約一半人是來自內地。該中心預計，隨著《粵港澳大灣區發展規劃綱要》出爐、高鐵及港珠澳大橋通車，將有更多內地癌症患者來港求診，中心已在一年多前推行中港跨專科會診模式，未來亦會繼續加強與大灣區的醫療機構合作，並有計劃在大灣區開設綜合腫瘤中心。[40]

中心業務總監兼腫瘤科藥劑師郭靜芝指出：

---

40 "大灣區私家腫瘤中心一半新症為內地人：內地人對港醫療有信心"，香港 01 網站，2019 年 2 月 21 日。https://www.hk01.com。

本港的腫瘤科藥劑師數量不足 20 人，惟腫瘤科治療較為複雜，腫瘤科藥劑師更能就病人的情況作出幫助。[41]

香港綜合腫瘤中心行政總裁何翠貞指出，現時在患病人數上升及醫療技術逐步改善的同時，市場已開始需要提供治療癌症的一站式服務的日間中心。

6.2. 政府診所藥物事故

因為公立醫院與診所藥房人手長期短缺，品質控制與配藥程式的依從性便連帶發生問題。偶爾發生錯誤，當在預料之中。回歸後，第一宗藥物事故發生在 1997 年 11 月 12 日，香港衛生署屬下的長沙灣賽馬會診所的配藥員出現了重大藥物誤配疏失，發現 77 名女孩在接種德國麻疹疫苗和服藥後生病或出現皮疹。

這個錯誤延遲至兩週後的 1997 年 11 月 25 日才曝光。因為在含量 60 毫升的粉紅色撲熱息痛糖漿（Paracetamol Syrup）藥水瓶內發現有明顯的化學反應，瓶內液體開始膨脹，化驗結果證明藥水瓶內粉紅色的液體其實是有毒化學物質硼砂（Borax），而不是撲熱息痛藥品。[42]

41 "全港僅有 20 名腫瘤科藥劑師　私營日間腫瘤中心料增加"，香港 01 網站，2018 年 3 月 29 日。https://www.hk01.com。

42 Poole, Oliver, "Health staff in syrup blunder lied to patients", *South China Morning Post*, January 8th, 1998.

當年衛生署署長為此成立了一個專案小組，調查所有公立藥房和診所的人員編制、風險管理、操作規範。調查結果出爐後，建議公立藥房和診所增加更多人力資源配置，並且規定每天配製藥品的工作量超過 300 件，就需要增加一名藥劑師和一名配藥員，互相交叉檢查對方所調配的處方藥品。這個建議令事發後的 6 年裡，直至 2003 年，都沒有類似的意外事故發生。

不幸的是，在 2009 年又出現了一起重大藥物管理過失。醫管局從一個藥品供應商購買大批量的別嘌醇片（Allopurinol），因為製造時存儲不當導致藥品發霉，兩名癌症患者在免疫功能脆弱的情況下服藥，引致真菌感染而死亡。這次中標的藥廠基於較低報價而取得此批藥品的供應權，但是醫管局卻沒有考慮藥廠生產別嘌醇藥品的經驗和藥品的品質。[43]（圖 61）

2010 年醫管局總藥劑師李伯偉退休後，由李詩詠接任，她上任後旋即改善醫管局藥物採購模型和流程，以控制高齡化和新藥帶來的高昂成本與費用。[44]

---

43 "Families of cancer patients linked to contaminated drug plan action", *South China Morning Post*,August 20th, 2010. https://www.scmp.com/article/722612/families-cancer-patients-linked-contaminated-drug-plan-action.

44 Joint Seminar with Chief Pharmacist Office, HKAPI Issue 4/6 2012:2-4 http://www.hkapi.hk/images/newsletter/Newsletter%20Apr-Jun%202012_05072012_153746.pdf.

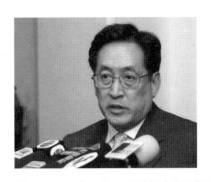

圖 61　2009 年 3 月 19 日時任食物及衛生局局長周一嶽醫生
宣佈改善藥物和藥廠監管制度
（鳴謝香港《大公報》）

6.3. 社區院舍的長者安全用藥、公私營合作

2006 年 4 月公佈了在公立醫院進行的一項研究報告，顯示出住院病人中 40% 的低血糖患者均來自於老人院。這樣一來就暴露出一個大問題，未經訓練的老人院助理在配藥時經常發生意外事故，長期病患者的健康由此備受威脅。當時三位香港學會會長：藥學會的鄺耀深、執業藥劑師學會的鍾永明和醫院藥劑師學會的吳劍華創辦了香港藥學服務基金（簡稱 " 藥基金 "），促進老人院的安全用藥管理和處方藥劑服務。

衛生署在 2009 年 3 月 18 日主動約見藥劑師代表，討論改善藥物和藥廠監管制度。香港醫院藥劑師學會資源中心總監崔俊明表示署方 " 認為不能拖 "，決心解決問題，將推出多項措施，包括引入突擊檢查，提升香港藥廠水平。

藥物事故令各部門汲取教訓，時任食物及衛生局局長周一嶽 18 日出席立法會會議後說，已要求衛生署署長林秉恩領導一個督導委員會，檢討 GMP《良好藥品生產規範》制度，包括檢藥，並在制度內增加條件，要求藥廠依從及遵守規則，並提升製造商的管治和內部審查的力度，衛生署並會檢討是否需要提高對違規藥廠的罰則。周一嶽還說，琪寶的"甲福明"包裝是獲得認可的，內地生產要求也符合香港 GMP 規定。

醫管局每年花 20 億元購買藥物，周一嶽表示，醫管局有責任加強監管，尤其在購買藥物前後，確保藥物的質素及安全性。他說，醫管局可考慮引入藥物試用期，"試過沒有問題才買"。

對於衛生署早前揚言全港藥廠均有 GMP，但琪寶出事後才發覺只是在製藥包裝過程中實施 GMP 工序，周一嶽表示相信衛生署不會刻意隱瞞。同時，他說，處理緊急事件時要急事急辦，而且衛生署和醫管局須相互配合，才可避免琪寶事件重演。

衛生署署長林秉恩、副署長譚麗芬、助理署長酈國威和總藥劑師陳永健，在 18 日與香港醫院藥劑師學會和藥學會的代表會面，討論如何改善藥物和監管藥廠。衛生署表示，面對香港藥廠良莠不齊的局面，當前的兩大首要目標，一是確保藥物安全，二是挽回香港製藥業的聲譽，該署有意推出多項措施，尤其針對監管方面。

與會的崔俊明在會後說，署方會盡量增加藥劑師人手。針對監管問題，署方將增加例行巡查藥廠次數，引入突擊巡查，務求令藥廠運作和生產符合要求，並會定期抽查市面藥物。

對於多間持有 GMP 的藥廠爆出問題，崔俊明說，衛生署將邀請外國專家檢討 GMP 制度，訂立更仔細要求，考慮列明藥物半製成品儲存期限，防止類似歐化的事件再發生。他認為 GMP 制度需提高透明度，建議署方在網頁列明 " 全 GMP" 和 " 條件性 GMP"，長遠則期望藥物生產和包裝需持 GMP，不再有 " 條件性 GMP"。

2010 年特區政府提供一筆 500 萬港元的資金，補貼一個為期三年的老人院舍藥劑師服務專案，它涵蓋院舍員工的教育、培訓以及對由慢性病引發多種藥物的治療，與病患者的依從性、病情的控制、醫療和藥物成本的控制等都有直接關係。

隨後，醫管局和社區藥房也在探討公私夥伴關係，以及對出院病人到鄰近指定的藥房領取處方藥的安排，但因財務安排與隱私問題尚未解決，使該專案仍然處於膠著狀態。前醫管局總藥劑師李伯偉提出了他的見解：

香港消費者委員會的意見對病患者而言將視徵收服務費為一種額外的負擔，尤其是一些非常昂貴的藥物。病人權益團體也密切關注精神病患者的隱私，如果他們的精神狀況在社區藥房處方配藥時而無意間被其他人所知悉，將有可能造成侵犯個人的隱私。這些挑戰都需要一一克服，同時也需要時間來教育公眾。[45]

在過去三年，曾在醫管局任職高級藥劑師的蔣秀珠，退休後到了香港藥學服務基金擔任行政總監，聚焦老人院舍及重新開啟社區覆配藥物專案。這兩個與長者和社區有關的專案非常有意義，既可以提升社區醫藥服務水平，說明長者能夠有尊嚴地健康生活，也可以節省日後的高昂住院費用，一舉兩得。

7. 西藥市場、零售業的起伏

2019 年香港的西藥業市場原來的銷售金額按行內人士保守預測為 260 億港幣，進口專利藥佔 85% 以上的市場佔有率，餘下的是香港本地生產及從全世界進口的仿製藥。[46]（表 54）

這個估計是假設醫管局的 61 億港幣購買藥物預算沒有附加其他成本，其餘的 198 億港幣（批發價估計為 99 億港幣加上 50% 毛利）從診所醫生、藥房、私人醫院等轉手予病人、消費者。因此總銷售金額約為 260

---

45 2015 年 6 月 18 日，與李伯偉訪談。

46 綜合各管道資料包括 2019–2020 香港特區財政預算報告。https://www.budget.gov.hk/2019/eng/budget34.html。

表54 2019年香港藥品市場（年初估計為260億港幣）

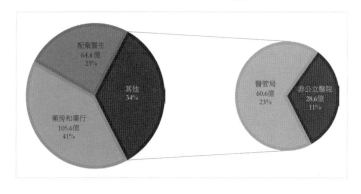

億港幣（1,040 億台幣或 230 億人民幣）。現因《逃犯法例》的政治風波演變的社會動盪而難以估計。

7.1. 零售藥業的發展

在過去 30 年，便利店已徹底改變了香港人的生活方式，同時便利店也一併取代了部分傳統藥行，銷售家庭藥品。2014 年 9 月的政治事件令 2015 年期間的零售藥房與藥行受到訪港陸客減少的影響，在 2016–2017 年店舖租約到期時，有上百家藥房與藥行關閉。2018 年因為內地遊客來港人數增加，零售業才陸續復業。

直至 2019 年 12 月底，香港的西藥業零售市場有 4,895 家零售藥業。（表 55）當中 87% 即 4,247 家是持牌可以有限度銷售家庭藥品的藥行、藥妝、便利店、超市等，13% 即 648 家藥房聘有全職駐店藥劑師，負責處方藥配製和銷售全線處方與家庭藥品。（表 56）

表55　1998-2019年持牌零售藥商統計數

（2020年1月24日衛生署藥物辦公室持牌藥商公佈數位）

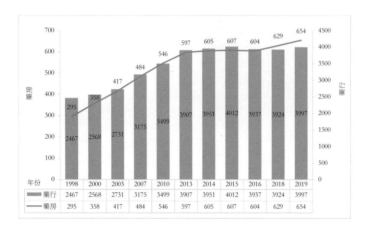

年份	1998	2000	2003	2007	2010	2013	2014	2015	2016	2018	2019
藥行	2467	2568	2731	3175	3499	3907	3951	4012	3937	3924	3997
藥房	295	358	417	484	546	597	605	607	604	629	654

表56　2020年1月底香港零售藥業分類（4,651家）

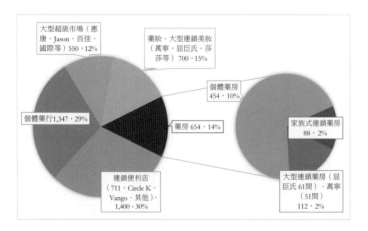

254

6 月開始的另一起政治風波引發史無前例的社會動盪與破壞,對零售與服務性行業造成嚴重打擊。

零售藥業的疲弱趨勢相信還會持續下去,因為個別零售藥房、藥行門店購貨量少,藥廠打折也相對少。而且每週工作 6 天,每天營業 12 小時,租金高昂,純利不高,年輕人沒有成為藥行、藥房老闆的誘因。有些藥房和藥行是上市公司,例如屈臣氏和萬寧,或者是家族擁有的,例如芬達、達誠、智文。也有些是藥品兼化妝品商店簡稱 " 藥妝 ",例如屈臣氏和萬寧,或以健康、護膚、化妝品為主,兼售小量家庭藥品的 " 美妝 " 門市店舖,例如莎莎等,各式其色。[47]（圖 62、63）

7.2. 藥妝市場的起伏

香港在經歷了 1997 年 7 月份到 1999 年年底的亞洲金融風暴後,本地經濟尤其是服務性零售業開始逐步恢復。2003 年 3 月 SARS 在香港爆發,中央政府回應特區政府的要求,允許內地主要城市居民以遊客身份到訪香港,以刺激其進入休克狀態的零售行業。從 2003 年的 850 萬名內地遊客訪港,至 16 年後即 2018

---

47 持牌藥商數位,衛生署藥物辦公室,2020 年 1 月 24 日。http://www.drugoffice.gov.hk/eps/do/tc/pharmaceutical_trade/home.html。

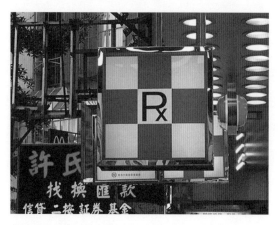

圖 62　招牌有紅十字內含 Rx 處方符號的為藥房
（私人圖片）

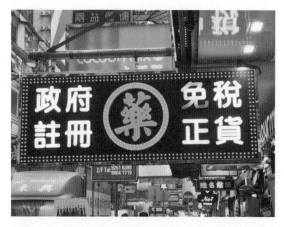

圖 63　其他名稱如政府註冊、藥妝、藥坊、藥局、藥店為藥行
（私人圖片）

年跳躍到 6,510 萬人次，漲幅接近 8 倍。[48]

2014 年 9 月 24 日的 " 佔中事件 " 與其他經濟原因令內地訪港遊客的人次大幅度下滑，零售業開始面臨回歸榮景過後的首次挑戰。據零售藥妝業界反映，靠近邊境和繁華商業購物區有上百家藥行與 30 家藥房在當年第四季度的業務一落千丈，業主不願意提早解約，只能苦撐到 2016–2017 年才陸續關門。

香港《南華早報》在 2015 年 2 月 3 日轉載了香港牛奶公司集團董事（健康及美容）麥瑞瓊女士的說法：

自 2003 年非典疫情以來，香港第一次全年零售銷售業績呈下跌趨勢，比上年下降了 0.2%——主要是由於奢侈品和一些耐用物品銷售的減少，遊客消費也減少了。佔領中環已經影響了銷售，高昂的租金和前線員工的短缺是兩個短期內不易解決的額外挑戰。

到了 2017 年，藥妝業的年銷業務又開始逐步回升到 2014 年的水平。[49]2018 年訪港的旅客總數達 6,510 萬

---

48 "Mainland Chinese visitors drive Hong Kong's tourist numbers to record high of 65.1 million", *South China Morning Post*, January 31st, 2019. https://www.scmp.com/news/hongkong/hong-kong-economy/article/2184378/tourist-figures-hong-kong-reached-new-high2018–651.

49 〈2015 年旅游業表現〉，香港特別行政區旅遊事務署，2019 年 6 月 20 日。http://www.tourism.gov.hk/sc_chi/statistics/statistics_perform.html。

人次（較 2014 年的 6,084 萬提升了 7%），國內旅客佔整體訪港旅客的 80%。從 2003–2018 年新增了 1,405 名註冊藥劑師，但卻僅僅增加了 212 間新的零售藥房。

2018 年初開始的中美貿易爭議已在當年下半年開始影響本港西藥零售業，步入 2019 年，情況更趨嚴重。往年零售業業績到了 6 月份便會回暖。雖然中美貿易爭議暫時緩和，本地市民反對《逃犯條例》的大型社會運動亦令零售業在 6 月份開始進一步惡化。

事由 2019 年 4 月初政府建議修訂《逃犯條例》引發 6 月初的大規模示威。其後政府在當月中宣佈暫緩《逃犯條例》修訂，並於 10 月 23 日正式撤回。在此期間衍生的暴力衝突越趨嚴重，對本港的零售與藥妝業和中藥業造成負面影響。到了 11 月初，情況更趨嚴峻。據政府統計署發表的《零售業銷貨額按月統計調查報告》指出，2019 年 1–12 月的零售業銷貨額與去年同期相比，自 8 月份開始藥物與化妝品類別有 30% 以上的跌幅。[50] 當中，不排除中美貿易爭議的因素，但相信影響比本地政治事件為輕。

根據行內人士的資訊，從 6–12 月，估計商業區內例如港島銅鑼灣，九龍尖沙咀、旺角，新界沙田、屯門等區的零售藥房業務暴跌 40–50%，營業額跌幅較少

---

50 《零售業銷貨額按月統計調查報告》，2019 年 1 月至 12 月，香港特別行政區政府統計處。https://www.censtatd.gov.hk/hkstat/sub/sp320_tc.jsp?productCode=B1080003。

的地區也有 10-20% 的下調。許多業主已經主動把零售藥房、藥妝的租金下調至相對的比例，否則若果藥房東主宣佈破產，對業主的打擊將會更大。但有人樂觀預測，2019 年 11 月 24 日的香港區議會選舉後，本地政治將會更明朗化，原本期待本地經濟將在 2020 年春季逐漸復甦，現因去年 12 月在武漢爆發的肺炎相關的新型冠狀病毒疫情持續，並已擴散至香港，2020 年上半年的經濟復蘇也變得渺茫。

在這之前，個別在旅遊區內經營的零售藥房、藥店仍然抱著不誠信的態度欺騙消費者，尤其是經常光顧商業區購買高價值的中草藥、海味、保健品的遊客，但這情景已因遊客減少而消失了。

香港海關打擊藥店不良營商手法

香港特區政府2019年4月17日（星期三）
香港時間12時33分
新聞公佈

香港海關昨日（四月十六日）拘捕一名藥店店員，他涉嫌應用虛假商品說明，銷售影射藥品，違反《商品說明條例》（簡稱《條例》）。

海關人員昨日下午在尖沙咀一間藥店進行試購行動，一名男店員涉嫌應用虛假商品說明，聲稱一款藥品為某一品牌的產品。海關人員隨即拘捕該名四十六歲店員。

案件仍在調查中，被捕男子現正保釋候查。

海關提醒商戶遵守《條例》的規定，而消費者於購買商品時亦應光顧信譽良好的商戶。

根據《條例》，任何人在營商或業務過程中將虛假商品說明應用於任何貨品，即屬違法，一經定罪，最高可被判罰款五十萬元及監禁五年。

市民可致電海關二十四小時熱線 2545 6182，或透過舉報罪案專用電郵帳戶（crimereport@customs.gov.hk）舉報懷疑違反《條例》的事宜。

7.3. 藥妝業的跨國策略

時至今日，香港兩家上市零售藥妝集團——屈臣氏和萬寧在中國大陸、台灣、東南亞等地都有舉足輕重的影響力。屈臣氏在全球 25 個國家經營，擁有 15,000 家店舖（包括在中國內地的 3,000 家和香港、澳門的 200 多家藥房及個人護理門店）。2018 年度營業金額為 1,690 億港幣，是連鎖零售藥妝業的翹楚。[51、52]

---

51 〈屈臣氏集團全球第 15,000 家零售店於吉隆坡開幕〉，屈臣氏網站，2019 年 3 月 22 日。https://www.aswatson.com/a-s-watson-group-opens-its-worldwide-15000th-store-in-kuala-lumpur/#.XS1LQ_IzaOU。

52 "截至 2018 年 12 月 31 日止年度業績摘要"，長江和記實業有限公司。http://www.aswatson.com/wp-content/uploads/2019/03/CKHH_Annual_2019_Chi.pdf。

另一邊廂，香港怡和集團屬下的牛奶國際控股有限公司（簡稱"牛奶公司"，Dairy Farm）在 1993 年收購了新加坡的 Cold Storage 集團，將其在東南亞的零售藥房——"佳寧"（Guardian）、Cold Storage 超市等連鎖門店都收歸在集團業務的旗下，加強了原來在大中華地區的"萬寧"（Manning）藥房、藥妝，以及"惠康"（Wellcome）超級市場的品牌，與屈臣氏分庭抗禮。其店舖總數已達 9,700 間，在 2018 年度為集團貢獻了逾 916 億港幣的總營業額。[53、54]

從 1982–2019 年，屈臣氏在兩位集團總經理的帶領下，展現出異曲同工的管理風格。

韋以安（Ian Wade）的高效和積極性推動了全球思維、立足當地的策略，並加快實現了和記黃埔集團（簡稱"和黃"）跨國投資和收購零售保健美容商舖的鴻圖。

在全球業務擴張方面，屈臣氏在 1984 年先進軍深圳蛇口，成立了百佳合資超級市場，然後於 1987 年在澳門及台灣直接投資。緊接著的 2000 年在英國收購"節約者"（Savers）藥房，並在 2002 年收購荷蘭"克魯伊德發"（Kruidvat）集團。在歐洲包括英國"特藥"

---

53 "從奶製品農場發展成為亞洲著名零售商"，牛奶公司網頁。https://www.dairyfarmgroup.com/zh-HK/Our-Company/Our-History。

54 Dairy Farm 2018 Annual Report:4, https://www.dairyfarmgroup.com/DairyFarm/media/Dairy-Farm/Investors/Financial-Reports/ar2018.pdf.

（Super Drug），荷蘭、比利時的克魯伊德發等著名品牌藥房、保健、美容零售商都歸入了屈臣氏集團。

當韋以安在 2006 年 12 月離任時，屈臣氏已發展成為一家橫跨歐亞的集藥房、保健、美容零售於一體的國際集團。和黃在 2016 年的審核業績報告中關於零售業有如下描述：

集團零售部門收益總額共港幣九百九十一億四千九百萬元，上升百分之十二，主要由於去年收購之"蔓麗安奈"（Marionnaud Parfumeries）與"香水店"（The Perfume Shop）提供全年收益、若干保健及美容產品連鎖店（包括德國與波蘭之 Rossmann、英國之 Super drug、荷比盧三國之 Kruidvat）與內地屈臣氏之收益增加及內地百佳超級市場銷售額增長所致。由於收購計劃在 2005 年大致完成，該部門之擴展活動於 2006 年大幅減少，而零售店總數目在 2006 年下半年僅輕微上升百分之五。目前該部門在全球三十六個市場經營超過 7,700 家零售店。零售部門將繼續集中提升現有業務之毛利。2007 年之擴展繼續輕微，預期增幅主要由自然增長帶動，並集中於內地市場。[55]（第十章）

現任董事總經理黎啟明先生從美國"花旗銀行"

55　2015 年 6 月，長實集團與和記黃埔集團完成重組，合併了兩個集團的業務，並創立長江實業地產有限公司和長江和記實業有限公司，分別持有兩個集團的房地產業務及非房地產業務。

（Citibank）離任加入和黃，曾在 1994–1997 年間在
屈臣氏出任財務總監。他在 2007 年接任為董事總經
理，過去 13 年作為屈臣氏舵手，使集團即使經歷了
2007–2009 年的全球經濟危機，2012–2016 年在歐洲多
國的恐怖主義襲擊及歐元貨幣貶值等影響下，依然屹
立不倒。

雖然黎啟明在屈臣氏的職業生涯面臨諸多困難，
但是他一路披荊斬棘。在他任內的第一個 10 年，屈臣
氏的零售門店增加了一倍，達到了 13,000 家，2019 年
更達到了 15,000 家。

2014 年 3 月，屈臣氏的母公司和黃集團，作價
440 億元港幣把屈臣氏 25% 的股權賣給由新加坡政府
財政部全資擁有的"淡馬錫控股私人有限公司"（簡稱
"淡馬錫"，Temasek）。[56] 最近，淡馬錫有意把手中少
部分股權轉售予其他投資者，作為其定期優化投資組
合的一部分，現正與顧問合作。[57]

全球的零售業包括藥妝、保健品面對電子商業的
跳躍式增長，連鎖型健康與美妝零售也紛紛提供網購

56　"Temasek acquires stake in A.S. Watson", News Releases, Temasek
　　corporate web site, 21 March 2014. http://www.temasek.com.sg/
　　mediacentre/newsreleases?detailid=20503.

57　Temasek exploring stake sale in beauty retailer A.S. Watson: source, January
　　7th, 2019. https://www.reuters.com/article/us-temasek-holdings-divestiture-
　　aswatson/temasek-exploring-stake-sale-in-beauty-retailer-a-s-watson-
　　source-idUSKCN1P10W0.

服務。曾任職香港屈臣氏零售部門高管職位的文禮士（Rodney Miles）在 1998 年創辦了草莓網（Strawberry Net），在化妝品網購業務上已成為行業領導者。

7.4. 藥房的社區健康推廣活動

香港西藥業持分者包括港九藥房總商會、零售藥房集團、藥劑師協會和專業團體都主動推廣藥物常識，免費提供服務給市民和消費者，每次活動都有連鎖零售藥房集團和個別的社區藥房參與。在英國，一般零售藥房的藥劑師都會提供一系列的臨牀服務予消費者，包括免費測量血糖、血壓和疫苗注射、藥物諮詢等。

1999 年，屈臣氏按英國零售藥房的社區實踐經驗，在香港發起了"請問您的藥劑師"活動，在其指定的藥房內免費提供測量血糖和血壓的服務，不過這一活動因香港醫療技師協會投訴而提前終止，原因是法律上藥劑師並未授權進行臨牀診斷測試。

屈臣氏於 2002 年與香港中文大學合作開展"瞭解你的健康活動"，由在香港中文大學畢業的藥劑師舉行健康教育講座，介紹常見的 12 種疾病。2003 年 3 月，非典疫情達到高峰。三個本地的藥劑學會包括香港醫院藥劑師協會、香港執業藥劑師協會和香港藥學會分別代表醫院、社區、學術、工業等領域和其他 300 名的藥劑師，聯同屈臣氏藥房舉辦熱線電話，提供預防傳染病的免費諮詢服務。

　　雖然萬寧在 1982 年才開始在香港置地廣場開業，
但經過過去 30 多年的連鎖藥房發展，現已為公眾提供
永久性查詢藥品資訊的熱線。香港的零售藥妝業位於
商業區的門店主要服務來港遊客，供其購買名貴的藥
材、化妝品與保健品，位於屋邨的藥房主要銷售家庭
藥品與日用品，後者聘任的藥劑師可以更好地發揮公
共衛生的宣傳角色。

8. 製藥工業與藥事法規

　　自 2009 年本地藥廠生產不合格的藥物而引致住院
病人意外死亡事件後，2011 年 9 月藥劑事務部重組藥
物辦公室，由在 2010 年接任陳永健總藥劑師的吳婉宜
出任為助理署長。在過去幾年間，特區政府衛生署的
藥物辦公室已採納了目前在歐盟實行的 PIC/S（國際
醫藥品稽查協約組織的守則，英文全名 Pharmaceutical
Inspection Convention and Scheme）。香港在 2013 年通
過 PIC/S 制度認證，政府在 2015 年 10 月 1 日於香港
全面實施，本地仿製藥廠旋即從 1998 年的 61 家逐年下
降至 2019 年底的 23 家。[58]（表 57）（本章第 3 節）

58　List of list of licensed pharmaceutical manufacturers, Hong Kong
　　Pharmacy and Poisonsm Board. http://www.drugoffice.gov.hk/eps/do/en/
　　consumer/news_informations/relicList.html?indextype=ML.

表57 1998–2019年本地註冊藥廠

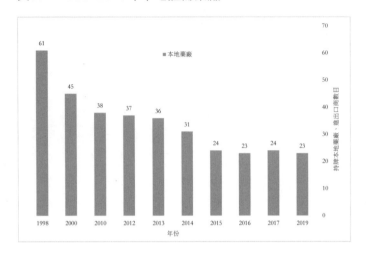

8.1. 藥品註冊

香港藥品註冊是從 1978 年開始，至今已有 42 年的經驗。香港開埠至今，其定位是一個自由港，藥廠若符合本港藥劑法律的規範，通過代理商或分公司即可以申請藥品註冊。1998–2017 年間，少部分本地與國外藥廠因為不符合 PIC/S 規範，因此註冊藥品數目從 1998 年的 20,313 件，到 2017 年只有 18,120 件，下降了 12%，進出口商與藥品註冊數目也相對減少。（表58）

藥品進出口商也從 1998 年的 347 家下降了 47%，到 2010 年只有 180 家。自 2015 年 2 月起，《批發商牌照》取代了《毒藥批發牌照》與《藥品進出口商註冊證明書》。2017 年的毒藥批發商數目為 773 個，也比 1998 年的 996 個數目少了 23%。

表58　1998-2017年藥品進口、批發及註冊數目

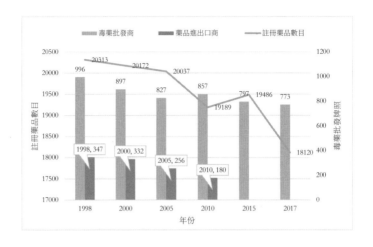

8.2. 本地大學與藥廠開發傳統新藥

砷三氧化物口服液（Arsenic Trioxide Oral Solution）是第一個在香港研發、生產、註冊和臨牀應用的治療癌症藥物。1949–1958年在香港大學醫學院任職高級講師的傳染病專家張光璧醫生（Dr.K.P. Chang）引進來自北京協和醫院的福勒氏液（砷酒，Fowler's Solutiuon）治療白血病，直至後來引進其他副作用較少的抗癌藥物作替代。[59]

1998年，香港瑪麗醫院藥劑科麥偉明藥劑師改良

59　Au, WK,"A biography of arsenic and medicine in Hong Kong and China", *Hong Kong Medical Journal*(Hong Kong Medicakl Association, 2011), Vol.17, No.6. https://pdfs.semanticscholar.org/3782/cbf6c4f49a68b551c123 be23cb50b59e2004.pdf.

了砷三氧化物口服液的配方，在臨牀藥理教授顧崇仁（Dr.C R Kumana）的指導下與香港大學醫學院的血液科專家鄺沃林醫生制定了治療劑量，以藥代動力學研究證明其有卓越的生物利用度。隨後從 150 名急性早幼粒細胞白血病人（6–32 歲）的治療結果中，顯示此療法是成功的。這個廉價而方便的口服藥劑配方，在香港已經完全代替從美國進口的砷靜脈用注射製劑。

香港大學的港大科橋公司在 2009 年取得該藥劑配方的美國專利，並在香港由麒麟藥廠生產，後於 2011 年 8 月獲香港衛生署批准銷售口服三氧化二砷（Arsenol ®）。

8.3. 藥事法規

近年，在特區政府的推行積極有為政策下，已有回應社會與消費者的要求。2015 年在立法會通過的《藥劑業及毒藥（修訂）法例》是第一份與時俱進的法案，其中有多項條例經討論後修正，特別在此摘要如下：[60]

2015 年 6 月 1 日生效的《獲授權毒藥銷售商執業守則》是首次用日常語言文字發佈的指南。2015 年 9 月決定對進

---

60 《藥劑業及毒藥（修訂）法例》，香港特別行政區律政署，電子憲報，2015。http://www.gld.gov.hk/egazette/pdf/20151905/es1201519052.pdf。

口藥劑製品的註冊實施 PIC/S GMP 標準的要求也已在 2015 年 10 月 1 日執行。其他方便市民的政策例如 2015 年 12 月 31 日生效的對營養補健品的全面放開。除了高劑量給予治療的製劑和注射針劑外，維生素和氨基葡萄糖產品均不屬於藥劑製品。

2016 年 8 月 5 日對藥物標籤有新的要求，例如：

（I）含有規例下附表 3 所列毒藥的藥物例如降血壓藥：須加上標籤標明 "Prescription Drug，處方藥物" 的字句；不再沿用一百年前的嚇人警告語如 "毒藥" 等。

（II）含有規例下毒藥表的第 1 部所列毒藥：須加上標籤標明 "Drug under Supervised Sales，監督售賣藥物" 的字句。

此外，還有一個主要變化，即代表藥房股東新增或辭職的董事需要藥管局的事先書面批准，以避免那些曾被起訴或違反之前的《藥劑業及毒藥條例》或經常性違規的個人繼續他們的非法業務。

有一個比較特別的管理零售藥房政策建基在原有抗生素的基礎上，即第一類例表一和例表三毒藥（Part 1, Schedule 1, Schedule 3 Poisons）或處方藥銷售批發的訂貨單，必須要有書面的紀錄，以確保購藥者（診所醫生或藥房）可以追溯毒藥（即處方藥）的真正來源。

這一新規則訂立的起因，是由於某位執業醫生的診所接待員曾錯誤配藥導致一名糖尿病患者死亡，該名醫生聲稱藥物批發商送錯了藥品，在死因研究法庭上，法官按普通法的精神中 " 疑點歸於被告 "（benefit of doubt to the defendant）的權利，反而要藥物供應商以後要以書面記錄所有處方藥的供應。有藥房商會會員質疑，為何診所醫生配售錯誤藥物予病人，反而要藥品供應商為他（她）們背書？這個政策是否現實？

9. 總結

全球藥業的科研發展在單克隆抗體（Monoclonal Antibody）的領域中持續發酵，新上市的抗癌、類風濕、愛滋預防藥物等都對一些過往治療成功率不高的病症有所突破。雖然，在科研藥物受到專利保護下，昂貴的藥價令醫管局自 1992 年正式成立以來的藥物預算以每年 8% 的增幅增長，但與其他國家、地區相比還是偏低。香港本地藥廠經過新的製藥規範，以 PIC/S 取代了 GMP，成為一個更有能力與其他國家競爭的高端製造行業，尤其當 1980–1990 年代上市的生物藥品的專利漸次到期，更是湧現了不少商機。香港大學醫院與本地藥廠合作研發第二代砷三氧化物口服液是一個典型的成功例子，值得效法。

2007 年的美國 " 雷曼事件 " 引致全球金融危機，香港有幸在同年 11 月由國家及時推出了貨幣政策（適度寬鬆），得到紓緩而渡過難關。有鑒於零售藥房的數量從 2002 年的 398 家增加到 2008 年的 489 家，增幅達到 23%，香港大學決策當局樂觀地認為新成立的特區政府在全民醫保的政策上會有所作為，於是將停辦了 70 年的化學師文憑課程又重新在其李嘉誠醫學院內開辦，這是繼香港中文大學後第二家本地大學舉辦的藥劑學位課程。

2014 年 9 月 24 日的一起學生運動對經濟尤其是零售藥房業務造成打擊，事件發生後一週，英國著名的《衛報》（*The Guardian*）的記者雅克（Martin Jacques）有如下的報導：

自 1997 年以來，香港發生了很大變化。中國內地經濟與當地人民的生活水平也提升了很多。如果你想現在進入中國市場，你可以直接去北京、上海、廣州、成都和許多其他主要城市，為什麼要搬到香港去？香港已經失去了它作為進入中國內地門戶的作用。而在這以前，香港是中國內地一個無可替代的金融中心，但現在面對上海時，它越發相形見絀。直到最近，香港作為中國內地最大的港口的地位，已被上海、深圳超越，廣州亦將在不久的將來超越它。[61]

61 Jacques, Martin, "China is Hong Kong's future - not its enemy", *The Guardian*, September 30th, 2014. https://www.theguardian.com/commentisfree/2014/sep/30/china-hong-kong-futureprotesters-cry-democracy.

曾經每逢假期，香港的商業區便成為人山人海的地方，但零售業的發展空間因為地少、租金昂貴，以及銷售人才短缺，當時就算中央進一步開放更多省市來港旅遊的人數，香港也沒有能力接受過多的遊客。

2019 年 6 月的反《逃犯法例》的政治事件觸發了長期潛伏的深層次矛盾暴露無遺，社會動盪與個別暴力行為在全國與世界媒體被廣泛報導，已令"購物天堂"的美譽換上"示威之都"的別號。零售藥業在回歸後的 23 年來多次受到全球經濟與本地政治的衝擊，現在卻是因應內外環境的改變而進行轉型的契機。香港西藥業將會何去何從？

第二部分

影響香港西藥

業成長的領袖

第六章　亨利・堪富利士（1867–1942）：
立足香港、面向神州的企業家

1. 簡介

　　香港在 19 世紀 90 年代，即英國殖民統治的 50 年後，繼續扮演著一個主要鴉片中轉港的角色，西藥房提供藥用鴉片製劑和替代品予藥癮者。中國在當時逐漸從一個鴉片進口國演變為一個鴉片出口國。1891 年，香港在人口和毒品的中轉貿易中已成為充滿活力的商業城市，擁有 22 萬人口，包括一萬名英國僑民和他們的家庭成員。1889 年亨利・堪富利士（Henry Humphreys）在英國藥學會獲得藥劑化學師資格後回到香港，加入了家族企業 A.S.Watson（屈臣氏）擔任藥房經理，接手了 10 年前他父親老堪富利士收購的屈臣氏大藥房。（第一章第 5 節）

　　堪富利士在領導屈臣氏的 44 年內，雖然當中不乏週期性的起伏，但他把零售藥業發展為跨國連鎖集團，足跡遍及內地和菲律賓。1933 年全球經濟大蕭條接近尾聲，當時 66 歲的堪富利士決定退休，離開香港到加拿大。60 年後，堪富利士的屈臣氏全球化的夢想在韋以安執行下得以實現。（第十章）

2. 生平和經歷

堪富利士為約翰·大衛·堪富利士（John David Humphreys，老堪富利士）的長子，在 1867 年 5 月 20 日出生。他的父親從英國經印度到澳洲當地短暫經商後移居香港。他的三個弟弟分別為 1868 年出生的傑西（Jessie），1871 年出生的哈樂德·法蘭西斯（Harold Frances）和 1875 年出生的傑克·愛德蒙克（Jack Edmund）。堪富利士的童年是在藥房的環境中長大，並被培養成為家族企業的接班人，他被送往位於英國漢普郡普茨茅斯南海的聖海倫學院（St.Helen College, Southseas, Portsmouth, Hampshire）學習。1888 年 6 月堪富利士在英國藥學會主辦的倫敦藥學院修畢藥劑文憑，並通過了主要藥劑師證書的考試，註冊成為藥劑師。[1]（圖 64）

1870 年代，屈臣氏已經擴大其在香港新建的飲料工廠，並生產多種口味的蘇打水。1875 年屈臣氏也開始拓展香港以外的業務，第一家海外藥店在菲律賓馬尼拉開業。1883 年屈臣氏加強了中國大陸除了廣州、上海以外更多城市的營業點。1886 年，屈臣氏有限公司註冊成立。

1 Pharmacutical Society of Great Britain, *The registers of pharmaceutical chemists and chemists and druggists*(London: Pharmaceutical Society of Great Britain, 1919), p.177. https://archive.org/details/registersofpharm00pharuoft/page/176.

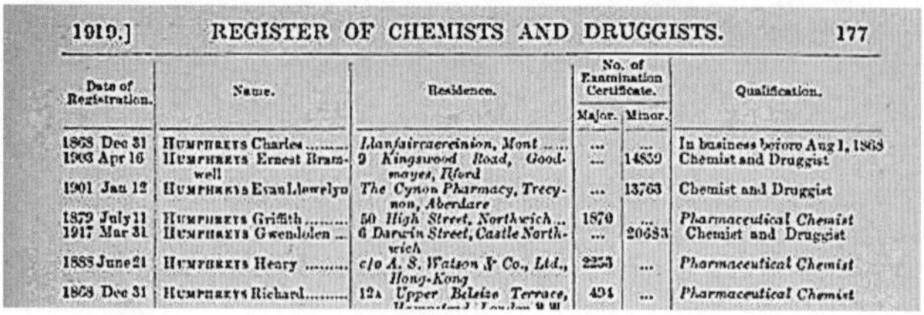

1919.] REGISTER OF CHEMISTS AND DRUGGISTS. 177

Date of Registration.	Name.	Residence.	No. of Examination Certificate.		Qualification.
			Major.	Minor.	
1868 Dec 31	HUMPHREYS Charles	Llanfaircaereinion, Mont	...	...	In business before Aug 1, 1868
1903 Apr 16	HUMPHREYS Ernest Bramwell	9 Kingswood Road, Goodmayes, Ilford	...	14859	Chemist and Druggist
1901 Jan 12	HUMPHREYS Evan Llewelyn	The Cynon Pharmacy, Trecynon, Aberdare	...	13763	Chemist and Druggist
1879 July 11	HUMPHREYS Griffith	50 High Street, Northwich	1870	...	Pharmaceutical Chemist
1917 Mar 31	HUMPHREYS Gwendolen	6 Darwin Street, Castle Northwich	...	20683	Chemist and Druggist
1888 June 21	HUMPHREYS Henry	c/o A. S. Watson & Co., Ltd., Hong-Kong	2253	...	Pharmaceutical Chemist
1868 Dec 31	HUMPHREYS Richard	12A Upper Belsize Terrace,	494	...	Pharmaceutical Chemist

圖 64　1888 年堪富利士在英國藥學會註冊為藥劑師

（鳴謝英國藥學會）

堪富利士自 1889 年加入屈臣氏後，便把零售藥房以加盟店的方式快速擴張，1895 年屈臣氏在中國已有 35 家藥房，到了 1910 年增長到 100 家，成為亞洲一個現代連鎖藥房的典範。1908 年的《香港手冊》一書的報告中描述：

被稱為亞歷山大的建築物，氣勢宏偉，該大樓的一層和二層是由香港大藥房佔據，是屈臣氏有限公司擁有的藥房、汽水製造商。訪港旅客可以到訪香港大藥房，事先為他們的下一個航程儲備各種盥洗用品、藥品、香水、煙酒、雪茄和非常優質的葡萄酒，價格方面可媲美英國或在沿途的任何地方。該零售藥房具有最現代的家居風格，其存貨可以與倫敦任何一家最大型的零售企業看齊。[2]

在 1914–1918 年的第一次世界大戰期間，香港作

2　Hong Kong, The World's Shop Window, "Handbook to Hong Kong". Kelly and Walsh, Hong Kong, 1908:106–112.

為中、歐、美貿易中轉站的地位也遭受到嚴重的打擊，隨後美國在 1929 年開始的經濟大蕭條影響全球。到了 1931 年，香港西藥房的業務急劇下滑，即使是行業龍頭屈臣氏在國內與東南亞市場的業務亦受到重大打擊。在 1933 年 3 月 21 日香港大酒店舉行的屈臣氏第 48 年度股東大會董事會上，堪富利士主席在離任前向股東匯報業績：

然而，屈臣氏在 1908–1936 年一直保持在香港藥房的領導地位。（表 59）

3　1929 年，美國開始經濟大蕭條，影響全球，尤其是以出口歐美為主的東南亞國家——馬來西亞與印尼首當其衝。1930 年，在馬、印兩國錫礦和橡膠種植園工作的華人勞工開始被遣返回中國大陸。

4　1931 A.S. Watson Annual General Report, University of Hong Kong Library Special Collection.

5　Messrs.A.S.Watson & Co. Ltd.: "Disappointing Year Revealed at Annual Meeting", *Hong Kong Daily News*, March 22nd, 1933. https://mmis.hkpl.gov.hk/old-hk-collection.

表59　1908–1939年香港與屈臣氏藥劑師人數

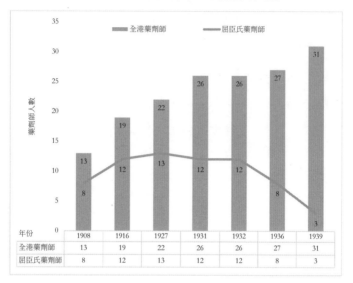

年份	1908	1916	1927	1931	1932	1936	1939
全港藥劑師	13	19	22	26	26	27	31
屈臣氏藥劑師	8	12	13	12	12	8	3

3. 屈臣氏王牌百年花塔餅藥

　　從 1890–1973 年期間，屈臣氏花塔餅杜蟲藥（簡稱 " 花塔餅 " ）的主要活性成分是山道年（Santonin）。據說，當時華南地區飲食與衛生條件很差，大人與小孩都容易感染寄生蟲。1890 年，堪富利士回到香港後，發現市場沒有杜蟲藥，迅即成功地按照《英國藥典》內的山道年藥品標準配製方法，成功仿製生產驅蟲藥劑花塔餅，隨後更將花塔餅輸入到內地市場。

　　花塔餅上市後，銷售非常熱烈。19 世紀末，屈臣氏的藥品與日用品目錄已經非常豐富，花塔餅也令屈臣氏的品牌在很短時間內增加了知名度。這與它在內地和菲律賓的零售市場的快速滲透有直接關係。1973

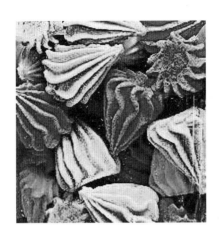

圖 65　屈臣氏花塔餅造型
（私人圖片）

年，因為西伯利亞天氣不佳與山道年原料供應短缺，屈臣氏最終更改了花塔餅配方內的主要成分。花塔餅曾經是屈臣氏跨世紀的招牌產品，許多本地家庭與成年人對花塔餅都有一份溫暖的回憶。（圖 65）

4. 家庭與生活

　　1889 年，堪富利士從英國回港後便與愛麗絲（Alice，姓氏不詳）結婚。1895 年愛麗絲離世。[6] 他們共生了 3 個孩子，分別是：維奧莉特・克里斯汀（Violet Christine），約翰・大衛（John David）和桃麗茜（Dorothy）。約翰・大衛於 1940 年在香港去世，年僅46 歲。[7、8]（表 60）

6　CS:111325.

7　CS:111325.

8　CS:111321.

表60　堪富利士家族

| 堪富利士 Henry Humphreys（第一次婚姻 1889，第二次婚姻 1898） | 愛麗絲（1895 逝世）Alice |
| | 伊娃（Eva） |

與愛麗絲生的兒女			與伊娃生的兒子
維奧莉特・克里斯汀 Violet Christine	約翰・大衛 John David	桃麗茜 Dorothy	艾德蒙・塞西爾 Edmund Cecil

　　1898 年 4 月堪富利士與據說是他表妹的伊娃（Eva）在香港聖公會聖約翰教堂再婚。他們兩人育有一個兒子，即艾德蒙・塞西爾（Edmund Cecil），後遷到英國貝德福德（Bedford）定居。

　　像許多富人和名流一樣，堪富利士在香港殖民地的時代會參加紳士俱樂部與會員交流八卦新聞。他也是皇家香港賽馬會的會員，和他父親一樣擁有幾匹良種馬，常去跑馬地觀賞賽事並偶爾充當家族的騎師。堪富利士也是香港木球會與皇家遊艇俱樂部會員。他熱愛網球，退休後在加拿大英屬哥倫比亞省溫哥華島（Vancouver Island）的大宅網球場繼續網球運動。1918 年堪富利士 51 歲的時候即到了溫哥華島度假，並計劃他退休後的生活。

　　瓦萊麗・格林（Valerie Green）在她《貴府禮堂》一書中有一章描述了堪富利士在溫哥華島退休的豪宅：

1918 年，他們來到了考伊琴山谷（Cowichan Valley），購自赫希（Hirsch）的平房主要使用作為夏季別墅。堪富利士很快就把該棟平房發展成一個宏偉而具有東方韻味的巨宅，擁有 22 個房間。他還裝置了一個 21×30 英尺的房間作為玩檯球的地方。堪富利士是一個狂熱的園丁，他僱了十二個中國園丁並將他們帶到加拿大，讓他們在自己的莊園工作，把原來的土地變成壯觀的綠洲。他們被安置住在背後的溫室小屋裡。堪富利士把他們的家宅稱為"村莊"，而在那裡度過了許多快樂的年月，後來更發展成該地區最有吸引力的物業之一，他同時也是考伊琴（Coquitlam）鄉村俱樂部多年的會員。[9]

1939 年，堪富利士出售在溫哥華島的物業後搬到了維多利亞市，在那裡他們入住了皇后酒店，他也成為了附近鄉村俱樂部的成員。

5. 社會責任

堪富利士在 1906 年自動當選為衛生局兩個可分配席位的其中一席（他父親 20 年前的席位是委任的，堪富利士之後接替了這一席位）。在衛生局的 3 年任期內，堪富利士被彌敦（Matthew Nathan）總督任命為

9　Valerie Green, *If More Walls Could Talk: Vancouver Island's Huses from the Past* (Canada: Heritage House Publishing Co Ltd, 2004), p.70.

公共衛生法規條例委員會的成員，調查衛生部門涉嫌貪污賄賂等犯罪行為。該調查結果導致了《公共衛生和建築物條例》的修訂和衛生局在 1908 年的改革。[10]

堪富利士在第一次世界大戰期間（1914–1918）參加了香港義勇軍，並在 1922 年獲得太平紳士榮譽，以表彰他在一戰時為保衛香港經濟作出的傑出貢獻，他也是香港總商會（時為英籍商人的行會）的活躍成員。[11]

6. 結論

堪富利士在 1867 年出生於香港一個英籍企業家的家庭，在英國接受中學教育和培訓成為藥劑師。他一生有兩段婚姻，先妻愛麗絲早逝，有三名子女，與繼室伊娃也有一子。

在 1889 年晚清之際一直到 1933 年全球經濟大蕭條的 44 年動盪的歲月中，他締造了跨國企業屈臣氏藥房的 DNA，以及堪富利士地產和其他投資。

堪富利士為英國殖民商業精英的一員，他充分參與香港本地政治、企業和社會各界的活動，也是著名的紳士俱樂部會員，如香港馬會、木球會和遊艇俱樂

10　SP1907 (29), April 18, 1907. 香港總督任命委員會調查報告 “政府官員在執行 1903 年公共衛生和建築物條例的腐敗問題”。http://sunzi.lib.hku.hk/hkgro/view/s1907/1993.pdf。

11　GA1922, (242).

部。他熱愛生活和運動，退休後遷居加拿大、溫哥華島，但依然是一個活躍的網球員。1942年，堪富利士在加拿大維多利亞市過世，享年75歲。他的零售業夢想最終由韋以安在2006年完成。（第十章）

第二部分
影響香港西藥業成長的領袖

第七章 劉仲麟（1896–1972）：遊走於中西文化的榜樣

1. 簡介

在 20 世紀的上半葉，香港殖民地的精英包括英籍人士、少數雙語和跨越雙文化的華裔和歐亞人（殖民地時期以英國人為主的歐洲人和本地華人聯繫生育的後代），逐漸成為殖民地管理階層和工商業界的中堅力量。

亞瑟·羅文（Arthur Rowan，中文姓名為劉榮澤，上學後改為劉仲麟）是一名信奉基督教英國聖公會的歐亞人。他的父親湯馬斯·羅文（Thomas Rowan）過世時他只有 10 歲，但他和他的兄弟們被母親文翠珊的娘家養育，長大後成為真正的跨越雙文化的紳士，無私地用心來服務和回饋社會。

劉仲麟於 1896 年 6 月 30 日在香港出生，在三個兄弟中排行第二。（圖 66、圖 67）他的父母都是歐亞人，也均為英國聖公會教派基督徒。劉仲麟的父親湯馬斯·羅文也在香港出生，曾在九龍倉任職，可惜在 30 歲時過世。

2. 生平經歷

湯馬斯的父親也稱湯馬斯，為英籍蘇格蘭裔，在

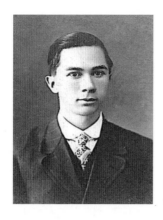

圖 66　年輕時的劉仲麟
（鳴謝劉穎珩）

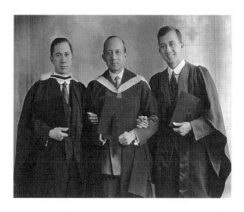

圖 67　劉仲麟三兄弟穿著畢業袍合照
劉仲麟（左），劉榮滔（中），劉榮志（右）。
（鳴謝劉穎珩）

19 世紀下半葉來港的商船當船長。[1] 劉仲麟的父親去世後，文翠珊帶著三個男孩回娘家，劉仲麟和他兩個兄弟在中國舊式書齋學習，後來到九龍聖公會拔萃男校上學。（拔萃男校為英國聖公會香港教區直接管理的學校，當時有很多歐亞小孩和本地精英的子女在這裡上學，學習英國本土課程）。

劉仲麟中學畢業後在聖保羅書院任教 7 年，在儲蓄足夠的學費和船費後才到英國劍橋大學攻讀化學學士學位。大學畢業後，他又繼續轉到倫敦大學攻讀碩士學位。之後，他很快就改變了事業軌道，考取了英國藥劑師文憑，並於 1927 年 9 月在香港註冊成為化學藥師和藥師。劉仲麟的大哥劉榮滔為律師，小弟劉榮志為醫生，算是一門出三傑。

3. 事業發展與日佔時期

1927 年，劉仲麟在英國通過藥學會的考試成為註冊化學師後凱旋回港，加入中環安寧藥房（Colonial Dispensary），1935 年轉任中華大藥房（簡稱 " 中華 "）藥劑師。[2、3] 當時，中華的兩個家庭藥——" 白蘿仙 " 及

1　CS: 138107.

2　GA1927 (596).

3　Cheng, Mary Catherine, Patrick Chiu, "An Interview of Mr. Mervyn David Loie, a former Chief Pharmacist at the Department of Medical and Health Services, Hong Kong", *Pharmaceutical Journal*, Vol.22, No.2, April-June 2015, pp.59–61. http://www.pshk.hk/uploads/files/HKPJ/v22n2.pdf.

"丹杜蓮"馳名粵港澳地區。

日佔時期，劉仲麟積極參與偷運藥品給赤柱平民集中營內的英籍公務員及其家庭，日本憲兵還因此以為劉仲麟是間諜。他兩次被逮捕並遭毆打，由此導致左耳永久性失去聽力。戰後殖民地政府原想頒發英勇勳章予劉仲麟，以表彰他在供應藥物予赤柱平民集中營的人道主義行為，但被他謝絕了，因他只是想作為一個基督徒幫助當時被扣人士和家庭而已。

20 世紀 40 年代末期，劉仲麟開辦了威靈大藥房（The Willing Dispensary）。（圖 68）為了與本地商人更方便地交易，劉仲麟便用了他外公的姓作為他的中國姓氏，同行稱他為 Lowan（廣東人拼音 R 為 L 音）、劉化學師或劉化。威靈大藥房位於香港中環德輔道中30–32 號。[4] 推出的"威靈止咳露"品牌受到當時港島中環上班人士的歡迎。他也積極開展與東南亞藥劑師們的交流。（圖 69）

劉仲麟為 1952 年香港藥行商會創會首任會長。他與政府總藥劑師湯瑪斯·馬洪（Thomas Mahon）的交情有助與殖民地政府展開談判，促使《抗生素條例》於韓戰期間得以實施。

他在 1962 年 9 月 27 日的藥劑局會議中評論若將"抗敏藥"歸類為第一類（P1）毒藥，作為藥房（聘有

4　GA1952 (155).

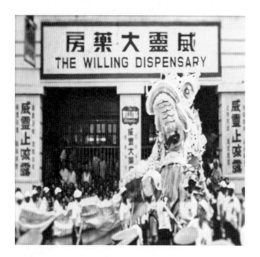

圖 68　威靈大藥房開業
（鳴謝劉穎珩）

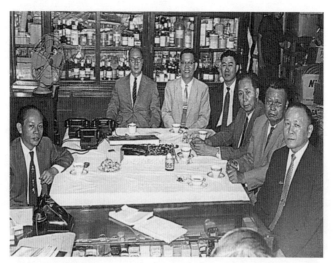

圖 69　劉仲麟（左二）與南洋藥師到訪威靈大藥房
（鳴謝劉穎珩）

藥劑師）的專賣藥，藥行（沒有聘請藥劑師）將面臨巨大財務困境。他並建議若感冒藥品內的抗敏藥成分低於 10%，可以歸類為第二類（P2）毒藥而無藥劑師監管的藥行也可銷售，獲得藥劑局的大多數議會者同意，從此釐定了藥行銷售家庭藥的定位。他的第四女兒劉穎珩回憶道：

> 我父親經常參與藥管會的工作，包括每年的外來藥劑師資格考試的監考任務，他都義不容辭。[5]

20 世紀 60 年代隨著越來越多的新藥房開業，市場競爭漸趨白熱化，租金不斷上漲，劉仲麟終於轉型成為西藥進口和貿易商，1971 年他 75 歲時去世，該業務後由他夫人黃英顏出售。

4. 家庭與興趣

劉仲麟在中華大藥房任職藥劑師和公司股東時，通過基督徒朋友介紹認識了黃英顏，在 1936 年他 40 歲時結婚，（圖 70）劉、黃共偕連理 31 年。黃英顏在港島英華中學畢業，婚前為家庭教師，婚後成為一個全職的家庭主婦，她對家庭的付出，對丈夫的照顧及對女兒們的呵護，足以證明她是一位典型的賢妻良

---

5 2015 年 11 月 8 日，與劉穎珩訪談。

母。劉仲麟熱愛家庭生活,他育有四個女兒,分別是穎璋、穎瑜、穎璿和穎珩。(表61)(圖71、圖72)

穎璋在九龍女拔萃書院讀書,其他三位在港島英華中學就讀。其中,穎璋和穎璿都追隨劉仲麟腳步成為藥劑師。穎珩是一名會計師,但她也嫁了一位藥劑師。劉穎珩回憶她父親時說:

當我父親心情好的時候,他會用洋涇浜英語與我們講笑話。到了週末,他會帶全家人去新界,尤其是在沙田的崇基學院呼吸新鮮空氣,並在校園內走動。爸爸在婚前已住在港島西摩道15號2層,婚後繼續和家人一直住在那裡。穎璋(劉仲麟長女),在1988年香港衛生署退休後移居到美國前都住那裡,一家前後在同一地點住了50年。[6]

劉仲麟的業餘愛好是閱讀推理及偵探小說,他最喜歡的作家是柯南・道爾爵士(Arthur Conan Doyle),一位虛構出福爾摩斯(Sherlok Holmes)偵探故事的小說家。他在20世紀20年代就讀於倫敦大學時,更跑去看福爾摩斯在倫敦貝克街(Baker Street)的住址,令他失望的是當時貝克街221B是不存在的。[7]

他經常向英國領事館和美國領事館的圖書館借

6　Reference 16.

7　現在倫敦市政府已經修建了貝克街,安裝標誌著221B的福爾摩斯博物館。

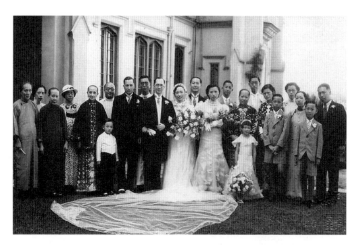

圖 70　劉仲麟與黃英顏在香港教堂舉行婚禮以及與親友合影
（鳴謝劉穎珩）

表61　劉仲麟家族

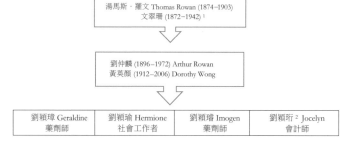

| 湯馬斯・羅文 Thomas Rowan (1874–1903) |
| 文翠冊 (1872–1942) [1] |

| 劉仲麟 (1896–1972) Arthur Rowan |
| 黃英顏 (1912–2006) Dorothy Wong |

| 劉穎瑋 Geraldine
藥劑師 | 劉穎瑜 Hermione
社會工作者 | 劉穎璿 Imogen
藥劑師 | 劉穎珩 [2] Jocelyn
會計師 |

注：

1. 文翠冊，中英混血兒。父親為英國人，母親為華人。
2. 1979年劉穎珩在美國加州與雷啟華認識。雷啟華是雷耀光藥劑師的長子，本身也是一位藥劑師。

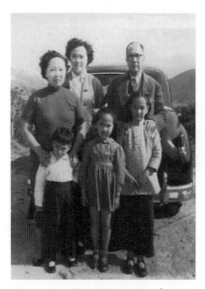

圖 71　劉仲麟、黃英顏與四千金在沙田雍雅山房合影。

後排左至右：黃英顏、劉穎璋、劉仲麟。

前排左至右：劉穎珩、劉穎瑜、劉穎璿。

（鳴謝劉穎珩）

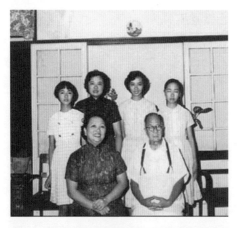

圖 72　劉仲麟、黃英顏與四千金在港島西摩道 15 號 2 層合影。

後排左至右：劉穎珩、劉穎璋、劉穎璿和劉穎瑜。

前排左至右：黃英顏、劉仲麟。

（鳴謝劉穎珩）

閱書籍，並可以坐在自己房間裡一口氣閱讀好幾個小時，有一次他在一個星期內讀完了四本小說。圖書館員很不喜歡接待他，因為他們沒有任何新書能滿足他閱讀的欲望。他也喜歡游泳，可以游到浮台，在去程時爬泳自由式（爬泳），回程時背泳（也稱仰泳）。（圖 73）晚年，他喜歡輕快的慢跑，早上跑兩、三英里（4-6 公里）都沒有問題。

5. 總結

劉仲麟出生於晚清 19 世紀末的殖民地時期的香港，日佔時期的三年零八個月，他挺身而出，抱著無懼的人道精神，冒著生命危險，救活了許多在拘留營內的婦孺病患。

在韓戰期間，他利用其影響力，令受禁運的抗生素可以轉口到前線，治療受感染的傷患。同時，他也令數以千計的藥行東主、員工和家庭可以繼續謀生和銷售安全而有經濟效益的藥物予市民。

劉仲麟的一生遊走於中西文化之間，作為人道主義者，這種傲風骨氣在今天還是非常罕見的。

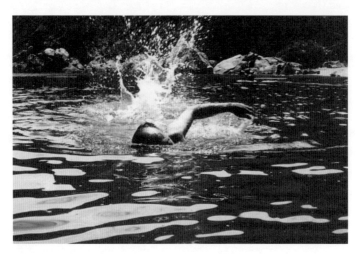

圖 73　劉仲麟自由式游泳
（鳴謝劉穎珩）

第八章　吳耀章（1906-1973）：首位滬籍西藥物流商

1. 簡介

　　耀章股份有限公司（Y.C. Woo & Co. Ltd.，簡稱"耀章"）於 1947 年在香港成立以來，一直是西藥分銷領域的傳奇公司。創始人吳耀章先生於 1926 年加入禮來公司（Eli Lilly，簡稱"禮來"），在上海的中國代理商擔任文員。[1、2] 當禮來於 1927 年在上海開設辦事處時，代理商的整個團隊包括吳耀章在內的辦公室助理都轉移到禮來駐華辦事處。吳永輝是吳耀章六個孩子中排名第五的兒子，他先後在美國哈佛大學與康乃爾大學畢業，獲物理學學士與博士學位；畢業後在紐約 IBM 基礎研究中心任職物理學家。

　　1973 年，吳耀章因腫瘤病在美國去世，其五子吳永輝由是立刻辭退美國工作，趕回香港接手耀章業務，並一直工作至今。吳耀章與吳永輝兩父子的故事從 1926 年的上海公共租界開始，跨越到 2019 年的香港特別行政區時代，代表了 93 年的歷史縮影。

1　2018 年 10 月 9 日，與吳永輝訪談。

2　禮來公司在 1876 年由美國印第安納州印第安納波利斯市（Indianapolis, Indiana）的藥劑師禮來（Eli Lilly）上校成立。

2. 生平經歷

1926 年，吳耀章 20 歲時加入禮來上海的經銷商，任倉庫文員。當時，禮來招聘醫療代表的政策僅針對年輕的藥劑師。儘管吳耀章沒有完成大學學業，同時也不是藥劑師，但他非常渴望成為一名醫藥代表。1927 年下旬，禮來在滬成立分公司。

當地經銷商的員工包括吳耀章也一起轉為禮來的員工。當他加入禮來幾個月後，因為熱愛西藥業的工作，他鼓起勇氣申請擔任醫藥代表禮來的駐華外籍經理，愛德華・米勒（Edward Miller）開了一個特例批准了吳耀章的申請。1928 年 2 月 25 日為吳耀章的人生轉捩點，他收到了米勒送給他《第七版禮來藥劑與藥物治療手冊》並約定在兩週內考試，範圍為產品手冊內的 700 種藥物和化學原料，包括 5 年前研發製造的胰島素主要用途與包裝。（圖 74、圖 75、圖 76）

吳耀章第一次就通過醫藥代表考試，讓所有人都感到驚訝。米勒遵守諾言，於 1929 年把上海公共租界內一個區域的醫院與藥房交由他負責。他在半年內即達到上一年的銷售業績。

吳耀章不眠不休的以客戶為上，永不言倦的態度和有效的推廣下，禮來的產品在上海灘成為最暢銷的藥品。經過一年多的良好表現以及理想的語言表達能力，吳耀章在 1930 年被調往廣州，擔任廣東和廣西兩省的區域經理。在廣州，吳耀章遇上了中山醫院一位

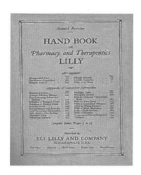

圖 74　1928 年《第七版禮來
藥劑與藥物治療手冊》

（鳴謝吳永輝博士）

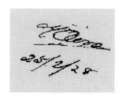

圖 75　吳耀章在《第七版禮來
藥劑與藥物治療手冊》的封內
頁簽名

（鳴謝吳永輝博士）

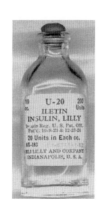

圖 76　禮來在 1923 年推出全球第一
個胰島素注射劑

（鳴謝美國藥典實驗室與博物館）

女藥劑師潘廉靜，她在兩年後成為吳夫人。

　　1937 年 7 月 7 日在北平（現稱北京）附近的盧溝橋爆發中日戰爭，並於同年內迅速蔓延至沿海省份，吳耀章很快地把他的年輕家庭在同年從廣州搬到香港，以避免戰禍。

　　在香港，吳耀章繼續擔任禮來的銷售經理。當日軍於 1941 年 12 月佔據香港時，吳耀章再次與他的家人於 1942 年初搬到澳門。吳耀章以澳門為基地，通過駐守在雲南的飛虎隊從禮來不定時地獲得藥品。[3] 他在澳門的倉庫聘用一名勞工，每次他們一起出差 4、5 個月，把藥品一直從澳門，走過數千英里路途，經過日軍控制的地區到達桂林，從那裡發電報予禮來阿根廷辦事處，轉發美國總部。同時，他們沿途把禮來的藥品分發到附近的醫院與診所。（圖 77）

　　1945 年 8 月 15 日戰爭結束後不久，作為禮來忠誠的僱員，吳耀章旋即在 1946 年把他在過去四年多從客戶處收回的藥物貨款帶到印第安納波利斯的禮來總部。吳耀章的高度誠信和道德價值獲得禮來家族與公司高層的尊敬，建立了他個人與禮來家族的長久友誼。

3　1941 年 8 月 1 日，美國空軍上校陳納德（Colonel Claire Lee Chennault）在雲南昆明設立美國志願航空隊總部（慣稱"飛虎隊"），是由美國陸軍航空兵團、海軍和海軍陸戰隊的飛行員組成的志願軍，並由國民政府軍事將領指揮。

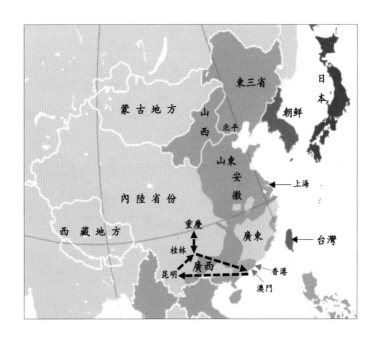

圖 77　1937-1945 年日佔時期地圖

吳耀章從澳門跨越日軍佔領區把藥品送到重慶

（模擬地圖）

3. 從僱員到港、台獨家代理

　　吳耀章在抗戰勝利後不久，即與家人從澳門搬回香港定居。禮來位於中國上海的總部，其與全國主要城市的人力資源沒有及時重新建立起來，於是邀請吳耀章成為華南地區經銷商，好為當地醫生和醫院服務。（另一個可能是中國金融市場在 1945-1949 年內戰期間面臨巨大動盪，內地的貨幣失去價值而港元則為較穩定的貨幣，禮來面對的外匯風險會較低。）在禮來的支持下，吳耀章和一些朋友在 1947 年集資成立了耀章股份有限公司（Y.C.Woo & Co.Ltd.），為禮來在香港、廣州和潮汕地區市場的獨家代理。

　　1948 年，耀章的業務銷售金額為 180 萬美元，為禮來全球銷售金額的 1.5%，也成為當年全球最佳經銷商。由於國共內戰轉趨激烈，雙方傷亡人數慘重，國民政府軍隊徵兵速度不能及時補充所需，大量西藥尤其是盤尼西林等抗生素可以令前線受傷士兵快速康復，重新投入戰場，進口抗生素便成為重要外匯支出的一部分。吳永輝回憶道：

　　父親後來告訴我們，因為生產需要排期，每個月底便要下訂單予禮來準備空運抗生素回國，月復一月，情況越來越危急。[4]

4　Reference 19.

4. 國民政府遷台，韓戰與港、台西藥分銷

在當時的蘇聯支援下，中國共產黨在 1946–1949年的四年內戰中取得了壓倒性的勝利，國民政府則從大陸遷移到台灣。

1949 年 10 月 1 日，中華人民共和國主席毛澤東在天安門廣場宣佈北京為新首都時，禮來和大部分的跨國公司已退出了內地市場。前車可鑒，當國民政府在內戰中失利後，大批江、浙、滬籍富商與專業人士包括醫生、藥劑師都跟隨國民政府遷往台灣或到香港定居、執業或從商。[5] 同年，吳耀章的大女兒在香港高中畢業，到美國升讀大學。他從香港的美國領事館申請了一個 " 通商代理簽證 "（Treaty Agent Visa），把他的家庭和六個孩子（兩男、四女）都遷到三藩市，成立了聯絡辦事處，目的是與禮來總部的管理者建立更為緊密的合作關係。

1950 年，禮來同意把耀章的代理權範圍擴大到台灣，耀章於是在台北成立了中美藥業股份有限公司（簡稱 " 中美公司 "），繼續服務從大陸遷移到台灣的醫院和診所的英美系醫生與藥劑師。[6] 耀章的香港業務

5　1917 年，蘇聯紅軍推翻了沙皇尼古拉斯二世的獨裁統治，建立共產主義制度，實行公私合營和國營企業等商業模式。

6　當時台灣大學採納日本教育模式，醫學也受到日本影響。來自大陸的醫生或藥劑師主要都是與英美關係密切並有相同教育模式的北京協和醫院系統。

由從上海移民到香港的徐少禎打理，由他出任經理，領導銷售團隊，（圖78）台灣業務則由吳耀章的一位親戚負責。

1950–1953年韓戰期間，香港的抗生素分銷業務有噴泉式的發展。僅僅在1951年，年內銷售金額就有200萬美元，禮來品牌的抗生素跨境銷售的份額超過30%。從1950–1973年，耀章作為禮來的港、台代理和分銷商，業務持續穩步增長。耀章的香港業務主要來自私人診所，這些醫生特別願意開新藥予病人。

香港政府有自己的製藥部門生產仿製藥產品，主要的公立醫院例如瑪麗醫院、九龍醫院、伊利沙伯醫院則生產自己的大輸液，購買國外新特藥的量與金額並不多。

耀章代理的禮來藥廠長時間成為香港三大西藥供應商之一，主要競爭對手為美國默克公司（Merck Sharp & Dhome）和派克・大衛斯公司（Parke Davis）。最受歡迎的產品依然是抗生素和維他命製劑。

1960年開始，吳耀章每年有幾次來回香港、台北與三藩市之間，醫生客戶尤其是香港瑪麗醫院的教授們對美國的新藥臨牀應用與治療方案特別關注，所以吳耀章與他保持著良好的關係。1967年，禮來國際部總裁慶祝吳耀章與公司40年的合作關係。（圖79）

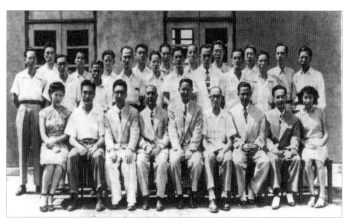

圖 78　1950 年吳耀章與香港耀章公司同事們合影

第一排：吳耀章（中坐者）與徐少禎（左三，帶眼鏡者）。

（鳴謝吳永輝博士）

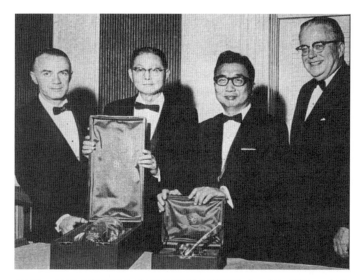

圖 79　1967 年美國禮來公司國際總裁與吳耀章（61 歲）慶祝 40 年的
密切合作關係。美國禮來公司國際部總裁湯瑪斯·雷（Thomas Lake）
（左一），吳耀章（左二），徐少禎（右二）與總裁尤金·貝斯利（Eugene
Beesley）（右一）。

（鳴謝吳永輝博士，The Lilly News，February 11，1967）

5. 耀章第二代的傳承

1973 年，吳耀章在美國逝世，享年 67 歲。他的第五個孩子吳永輝接管了耀章公司的管理，為公司開啟了新的一頁。吳永輝是哈佛大學物理學的畢業生，在康奈爾大學攻讀物理學博士學位。畢業後，旋任職於紐約州約克鎮（York Town,NY）的 IBM 基礎研究中心。當時他的家人要求他接替家族的西藥生意時，吳永輝與妻子商量後攜帶年輕的兩名兒女，收拾行李回到香港。[7]

1973 年 10 月石油危機爆發，全球經濟面臨快速衰退。同年 11 月 12 日，在台灣的中國國民黨第十屆四中全會第一次大會發表了 5 年內將完成 9 項國家重要建設的計劃——後來再加上核能發電廠建設計劃而被稱為 "十大建設"。台灣當局因為要實施這些振興經濟的政策，嚴格控制了外匯管制，現金流量問題日益突出，當地銀行貸款只給予本地工廠與進口商。

耀章在台灣的中美公司的醫院收款期最少在 9 個月以上，業務非常嚴峻。中美的主要客戶是 1949 年來自上海與吳耀章認識多年的醫院院長與資深醫生，其中大部分已經退休或不再活躍於職場。同時，本地的門診醫生與仿製藥藥廠有著良好關係，因此，外資藥廠與代理商面對極大的挑戰。吳氏家族認為在中短期

7　2018 年 11 月 12 日，與吳永輝訪談。

內不可能克服眾多台灣市場的困難，決定把當地的西藥代理業務轉讓予本地企業，集中力量專心於香港業務的長期發展。

當時耀章在香港的主要競爭對手為大昌洋行（Edward Keller，現為 DKSH）、茂信（Mason，現為"裕利"，Zuellig）、太古西藥部（Swire Loxely，現已解散）等西藥物流兼分銷商。1950–1960 年代，除了幾間大型美國藥廠在香港設有亞洲太平洋地區分公司，兼顧香港本地業務外，大部分國外藥廠都委任香港代理商推銷藥品。

1970 年代開始，歐美藥廠在香港建立亞太總部與分公司，或在代理商設立專業銷售團隊。從 1975–1991 年的 16 年間，耀章的業務策略開始橫線發展，通過篩選各國醫藥技術，汰弱留強，代理與禮來沒有直接競爭的歐美藥廠、醫療儀器廠例如美國惠氏藥廠旗下的"愛而斯"（Ayerst）、瑞士"侯斯曼"（Hausmann）品牌的藥品、美國醫院用品公司（American Hospital Supplies）的 Travenol 品牌（現為"百特"Baxter 附屬公司）的特殊輸液製劑等。

1992–2018 年，因為醫院管理局的成立與香港政府增加醫藥資源，包括人力與經常性經費，例如藥物品種和用量，使耀章的西藥與醫療儀器業務一直有持續性的增長。

在這裡值得一提的是耀章在香港培養西藥業人才

方面不遺餘力，在市場上被捧為西藥業的"少林寺"，其中兩位大中華地區醫藥行業的教父都曾在耀章任職。

其一是張鐘聲，1964–1968 年任職耀章的禮來部門醫藥代表，後為禮來香港分公司的醫院銷售主任，1973–2003 年任職美國惠氏藥廠，並在 80 年代中開始為大中華區總經理。他在大陸、台灣與香港地區培養了一代西藥業人才，成為跨國企業的地區總經理。他對耀章的已故創辦人吳耀章先生，有以下的回憶：

> 吳耀章先生每年來香港幾次，對香港的西藥業業務瞭如指掌，他對醫生的開藥習慣與本地藥物發展的趨勢有獨到的眼光，是一位受到大家敬仰的西藥業翹楚。[8]

其二是李炳容，1970 年少年時從廣州來到香港，完成高中後進入香港大學，畢業後投入社會工作。1980–1987 年先後任職耀章副總經理與總經理職位，其後加入康維德（Convatec）任職遠東區總監，1996–2005 年任職美國強生公司醫療部（Johnson and Johnson Medical）北亞地區副總裁，2006–2012 年為美敦力（Metronic）全球副總裁。目前內地醫藥行業眾多傑出的高管人材都曾經一度為其效力。李炳容是中國改革開放後，醫藥界的一名傳奇人物。

8　2018 年 10 月 12 日，與張鐘聲訪談。

6. 西藥業供應鏈策略者

吳永輝自 1973 年從美國返回香港後，一直抱著把先進的醫藥治療方案帶入中國內地的希望。

1984 年，中國最高領導人鄧小平宣佈開放政策，促使耀章重新進入闊別了 35 年的內地市場。禮來管理層對中國市場比較保守，不願意直接投資在剛起步的中國市場，但鼓勵耀章在 1985 年開始把禮來的藥品介紹予北京、上海、廣東的三甲醫院。當時，李炳容親自跑到北京向協和醫院與 301 醫院推廣禮來的藥品。通過耀章 8 年持續的深耕與推廣，禮來的品牌與知名度獲得一線城市很多資深醫生的認可，禮來最終決定重新在 1993 年回到上海成立分公司。

雖然裕利時為香港、台灣與東南亞最大規模的西藥物流管理者，但由於缺乏內地的經驗與人脈關係，很難成為跨國藥廠進入中國大陸的的錨錠。

隨著中國市場的跳躍式發展與開放西藥藥品進口市場政策的實施（之前只容許進口西藥原料），裕利與耀章歷經協商，雙方同意在 1993 年合資成立裕利中國有限公司（簡稱＂裕利中國＂），在大陸分銷與配送藥品及醫療儀器。1994 年，裕利中國在北京成立了中國永裕新興醫藥有限公司。當時因為耀章與禮來 70 年的牢固關係，禮來自然地成為裕利中國第一個大型跨國藥廠客戶，之後其他跨國藥品企業接踵而來。[9]

1995 年，裕利中國在上海外高橋保稅區成立了上海永裕醫藥有限公司，服務華東地區的醫藥產物物流企業。裕利中國經過 7 年的發展，到了 2010 年銷售金額超過 10 億美元，在中國進口醫藥商業領域位列前茅。然而，廣泛的分銷網絡覆蓋所催生的高庫存與經銷商處理醫院的應收未收賬款，成為了永續經營的兩大困境與挑戰。

2010 年底全球最大的醫藥物流商康得樂（Cardinal Health）收購裕利中國的業務。[10] 耀章作為裕利中國的創始股東，在這一宗交易中得到了非常可觀的回報，也是吳永輝在美國放棄了他原來的物理學研究專業，回流香港從商 37 年後的一個認可。

7. 家庭

吳家起源於廣東省中山翠微村，距澳門一小時車程。吳耀章的父親與他的兄弟們在 19 世紀末移居上海。他有一個妹妹，名瓊珍。吳耀章在公共租界上

9　裕利（Zuellig），瑞士籍家族，20 世紀初在菲律賓開始從事西藥進口業務，於 1980 年代中期在香港收購了茂信，成為 1980 年代末在香港與東南亞最大規模的醫藥物流管理者。

10　Cardinal Health Acquires Leading Pharmaceutical Distributor in China November 29, 2010. https://ir.cardinalhealth.com/news/press-release-details/2010/Cardinal-HealthAcquires-Leading-Pharmaceutical-Distributor-in-China/default.aspx.

學，曾在上海浸會大學堂（Shanghai Baptist College）學習，但因為經濟原因沒有完成學業。在校時，排球是他最喜愛的運動。1930年，吳耀章24歲時調往廣州出任禮來廣東及廣西地區銷售代表，在走訪廣州醫院期間認識了擔任藥劑師的潘廉靜。兩年後的1932年，他們成婚，並先後有了六個孩子：大女蓉英、二子永基、三女蓉薰、四女蓉芬、五子永輝與六女蓉菁。

吳永輝是繼承他父親成立的耀章公司的唯一子女。1965年，他24歲時與土生華裔藝術家Nancy Chu，在美國紐約州北部伊薩卡市成婚。他們有兩個孩子，都在美國出生。女兒Rebecca，現在新加坡定居，兒子Stephen，在香港從事投資銀行業務。吳永輝的兄、姐、妹等都已退休。而他自己則繼續在香港工作。吳永輝熱愛運動，並經常行山、打網球和游泳。他與Nancy也經常出外旅遊。

8. 總結

耀章的兩代掌門人：創辦人吳耀章先生（1906–1973）與他的第五個兒子吳永輝博士（1940- ），積極投入西藥及醫療儀器事業。吳耀章見證了中國從1923年上海還是國際租界的時代至1937–1945年的抗日戰爭，以及1946–1949年的國共內戰，一共27年的動盪時期。1950年，雖然吳耀章與家人移居美國，但心中還是抱著家國情懷、血濃於水的文化與族群認同。吳永輝回憶道：

　　禮來總部的藥理研究部主管，陳克恢博士（K. K. Chen, 1899–1988）是父親的好友，每次來三藩市，他都會來我們家討論如何援助國內的醫藥健康發展，父親到禮來總部時也會去陳叔叔的家裡作客。[11、12]

　　吳永輝博士從 1973 年到現在一直在耀章掌舵，超過 46 年，可能因為他曾經受過嚴謹的科學訓練，所以他是一名充滿思維邏輯的策略家，在機會來臨時有獨到的眼光，能作出果斷的決定。耀章在過去一個世紀迎接了一波又一波的挑戰，每一次都安然度過。耀章的下一任接班人會怎樣面對未來？

11　Reference 22.
12　陳克恢是藥劑師也是醫學博士，1923 年他在北京協和醫學院從事麻黃的藥研究，後來加入禮來並成功將麻黃素研發成成藥，在美國與全球上市，用以治療抑鬱病。他在氰化物中毒療法和蟾蜍毒液類固醇領域也享有盛名，是全球著名的殿堂級藥理學家。他的夫人凌叔浩也是醫學博士，與陳克恢共同在禮來從事研究工作。

第九章　雷耀光（1930-2019）：獅子山下的典範

1. 簡介

從 1948 年到 1984 年雷耀光總藥劑師（1930-2019）任職於香港政府醫務衛生署藥劑科，當時的同事和學生們尊稱他為"馬丁代爾先生"（Mr. Martindale）。[1、2] 他具備驚人的記憶力，熟知中、西藥物適應症、劑量和藥物製配方等方面的知識，工作能力一時無兩。

雷耀光和許多他同時代的戰爭倖存者一樣，戰後重新落戶到獅子山下，並在那裡完成學業，開拓個人的事業。他熱愛藥劑學，在 1952 年考獲化學師文憑考試後，寧願放棄在高薪的零售藥房出任藥劑師，堅持在港島瑪麗醫院做了 10 年低薪的配藥員。他從小便開始獨立生活，長大後渴望建立一個溫馨有愛的家。他的一生在信念、愛心和熱情的驅使下完成了他人生的目標，樹立了一個"獅子山下"奮鬥精神的典範。

1　《馬丁代爾》現已成為《萬國藥典》的代名詞。

2　2015 年 5 月 26 日，與高務亮訪談。

2. 生平經歷

19 世紀後期，雷耀光的祖父從廣東台山去了澳洲攻讀神學，後被任命為長老會牧師，接著去了紐西蘭、北島的華人社區傳播福音。他的父親雷福榮（David）在紐西蘭出生和長大，在澳洲大學化學系畢業後，於 1924 年來到香港，並加入當時殖民地政府，成為一名化學分析助理，1940 年晉升為政府的化驗師。

雷福榮非常積極參與社會活動，並兼職主日學校的牧師，他也兼任輔助警察督察，日後被提陞為輔助警察助理總監。日佔時期，他因為擔任英國軍情 9 處（MI9）香港地下情報負責人，於 1943 年 5 月底被日本憲兵逮捕後處決。[3、4]

雷耀光於 1930 年 12 月在香港出生，是家中長子，有一個妹妹。他的祖父與其他基督徒人士在九龍土瓜灣創立了中華基督教會，後來更名為中國基督教恒恩堂。他的夫人（潘志清，Susan）回憶道：

在 1930 年代，當其他孩子們在九龍馬頭圍的宋王台花園遺址遊玩時，雷耀光總是拿著一本書，經常被他的小朋友

3　Lam, Clare Branson, *Looking back with pride and glory: Hong Kong Auxiliary Police History Book (1914–1997)* (Hong Kong: Sunrise Printing Company, 1997), p.12.

4　GeorgeWright-Nooth, *Prisoner of the Turnip Heads: Horror, Hunger and Humour in Hong Kong, 1941–1945* (London: Leo Cooper, 1994), p.173.

們——包括我，嘲笑為一名"書蟲"。[5]

他在九龍城民生書院，一所基督教學校讀小學。他 13 歲那年即 1943 年，當他的父親在 5 月底被日本憲兵逮捕後，英軍服務團旋即安排他與他的祖母在 6 月初逃離香港。(在雷福榮被捕前，他的母親陳凱蒂和妹妹因為安全原因提早回到紐西蘭。)

他在國民政府的戰時陪都重慶上了兩年初中，一直到戰後才返回香港。他回憶說，當時從家到學校每天要步行一小時以上，在他們居住的地區也有來自香港的其他家庭。直到二戰結束後才返回香港，他 18 歲時在九龍拔萃男書院中學畢業。他回顧了 1940 年代時的情景：

香港有許多藥房及藥行銷售中西藥品。1941 年 12 月 25 日被日軍佔領後，大部分中藥店舖的中草藥都斷貨。西藥供應主要來自日本，但只作有限的銷售，且價格也非常昂貴。第二次世界大戰後，很多在日佔初期逃出香港的商人也紛紛回來重啟業務。中西藥品供應也逐漸得到恢復，但是抗生素的價格仍然很高。[6]

5　2015 年 6 月 6 日，與雷耀光及雷潘志清訪談。

6　Reference 35.

3. 事業發展

1948 年，雷耀光中學畢業後加入了瑪麗醫院，任職學生配藥員，並在香港工業學院兼讀四年制夜間藥劑學課程。同年，他的父親被英國陸軍追授英皇殖民地警察榮譽勳章。[7]

他在港島瑪麗醫院邱幼蓮女藥劑師指導下工作，學會了配藥技巧，同時也向馬洪總藥劑師學習藥劑學。1952 年，他通過化學師文憑考試，註冊為藥劑師。儘管在私人藥房的藥劑師工資比政府配藥員高，但他喜歡醫院藥房的氛圍，可以讓他學習更多臨牀知識，豐富他的醫藥學經驗，因此一直在醫院藥房任職配藥員。到了 1961 年才被調往九龍醫院，並晉陞為藥劑師。

兩年後，他被調到新開的九龍伊利沙伯醫院負責藥房管理，直到 1972 年羅敏權接替他為止。這年，他晉陞為高級藥劑師並調到北角油街的中央醫藥倉庫，負責藥品管理，製造和供應口服液、油膏製劑、無菌注射劑。在那裡，他還培養了許多在政府醫院和診所工作的配藥員，教授他們藥理學和藥劑配方技巧。

1977 年，當譚加利總藥劑師退休時，他被邀請出任署理總藥劑師，兩年後面對香港第一次政府配藥員

7　1942 年 3 月，雷福榮加盟英軍服務團（英國戰爭辦公室軍事情報局 9 處，或稱 MI9），為當時香港地下軍事情報的負責人。他與之前的同事建立了間諜網絡，直接向在廣東惠州的賴廉士（Lindsay Ride）負責。

的罷工事件，最後由法庭判決裁定配藥員罷工是違反公務員銓敘合約精神的行動，此宗事件成為香港開埠以來第一件以勞動法演繹罷工行為的先例。（第四章2.1.節）

1980年他正式被任命為總藥劑師，直到1984年光榮退休。在政府的藥劑科服務時，他的同行和藥劑學生對他的藥物和藥劑知識十分欽佩，並給了他馬丁代爾先生的綽號。這部分可能是他的廣博藥劑學知識、過目不忘的記憶和分析技能所致，也可能是繼承自他已故的父親。他很謙虛地形容他的藥劑事業：

他在藥劑學交流方面亦非常活躍，1970年代曾與香港藥劑師們訪問菲律賓同業。（圖80）

8　Reference 36.

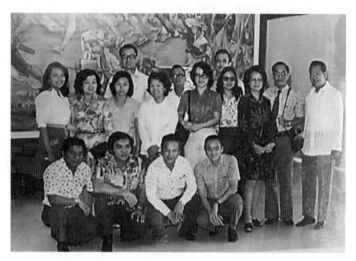

圖 80　與菲律賓藥劑師在菲律賓馬尼拉交流合影

第三排：雷耀光（左一，戴眼鏡者）。

第二排：約瑟芬那森太太（左二），雷潘志清（中間，戴眼鏡、掛袋者），李炯儀（右二，戴眼鏡、掛照相機者）。

（鳴謝雷文華）

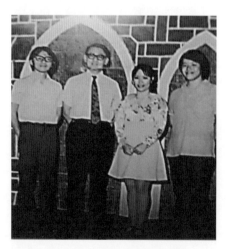

圖 81　1960 年代雷耀光全家福合影

左至右：雷文華，雷耀光，雷潘志清，雷啟華。

（鳴謝雷文華）

4. 家庭生活

雷氏伉儷有兩個兒子：啟華（Jeff）和文華（David）。（圖 81）1966–1969 年，雷太去了意大利學習歌唱與聲樂。[9] 當時，雷耀光在日常工餘時間，還需要照顧兩個十幾歲的兒子，此外還要抽出時間繼續進修，最後取得了中醫文憑，在 1969 年成為一名合格中醫師。他也是香港第一位同時具備中西醫藥學歷的藥劑師，治療好許多奇難雜症。

雷太曾說出心裡的話：

> 耀光對我的愛是永恆的，他支持我終身的歌唱事業並讓我成為女高音和聲樂老師，給我一個傳承藝術予下一代的機會。[10]

雷啟華退休前以藥劑師的身份在美國加利福尼亞州奧蘭治縣社區藥房工作，他的妻子劉穎珩（Jocelyn）是劉仲麟藥劑師的第四位千金。（第七章）劉穎珩的大姐劉穎璋（Geraldine）也是香港前政府藥劑師，隸屬雷耀光管轄的部門，與雷耀光屬上下級的關係。（但雷啟華與劉穎珩在美國讀書和認識，眾人並不知曉。）

9　雷太師承世界上最偉大的女高音之一馬里亞·卡名吉莉（Maria Canigli）以及羅馬歌劇院藝術總監尤格·康塔尼亞（Ugo Cantania）教授。

10　Reference 38.

雷文華畢業於香港浸會大學傳理系，後在英國思克萊德（Strathclyde）大學攻讀工商管理系，並獲頒授碩士學位。他回港後，投身藥品零售行業，並在荔枝角美孚新邨開設一家藥房。當時雷耀光也剛從政府退休，雖然對零售藥房的業務有所保留，但仍充當為文華的藥劑顧問。

一年後藥房倒閉，因為經營一間藥房與專業藥劑業是不一樣的領域。由於私人執業醫生簽發的處方寥寥可數，沒有盈利是必然的事。這是許多零售藥房的老闆與藥劑師聽起來都感熟悉的情形，雷文華回憶說：

單靠個人護理產品，OTC 藥品和保健品的銷售，我的藥房無法產生足夠的利潤支付昂貴的租金，更不用說還要支付藥房藥劑師與工作人員的工資。[11]

5. 總結

雷耀光是一位充滿愛心的丈夫、父親和兒子，18歲便開始工作，通過自己的奮鬥，構建了一個四口的家庭，並支持妻子成為一名女高音暨聲樂教授。2002年他與他的家人慶祝他與雷潘志清的金婚。（圖 82）他

11　2015 年 5 月 10 日，與雷文華訪談。

的藥劑事業生動地呈現了戰後和回歸前的香港境況，就像鳳凰涅槃重生一樣。

他是一位仁慈的父親，他的兩個兒子，其中啟華在美國為執業藥劑師，曾經一度也是藥房老闆。從1948 年開始至 1984 年止，他從一名配藥員一路默默耕耘，最終被委任為總藥劑師。

在 36 年的公務員生涯中，他經歷了各階段的困境，也接受了各項挑戰，他積極面對現實環境，努力利用有限的人力與物力的資源，永遠把服務病人放在首位。

雷耀光總藥劑師於 2019 年 10 月 18 日在家中蒙主恩召，安詳離世，他的一生展現出香港人的核心價值：愛心、熱情和犧牲，是香港人獅子山精神的典範。（圖 83）

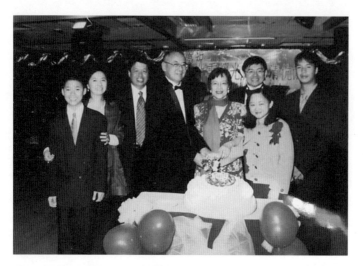

圖 82　2002 年雷耀光與雷潘志清金婚紀念時與家人合影
（鳴謝雷文華）

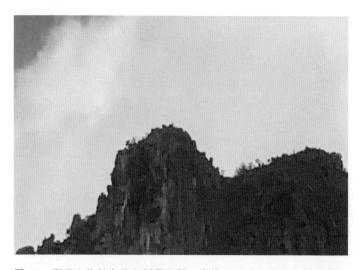

圖 83　獅子山位於九龍與新界之間，海拔 495 米，獅子山精神源於
1970 年代的電視劇《獅子山下》及其主題曲，泛指 1950–1970 年代在
香港居住的中國人刻苦耐勞、同舟共濟、力爭上游的拚搏精神。
（私人圖片）

第十章 韋以安（1940- ）：屈臣氏全球化的執行者

1. 簡介

韋以安（Ian Wade, 1940-）16 歲時是一名有理想與抱負的職業板球運動員和橄欖球運動員，後來選擇了不同的職業道路，最後成功使屈臣氏集團（簡稱"屈臣氏"）成為 21 世紀初全球最大的健康和美容零售集團。

當韋以安 1982 年 2 月抵達當時的英國殖民地——香港，屈臣氏的業務還是相當分散的，公司轄下擁有 21 個企業包括 5 家藥店和一家製藥廠、8 家超級市場、4 家餐廳和 3 家玩具店，並僱用了約 250 名員工。2006 年底，韋以安在擔任屈臣氏健康和美容集團舵手 25 年後引退，其時屈臣氏已發展到擁有 7,757 家門店，當年銷售金額為 992 億港幣，按年增加 12%。[1] 2005 年，在亞洲和歐洲的 37 個市場合共擁有 90,000 名員工，這種丕變也許可以視為屈臣氏的先驅者——堪富利士夢想的實現。

韋以安早期在英國沃爾沃斯（Woolworths）工作，

1 "Retail Operations Review", Hutchison Whampoa Ltd. Annual Report 2006, p.36. http://doc.irasia.com/listco/hk/hutchison/annual/2006/retail.pdf.

是他踏入零售行業的開始。他隨後成為一名綜合商店的經理,經歷了多年在零售行業的摸、爬、打、滾,鍛練成一個永不言敗的商場鬥士,最終被英國阿斯達(Asda)公司吸收,為公司董事局的一成員。這些職位磨練了他的商業戰略技能,並建立了對消費者行為的深入了解。

2014年,韋以安辭去英國塞恩斯伯理(Sainsbury,英國最大的超級市場)非執行董事的工作崗位,隨後更在2016年辭去恒基中國有限公司的非執行董事一職。韋以安之後退而不休,繼續享受在亞洲和中國的諮詢工作與充實的生活。

他現在將更多時間投入他的 " 老爺車 " 業務上。在他的家鄉英格蘭、哈德斯菲爾德(Huddersfield, England)的一個60,000平方英尺的停車場內收集了超過99輛1930–1980年期間製造的汽車。[2]

韋以安在香港38年的豐富工作經驗、多姿多彩的生活、充實的跨國事業生涯、面對逆境時仍然抱著初衷和激情,以及其迎難而上的精神,實為香港年輕人發展事業的典範,也是筆者選擇這一主題為本書最後一章的原因所在。

2　2018年8月22日,與韋以安訪談。

2. 生平經歷

韋以安（Ian Francis Wade）在 1940 年 3 月出生於英格蘭的布拉德福德（Bradford），生肖為金龍，（圖 84）為天生的領袖，擁有豐富的資源並始終能找到成功之路。韋以安是哈里（Harry）和葛萊蒂絲（Gladys）的第二個孩子。韋以安 3 歲時，比他年長兩歲的姐姐伊萊恩（Elaine）因急性腎臟感染而去世。（圖 85）

第二次世界大戰（1939–1945）之前，哈里曾在當地的馬克斯和斯賓塞（Marks and Spencer）的倉庫工作，後來以列兵身份參軍。哈里表現出的勇敢和領導能力，讓他獲得了許多軍事獎牌，並在戰爭期間被提升為中校。在戰後他重新加入馬克斯和斯賓塞，不久即被晉陞為綜合商店經理。

已故的父親教予韋以安自律、堅持不懈和努力工作的態度，曾教導他："除非你做好充分的準備，不然不要急於決定。"他母親在 20 世紀 20–30 年代的大蕭條困難時期長大，教會使他成為一個正直和有正確價值觀的人。韋以安在哈利法克斯市（Halifax）上了克羅斯利—波特（Crossley-Porter）文法學校（文法學校在英國與澳洲為重點中學，側重學習，與綜合性中學有區別）。在校裡，他最喜歡法語、歷史科，板球和橄欖球是他最喜歡的運動。

韋以安中學畢業後，很快就加入了弗里克利煤礦（Frickley Coollier）板球俱樂部打板球與橄欖球。

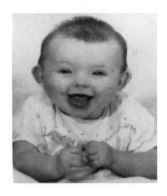

圖 84　1941 年韋以安 1 歲
（鳴謝韋以安）

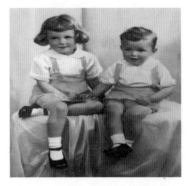

圖 85　1942 年伊萊恩 5 歲、韋以安 3 歲。
（鳴謝韋以安）

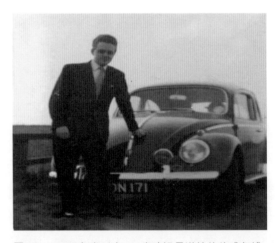

圖 86　1961 年韋以安 21 歲時祖母送給他的成年禮，
一輛甲蟲品牌汽車。
（鳴謝韋以安）

（Freedie Trueman 是著名的板球運動員，曾經在那裡打過球）最初，他渴望成為一名職業板球運動員。

3. 事業發展

在板球世界呆了幾年之後，韋以安改變了事業軌道，在 1959 年 19 歲時作為沃爾沃斯（Woolworth）約克（York）分公司的倉庫實習生，從此投身於百貨零售行業。

韋以安工作勤奮，任勞任怨，並在沃爾沃斯的不同部門獲得了營運經驗。他的祖母非常欣慰韋以安找到自己事業發展的方向，在他 21 歲生日時，送了一輛德國福士（大眾）甲蟲品牌汽車慶祝他的成年。（圖 86）

韋以安是一位善於與人相處的經理，懂得如何激勵銷售人員提供優質服務，從而吸納新客戶並留住老客戶。這使他隨後晉升為主管，後來在 1968 年擔任沃爾沃斯斯肯索普（Scunthorpe，是英格蘭北林肯郡一個大型工業城鎮）的商店經理。

作為商店經理，韋以安負責商店的利潤和產品組合，憑藉出色的營業額，他獲得的年度獎金為門店利潤的 10%，韋以安在 1968 年的收入有 9,000 英鎊（按英國國家統計局綜合價格指數，2018 年價格為過去 50 年 15.8 倍），相等於 2018 年 151,602 英鎊（或 1,513,050 港幣）的購買力，遠遠超過他上司的年度收入。

韋以安於沃爾沃斯工作了 13 年後即 1972 年加入"阿斯達"（Asda），這是一家利茲聯合乳業公司（Associated Dairies Company of Leeds）旗下的超市連鎖店，擔任綜合商店經理，並繼續他的零售業發展。

憑藉敏銳的商業頭腦和"勇於嘗試"、"沒有做不到"的態度，韋以安在 20 世紀 70 年代的阿斯達快速擴張期間與英國各地的超市一起成長，並在 1979 年成為最年輕的董事會成員，當時他才 38 歲。與此同時，他對於日後的發展方向形成了商業零售和營銷方面的戰略願景，在此期間亦為阿斯達開設了許多門店。

4. 來自遠東的機會

小時候，韋以安對亞洲很是著迷，歷史學是他成績最好的學科之一，他瞭解到大英帝國是如何在 19 世紀維多利亞女王統治下建立和繁榮發展的。韋以安一直夢想著，如果他出生在一百年前，他可能會一個人在遠離國土的遙遠土地上成為"大班"。[3]

在 1981 年的冬天，一家跨國獵頭公司找到了韋以安——和記黃埔正在尋找一位喜歡挑戰的企業高管。候選人需要在企業高速增長及組織發展方面擁有豐富的經驗，並且還敢於挑戰現狀，以接替提前退休的屆

3　在香港殖民地時期，大班（Taipan）一詞是指英國資本家在香港領導的具有影響力的商業機構，例如滙豐銀行、怡和、太古、和記黃埔等企業。

臣氏的董事總經理。韋以安相信他不僅可以扭轉屈臣氏面對的困境，而且有朝一日可以將其發展成為零售業的全球主要參與者。

他的背景和願景與他的工作內容十分契合。1981年10月和記黃埔有限公司（簡稱"和黃"）的董事長兼大股東李嘉誠和首席執行官約翰·李察士（John Rihards）先生與韋以安的工作面試進行得非常順利，並當場邀請他加入和黃。[4]

韋以安決定接受挑戰，因為他覺得阿斯達的商業方向開始缺乏聚焦。他於1982年2月抵達香港上任新職。（圖87）他加入屈臣氏時，該集團擁有19家零售店，包括8家百佳（PARKnSHOP）超市、5家屈臣氏（Watsons）藥房與一家藥廠、3家小飛俠（Peter Pan）玩具店和其他餐飲企業，以及兩家藥廠和汽水廠。屈臣氏上一財年度虧蝕4,000萬港幣。包括怡和（擁有萬寧藥房）在內的一些競爭對手認為屈臣氏將在一兩年後倒閉。

在加入3個月之後，韋以安很快意識到屈臣氏缺乏實現和維持盈利的能力和驅動力，在這段時間裡，他已掌握了振興屈臣氏業務的關鍵要素，同時亦在進

4　1977年，香港和記洋行與黃埔船塢合併成和記黃埔有限公司（簡稱"和黃"）。同年，屈臣氏製藥部從北角的屈臣氏大廈搬遷至荃灣沙咀道224號，繼續生產，一直到了1980年代中因為火災而停業，從此離開製藥業。

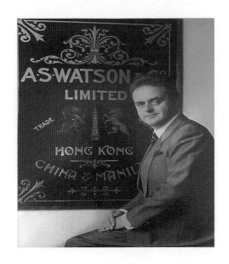

圖 87　1982 年 42 歲的韋以安出任屈臣氏大班
（鳴謝韋以安）

行準備工作，等待亞洲中產階級壯大的到來。

　　韋以安認定不斷壯大中產階級的戰略位置，開設
了大型商店，提供更多的美容和保健產品，推出自家
品牌、優質食品等，從進口商獲得更多的貨量和更高
的折扣。

　　韋以安於 1982 年抵達香港，之前英國和中國政府
就 1997 年香港回歸中國的問題已開始進行了艱苦的談
判，緊張的局面持續到 1984 年的冬天。[5] 在這種政治不
確定性的情況下，香港的零售業務受到嚴重打擊，而

5　據中華人民共和國外交部報導，中英兩國政府代表團於 1983 年 7 月
　　12–13 日舉行了第一輪會談。隨後的三輪會談沒有任何進展，因為英國
　　堅持在 1997 年後繼續管理香港。

韋以安利用這個充滿挑戰的時期開展了他的屈臣氏復興計劃。

5. " 黑色星期六 " 與振興計劃

香港的貨幣危機也稱為 " 黑色星期六 " ，發生在 1983 年 9 月 24 日，港元幣值創下歷史性新低。香港金融管理局銀行政策部執行董事李令翔先生在其論文中描述了當時港元幣值的狀況：

繼中國於 1983 年 8 月正式宣布將於 1997 年 7 月 1 日或之前收回香港後，此種極度不安的情緒，漫延至整個香港，到 1983 年 9 月 23 日至 24 日週末達到了高潮，坊間謠傳即將到來的中英談判將會陷入僵局。

在這兩天裡，港元兌美元匯率貶值約 13%，於 9 月 24 日收盤於 9.6 港元的歷史低位。1983 年 10 月公佈並實施聯繫匯率制度後，情況才得以穩定下來，緊接著而來的是金融管理局為因應當時事態的發展及安定整個經濟環境，由官方立即頒發穩定金融政策，使港幣與美元掛鈎，匯率為 7.80 港幣 /1 美元。[6]

香港進口的大部分消費品包括食品、美容和保健

6　Raymond Li, "Banking problems: Hong Kong's experience in the 1980s", Bank for International Settlements, Monetary and Economic Department, 1999, p.130. https://www.bis.org/publ/plcy06d.pdf.

品都是以美元折算，由此構成的價格上漲並不是大多數零售消費者的家庭主婦所能負擔的，屈臣氏旗下的百佳超市與屈臣氏藥房首當其衝受到危機的衝擊。韋以安也剛剛開始著手為屈臣氏開展振興計劃，增加人力資源，建立更高利潤的產品組合，並在重要戰略位置開設更多更大的門店。貨幣危機真正使韋以安受到考驗。

6. 持續發展策略的制定與執行

作為一條天生金龍，韋以安接受了挑戰。為了減少屈臣氏將貨幣波動風險轉嫁給消費者的不良觀感，韋以安和他的管理團隊積極尋找一個平衡點來規範進口貨物的庫存與品種，從而不會過度損害客戶的需求。

當英國和中國於 1984 年 12 月 19 日簽署《中英聯合聲明》時，消費者信心已逐漸恢復，中產階級正在回復他們原來的消費生活方式。韋以安亦已掌舵屈臣氏接近 3 年，儘管面臨政治和經濟的不確定性挑戰，但已把弱勢局面扭轉過來。

韋以安和他的團隊認為這是他們進行市場拓展戰略的最佳時機，他在 1985 年初向和黃董事會闡述了在亞洲經濟發展中分散風險和增長的戰略建議，獲得批准進入東南亞市場。從 1982 年初至 1986 年底的 5 年裡，屈臣氏的業務從 19 家門店增長了 4 倍至 70 家超級市場、藥房及健康和美容零售門店。1984 年，深圳蛇口的百佳超市成為屈臣氏首個在香港以外投資的零售市場。

韋以安謙稱他在屈臣氏的業務成功得益於和黃董事長李嘉誠先生的的鼎力支持，抓準進入市場的最佳時機，領導層的盡心盡力、通誠合作，將每個項目從開始到最後付之實行的決策定力，以及當危機發生時的研判與果斷處理，堅守崗位等因素。

6.1. 策略

韋以安在屈臣氏 25 年中制定及執行的業務快速成長策略與哈佛商學院教授尼汀‧諾里亞（Nitin Nohria）以及威廉‧喬伊絲（William Joyce）和布魯斯‧羅伯遜（Bruce Roberson）研究的 160 家公司，有著相同的管理理念。諾里亞等在他們的書中寫道：

表現優於行業同行的公司，以我們專業的術語稱之四大主要管理實踐包括戰略、執行力、文化和結構方面表現出色的核心競爭力是必須具備的條件。他們通過掌握四種二級管理實踐中的任意兩項——人才、創新、領導力以及合併和合作夥伴關係，增加了他們在這些領域的卓越技能。[7]

---

7   Nitin Nohria, William Joyce, Bruce Roberson, "4+2=SustianedBusienss Success", *Research &Ideas*, July 7th, 2003. https://hbswk.hbs.edu/item/42-sustained-business-success.

屈臣氏從 1982-2006 年的 25 年內，在內地與海外國家和地區進行市場擴張的目標消費者是現成或在快速增長的中產階級，先後在中國香港、中國、中國台灣、新加坡、東南亞、歐洲與英國和後來的蘇聯解體後的東歐國家。所採用的關鍵細分策略是客戶（年齡和性別）、地理分佈和收入群體等，用以開發高利潤的產品組合來滿足目標市場的消費者。

以屈臣氏品牌的蒸餾水作為一種"清涼、運動和時尚"的解渴飲料，爭取體育與健康愛好者的市場外，也增加了傳統"可樂"、"涼茶"客戶的認同。1985 年開始，屈臣氏贊助當時香港網球公開賽和澳門"格蘭披治"大賽車賽的年度賽事。消費者願意為認可並信賴的品牌支付一定的額外費用——無論是全球品牌還是屈臣氏自家品牌，在波羅的海國家、中國大陸、俄羅斯、東南亞等新興市場尤其如此。

6.2. 執行力

在 1910 和 1940 年代末，屈臣氏分別退出了菲律賓和中國市場後，經過一個世紀，韋以安重新制定了一個大膽的計劃與高瞻的目標。憑著毅力、幹勁、永不言棄的精神和激光般銳利的眼光，屈臣氏通過將焦點投放在極具挑戰性的中國和菲律賓市場，很快地在這兩個久別的市場上從覆蓋率到滲透率方面均取得了巨大的飛躍。

在馬來西亞，屈臣氏3年內超越了新加坡“佳寧”（Guardian）藥房連鎖店，成為健康和美容領域的領導者。執行力在每一個市場都是同樣重要，包括歐洲的成熟市場，例如德國、英國、法國等。在執行快速增長計劃時，運動員般的自律、事在人為的態度較按本子辦事、墨守成規的方法更為適合開拓新市場的業務。

執行策略的關鍵管理者在快速成長的市場會面對突如其來的挑戰，尤其是進入一些新興市場時，當地的競爭對手可能會引導媒體攻擊外來投資者時，令其知難而退。那些管理者是否有能力應變和克服這些挑戰至為重要。

6.3. 文化

當然，在收購成熟市場的業務與營運上，文化的差異將會是同樣重要的議題。每一個國家和地區的消費者都有他們的購物習慣，不同年齡群、不同社群和不同收入的群體都有自己的考量因素。通過適應當地口味、偏好，以及每個市場的習慣做法，以利益相關者（消費者、員工和合作夥伴）的利益為基礎，在進入新市場時，以“全球思維、立足當地”的管理哲學作為座右銘。2005年，當屈臣氏收購了法國馬里翁諾（Marionnaud）香水連鎖集團的業務後，它成為全資附屬機構，如何維持它獨特的文化便成為一個巨大的挑

戰。[8、9] 相對英國或德國而言，法國的勞動法是最為傾向
僱員的，每週工作時間短，公眾假期與個人假期多，
勞動成本比德國和英國還要高，但利潤相應也較低。

韋以安的管理方法就是充分授權予當地業務負
責人或稱董事總經理，並維持當地的有效勞動關係戰
略，最大程度的協助與最少程度的干預，讓領導團隊
當家作主，肩負使命。他也按照每一個國家的文化、
習慣，適當地引進了他多年前在沃爾沃斯任職店舖經
理時設定的獎勵計劃，激勵有能力的員工爭取達標。

6.4. 組織結構

1982 年從香港的 21 家門店發展到 2006 年擁有
8,000 家門店的全球主要健康和美容零售集團，韋以安
的組織結構策略將是適合未來幾代商業領袖研究的案
例。韋以安設計的組織結構以解決問題為導向，公司
的總經理與一線人員的距離比其他競爭對手短，問題
可以迅速了解和解決，前線員工的高昂士氣亦得以維
持。事實證明這是一個關鍵的成功因素，無論是在中
國、菲律賓或英國，競爭對手都難以複製屈臣氏的扁

8　馬里翁諾（Marionnaud），法國領先的化妝品和香水連鎖店，成立於
　1984 年，在歐洲也有分店，擁有自己的營運風格與企業文化。

9　Malina Ngai (ed.), The Sweet Smell of Success, Watson 65, A.S. Watson
　Family. http://www.aswatson.com//wp-content/uploads/old/eng/pdf/
　watson_magazine/2005/65-watsON-e.pdf.

平組織結構和營運模式，因此也難以挑戰屈臣氏在當地的領導地位。

韋以安採納的縱橫交叉匯報系統（matrix system）是參考和黃企業管理的矩陣結構模式，也是許多跨國公司慣用的匯報系統。地區總經理向韋以安匯報，地區財務總監向屈臣氏集團財務總監匯報，地區總經理負責盈虧。矩陣結構的優點是利用總經理與財務總監的各自強項，聚焦他們的能量應付每天發生的變化，同時也因為有兩個決策者可以檢查和平衡任何缺失，從而減低個人與企業的風險，領導企業的持續性發展。

6.5. 人才培養

韋以安相信發展內部人才是企業的首要目標，快速增長的同時，如何傳承屈臣氏的深厚企業文化，讓未來領導者繼續發揚光大，也是他的強項。

魏文玲在商界發展她的事業前，像韋以安一樣，曾為專業運動員。她在 2000 年加入和記港口控股公司，2001 年被韋以安招聘為屈臣氏助理公關經理。之後在市場、行銷等領域吸收經驗，曾多次獲得內部晉升。2014 年 1 月被任命為屈臣氏公司首席運營官。

屈翠容曾在麥肯錫顧問諮詢公司（McKinsey & Co.）香港辦事處任職大中華地區零售業顧問。2005 年開始擔任屈臣氏歐洲戰略主管，並於 2012 年成為屈臣氏全資擁有的兩家英國 " 節約者 "（Savers）和 " 超藥 "

（Superdrug）連鎖藥房集團的執行董事。在屈臣氏服務了 10 年後，2015 年屈翠容回到內地加入百勝餐飲集團（Yum! Brands，Inc.，簡稱 " 百勝 "）。屈翠容現任中國百勝的首席執行官，負責帶領在內地服務 1,200 個城鎮中的 8,100 家品牌餐廳包括 " 肯德基 " 在內的 46 萬名員工。

6.6. 創新

韋以安打破了本地採購進口快速消費品的傳統採購模式。屈臣氏的創新採購策略是建立自己品牌，並在香港總部集中採購和供應予整個東南亞，毛利率比全球性品牌，例如美國高露潔棕欖（Colgate Palmolive）、日本花王（Kao）、英國聯合利華（Unilver）等至少高一倍。

另一個創新例子是屈臣氏的家庭和辦公室瓶裝純水快遞業務（Home and Office Delivery）。1998 年 9 月屈臣氏在英國成立了屈臣氏飲用水集團並開始在英國本土與歐洲開展一系列的收購瓶裝水和桶裝水業務。接着在 2000 年，屈臣氏在英國與歐洲創建了 Powwow 純水品牌，定位成一個與眾不同的瓶裝純水和桶裝水快遞業務。瑞士雀巢食品集團（簡稱 " 雀巢 "，Nestle）於 2003 年 3 月以 5.6 億歐元收購了 Powwow 的家庭和辦公室純水快遞業務的 23 萬名客戶（相等於每一個客戶的價值為 2,435 元歐羅）。這相當於 4.5 倍年銷售

額，是行業中比較高的收購價，也是韋以安向和黃股東交出的又一張亮麗的成績單。[10、11]

6.7. 領導力

韋以安的首要任務是培養領導者作為榜樣，通過輪崗獲得零售市場的知識和經驗，拓寬個別領導者的視野，使他們能夠實踐全球思維、立足本地的理念。

他在亞洲與歐洲聘請的管理層對員工們都充分授權，採取一個公平、公正與公開的獎罰制度，鼓勵他們在前線為消費者解決問題的時候換位思考，滿足消費者的期盼。他還重視團隊建設，通過年度體育與社交活動，促進全球管理者之間的全球團隊結合，以多樣性和尊重為核心價值觀。韋以安總是在前線領導而不是在辦公室內，與人打交道是他的樂趣。[12]

韋以安對人才著意的培養，使他在今天還是得到他們的尊敬，有些也成為他的終身朋友。現任職菲

---

10 "Nestlé Waters and Hutchison conclude a major water business transaction in Europe.", Feb 4th, 2003. https://www.nestle.com/media/pressreleases/allpressreleases/watershutchisonmajortransactioneurop e-4feb03.

11 "Marketing Development of Bottled Waters", inDege, N. (ed.), *Botteld WaterTechnology* (Hoboken: Wiley-Blackwell, 2011), p.21.

12 Malina Ngai(ed.), The World of A.S. Watson, Watson 69, A.S. Watson Family Magazine, Quarter Two, 2006, pp.17–22. http://www.aswatson.com//wp-content/uploads/old/eng/pdf/watson_magazine/2006/69-watsON-e.pdf.

律賓施氏家族 SM 投資集團的零售業顧問奈傑爾希利（Nigel Healy），對他有以下的評語：

> 我在 1988 年 4 月加入香港屈臣氏集團，任職營運經理負責藥房業務，當時集團有 70 家零售門店包括屈臣氏藥房、小飛俠玩具店、百佳超級市場等。翌年的下半年中國與本地經濟因為政治原因而受到影響，消費意欲疲弱。時任和黃董事總經理馬世民（Simon Murray）要求集團公司成員馬上節省 30% 開支。
>
> 韋以安迅速執行這個公司決定時不偏不倚地組成一個專案組審視每一個業務與其管理層，把"瘦身"後的業務與團隊重新投入可持續發展的核心業務，加快海外的拓展包括收購、合併等策略性投資。他在屈臣氏的海外市場發展與轉型中，扮演了關鍵的角色。韋以安也創造了事業發展的機會，讓中層管理者有許多的鍛煉，我雖然不是給韋以安直接匯報，但仍是其中一個受益者。[13]

6.8. 收購、兼併和撤資

使屈臣氏業務得以快速成長的一個重要策略是在建立自己的品牌過程中，學習當地零售業的市場動態與商業文化，當收購與合併機會出現時，便義不容辭

13　2019 年 3 月 13 日，與奈傑爾希利訪談。

地與直接競爭對手合併。典型例子包括：

1990 年，韋以安在英國建立瓶裝純水快遞業務 Powwow 的品牌後，通過 7 年的有機增長，屈臣氏於 1997 年 9 月在歐洲成立了 Powwow 集團，經過一系列的收購多國瓶裝純水快遞業務，6 年後的 2003 年把整個 Powwow 集團業務售予雀巢。

1994 年，屈臣氏在馬來西亞的柔佛洲（Johor）成立第一家個人護理健康零售店，在接著的 11 年增長至 77 家零售店，一躍成為馬來西亞第二大零售藥業，而香港牛奶國際擁有 130 家安寧門市店面，仍繼續維持市場一哥的地位。

2000 年屈臣氏收購了英國 " 節約者 "（Savers Health & Beauty）連鎖藥妝的 176 間門店之後，熟悉了英國零售藥妝業。2002 年，當荷蘭的克魯伊德發（Kruidvat）家族尋找買家收購其業務群組中在英國、荷蘭、中歐多國的零售藥店與保健、美妝品牌（包括德國博斯曼〔Rossmann〕）藥妝集團的 40% 股權，這個收購行動令屈臣氏晉升為世界三大零售藥妝業。[14]

2005 年屈臣氏投資 5.34 億歐元現金收購了歐洲的法國香水連鎖店馬里奧諾（Marionnaud）。

在這裡值得一提的是，韋以安代表和黃與長江在

---

14 "Hutchison Whampoa acquires one of Europe's leading retail group Kruidvat",August 22nd, 2002. http://www.ckh.com.hk/en/media/press_each.php?id=995.

2001 年收購了美國的線上旅遊業務（Priceline）37%
股權的過程中發揮了重要作用。5 年後，美國的旅遊
業市場起了很大的變化，業務前景非常不明朗，風險
與日俱增。和黃與長江在出售線上旅遊業務中賺取了
1.54 億美元的利潤（即 12 億港幣）。

韋以安於 2006 年底退休，屈臣氏在他退休前 25
年的持續成功，或者可以被視為哈佛大學學者諾里亞
等人倡導的 4 + 2 成功公式的有效範例。在現今快速變
化和動蕩的世界中，保護主義貿易政策越趨嚴厲，韋
以安商業模式的八項核心能力會否做出更好成績，大
家將拭目以待。

7. 企業社會責任

在韋以安的領導下，屈臣氏成為了一個更有愛心
的企業公民、屈臣氏慈善和社區倡議解決了從青年教
育、健康計劃到具有深遠影響的體育賽事的一系列社
會需求。

1989 年，屈臣氏運動俱樂部成立，為當地的青
少年運動員提供更多通過運動改善表現和塑造品格的
機會。

香港社會服務聯會於 2002 年首次授予屈臣氏 " 商
界展關懷企業 " 榮譽，並在此後一年又一年地保持著
這個榮譽。

2003 年 3 月，非典疫情達到高峰。三個本地的藥

劑學會——香港醫院藥劑師協會、香港執業藥劑師協會和香港藥學會分別代表醫院、社區、學術、工業等領域和其他共 300 名的藥劑師，聯合屈臣氏藥房舉辦熱線電話，提供預防傳染病的免費諮詢服務。

屈臣氏全球化的里程碑，1984—2006 年

屈臣氏集團經歷了 1983 年的第一次經濟風暴後，以李嘉誠為首的和記黃埔董事會（屈臣氏的母公司）開始部署在香港以外的地方尋找分散投資的機會。

為了減低風險，時任屈臣氏董事總經理韋以安（Ian Wade）按屈臣氏本身的業務發展與消費者市場的需求，制定了一個快速成長策略。總的來說，韋以安兌現了堪富利士於 1933 年退休時的夢想，把屈臣氏打造成為全球最受敬仰的健康與美容零售集團之一。

- 1984 年，在深圳蛇口成立了第一家中外合資的百佳超級市場。

- 1987 年，踏足剛取消戒嚴令的台灣，成立獨資屈臣氏企業。

- 1987 年，台灣成為屈臣氏首個在海外投資的零售業市場。

- 1988 年，進軍澳門與新加坡，成立獨資屈臣氏藥品與美容、化妝零售門店。

- 1990 年，在香港收購了豐澤電器零售門店。

- 1994 年，進軍馬來西亞市場。

- 1996 年，與泰國中央百貨集團合資成立屈臣氏零售
  公司，3 年後成為當地最大藥妝連鎖集團。

- 2000 年，收購英國 Savers 藥房集團。

- 2002 年，收購歐洲荷蘭 Kruidvat 集團與屬下在英國
  全資擁有的 1,000 家 Super Drug 零售藥房。

- 2003 年，轉售一手建立的歐洲家庭與辦公室飲用水
  業務予瑞士雀巢集團。

- 2005 年，收購法國 Marionnauld 化妝品與香水集團。

- 2006 年，進軍印尼市場。

2006 年，屈臣氏個人護理店開展了籌款活動，協助泰國兒童權利維護基金會。同年，英國特藥（Super Drug）籌得 40 萬英鎊以資助麥美倫（Macmillan）癌症基金會增加其服務範圍，旨在提高人們預防皮膚癌的安全意識。

韋以安是香港業餘田徑協會的主席，在他退休後的翌年參加由渣打銀行舉辦的年度馬拉松賽事。他也是香港網球贊助協會的前主席，負責舉辦一年一度的香港網球公開賽。（圖 88）

8. 總結

作為定居香港的新移民，韋以安在 1982 年從英倫中部到香港工作，生活了 38 年，他熱愛運動，經常參

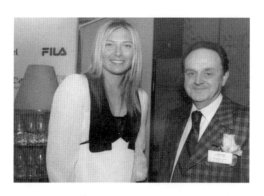

圖 88 2006 美國公開賽冠軍瑪麗亞‧莎拉波娃與
韋以安在 2007 屈臣氏蒸餾水冠軍挑戰賽合影
（鳴謝韋以安）

加公益活動。2004 年，特區政府頒發了銅紫荊星章予
他，認可韋以安在香港長期推廣網球及其他體育方面
的貢獻。[15]

意大利政府也頒發了騎士指揮官徽章予韋以安，
表揚他推廣意大利文化與賽車運動的卓越成績。

我們已經看到了當今屈臣氏在 1982–2006 年間的
全球化業務執行者面對不斷的挑戰、考驗，最後取得
成功的豐富多彩的歷史，希望讀者在讀過這個鼓舞人
心的故事後有所啟發。

很明顯，一個人若只靠運氣、時機、自信和導師

---

15 Chief Executive officiates at 2004 Honours and Awards Ceremony. https://
www.info.gov.hk/gia/general/200410/09/1009087.htm.

的支援，事業中有可能得到一、兩次高分。但就韋以安而言，在執行八項戰略過程中因為能聚焦 4+2 的方程式，最終才得以在持續發展的基礎上取得成果。

結

語

1. 過去、現狀與展望

自 1842 年開埠、1945 年二戰結束、1997 年特區政府成立至 2019 年，至今經過了 23 年的不斷茁壯成長，香港的城市競爭力已呈現多元化發展，承傳了中西文化與雙語背景、卓越的金融制度、健全的法律體系、堅實的生物科學研究基礎，加上成熟的跨國總部基地與最近新成立的大灣區（1 小時高鐵）生活圈，這些優渥條件在亞洲難以找到一個真正可以匹敵的對手。[1]

回歸前的 1994 年，時任香港科技大學校長吳家瑋根據他在美國三藩市灣區的發展經驗，提出了一個創新和有遠見的概念——"香港灣區"。[2] 經過了 23 年的孕育，最終在 2017 年 7 月 1 日，國家主席習近平訪港出席林鄭月娥成為第五屆香港特區行政長官就職典禮期間，國家發改委與粵港澳三地政府在香港共同簽署《深化粵港澳合作推進大灣區建設框架協定》。（圖 89）

---

[1] 2019 年 3 月 5 日，國務院總理李克強在第十三屆全國人民代表大會第二次會議上的政府報告中提到："支援港澳抓住共建一帶一路和粵港澳大灣區建設的重大機遇，更好發揮自身優勢，全面深化與內地互利合作。我們堅信，香港、澳門一定能與祖國內地同發展共進步、一定能保持長期繁榮穩定。"中華人民共和國中央人民政府網站。http://www.gov.cn/gongbao/content/2019/content_5377101.htm。

[2] "在習近平主席見證下，我委與粵港澳三地政府共同簽署《深化粵港澳合作推進大灣區建設框架協定》"，中華人民共和國國家發展和改革委員會地區經濟司網站，2017 年 7 月 1 日。http://dqs.ndrc.gov.cn/qygh/201707/t20170703_853864.html。

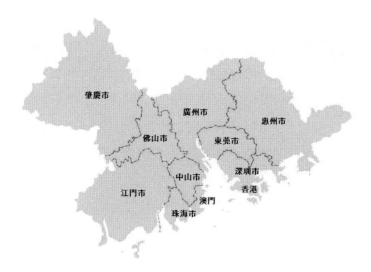

圖 89　大灣區連接 11 市的 1 小時生活圈
（模擬粵港澳地圖）

　　香港過往在華南地區扮演著一個＂聯繫人＂角色，現正轉變為一個＂積極參與者＂，特區在高新科技的研發、金融市場對相關行業的孵化、投資與全球化的過程中，獲得了一個不可多得的機遇。

　　目前全球政治與經濟呈現一個不穩定的態勢，特別是中美貿易爭議、英國＂脫歐＂及近期香港的本地政治事件，都會影響到香港內需、外來遊客購物、貿易與財經領域的衰退。但長遠而言，中央政府堅定＂一國兩制、港人治港＂的決心與對特區的持續支持，目前面對的短期挑戰，就如 1997 年至今的多起重大的政治衝擊一樣，將會煙消雲散。

2. 香港人口變化與預測（1841–2066）

香港人口從 1841 年的 5,000 餘人上升至 1950 年的 227 萬人。然後 1950–1970 年的"嬰兒潮"到來，使人口持續上升。1955 年，家庭計劃委員會的首間生育指導所成立，得以把節育的概念與市民分享。1975 年，家計會推廣"兩個就夠晒數"，受過教育的女性開始計劃生育，嬰兒出生率始見下降。

到了 1997 年下半年，亞洲金融風暴到來，許多家庭因為經濟原因與往後的高房產價影響下，更多女性晚婚與晚育，出生率進一步下滑。步入 2000 年，香港人口開始老化。日本的嬰兒潮比同類型經濟水平的先進國家提早 8–10 年到來。而在這之前，它在二戰時鼓勵生育、規劃軍事人力資源，對香港衛生政策的未來規劃將會產生很好的啟示。

從 1982 年實施至今的單行證政策，仍然維持每天有 150 個名額移民來港，但猶未能彌補香港人口快速老化與自然人口淨增加的持續惡化問題。2016 年，65 歲以上的長者佔香港 734 萬總人口數的 16%（117 萬人），2020 年為 18.4%（139 萬人），10 年後的 2026 年將會增加至 23%（180 萬人），長者人口從 117 萬增加到 180 萬，這 10 年間增幅為 54%。

到了 2043 年，人口到了高峰點的 822 萬人，開始

表62　2016–2066香港人口及65歲以上長者人口推算

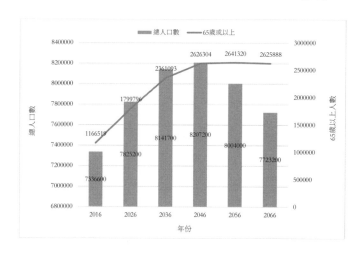

結
語

出現負增長。[3、4]（表62）

　　目前，65 歲以上的長者佔所有住院病患的一半，佔意外及緊急入院、普通科及專科門診就診人數的三分之一以上。[5]

　　在過去的 40 年，教育水平的提升、市民收入的增加、對健康生活的嚮往、生活習慣的改變、銀髮族與慢性疾病的增加，導致藥物研發更為聚焦於癌症、

3　人口推算，2016–2066，香港特區政府統計署。https://www.censtatd. gov.hk/hkstat/sub/sp190_tc.jsp?productCode=B1120015。

4　若沒有 1982 年每天 125 人、1997 年增加至 150 人名額持單行證來港的新移民，香港人口估計會提前在 2020 年開始出現負增長。

5　〈香港致力於養老保健〉，政府新聞網網站，2018 年 5 月 18 日。https:// www.news.gov.hk/eng/2018/05/20180518/20180518_234310_338.html。

免疫、內分泌等慢性疾病。我們觀察到香港的一些趨勢：

香港人平均壽命一直平穩增長。一般而言，女性較男性長壽。在 2018 年，男性的平均壽命為 82.2 歲，而女性則為 87.6 歲，若與 1971 年比較，男女分別有 14.4 年與 12.3 年的增加。[6] 曾經被視為絕症的肺癌、喉癌、鼻咽癌、愛滋病等現在已有新而有效的預防性診斷和藥物治療方案。

愛滋病患都已免費接受多種抗愛滋病毒藥物的"聯合治療方案"（或稱"雞尾酒療法"），過去被視為絕症的愛滋病現已演變成為一種慢性病（例如血壓、糖尿等）。[7] 同時，愛滋病帶菌者在藥物治療與定時檢測下可以像常人一樣結婚生育。現在，婦女懷孕前接受"母嬰阻斷技術"以預防胎兒感染的成功療效已達 99.9%，新生嬰兒將不會是帶源者，也不需要服抗愛滋病毒藥物。預防愛滋病的"事前丸"也在 2018 年 5 月中旬獲得美國食品與藥品管理局（FDA）延伸批准，

6　"一九七一年至二零一八年男性及女性出生時平均預期壽命"，香港特別行政區，衛生署，衛生防護中心網站。https://www.chp.gov.hk/tc/statistics/data/10/27/111.html。

7　1950 年，香港在"英國醫會"（Medical Reasearch Council）協助下開展了肺結核的"聯合治療方案"。當時，藥物的份量與每天服藥的次數令到病患的依從性減低，藥物成功治癒率只有 25%。美國愛滋病研究者何大一的"雞尾酒療法"，就是按 MRC 的肺結核"聯合治療方案"而應用在愛滋病病患上。

表63 2016年主要國家與地區的醫療費用支出

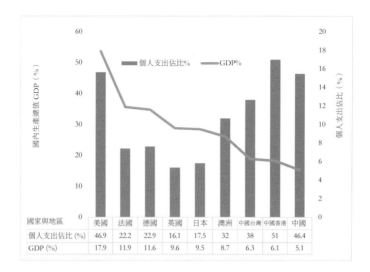

國家與地區	美國	法國	德國	英國	日本	澳洲	中國台灣	中國香港	中國
個人支出佔比 (%)	46.9	22.2	22.9	16.1	17.5	32	38	51	46.4
GDP (%)	17.9	11.9	11.6	9.6	9.5	8.7	6.3	6.1	5.1

結語

用於愛滋病風險的青少年。

　　香港在沒有國防支出的情況下（中央負責國防、外交安全事務），公共醫療支出為 6.1%，與其他國家及地區相比是最低的，同時個人支出佔比率為 51%，卻是最高的。[8、9]（表 63）因此，年輕人擔心沒有退休金的銀髮族父母日後將如何應付日趨昂貴的特效藥。現屆（2017–2022）政府持續執行公私營雙軌醫療政策，財政司司長陳茂波在 2018–2019 年度的財政預算案中

8　Global Health Expenditure Database, World Health Organization, June 25th, 2019. https://data.worldbank.org/indicator/SH.XPD.CHEX.GD.ZS.

9　National Health Expenditure, Miniustry of Health and Welfare, Taiwan, January11[th]2019. https://www.mohw.gov.tw/lp-4271–2.html.

發表：

　　政府投放的經常性開支在過去十年的平均增長 7%。2018/2019 年度，公共醫療開支為 712 億元，增長 13%，佔整體經常開支的 17.5%。[10]

　　接著在 2018 年 9 月 23 日，陳茂波在香港電台"與 CEO 對話"節目中接受主持人陳志輝教授訪問時表示，第五屆的林鄭月娥特區政府會在老人與醫療方面繼續增加撥款，提供更合適長者的福利與醫療服務，令曾經貢獻這個社會的長者可以有尊嚴地度過晚年。簡而言之，未來特區政府必須盡快優化以下領域，才能紓緩日益緊張的醫療藥物供應問題：

- 適當的醫療人才儲備，針對人口老齡化的專科及住院服務
- 可負擔的治療免疫、癌症、慢性病的特效藥物
- 預防醫學的開展，減少突發危急病患的住院或手術量
- 增加基層社區臨牀護理服務（尤其是沒有家人照顧的病患）

　　雖然政府已經增加年度撥款應付急速增加的"銀

---

10 〈增撥資源　提升醫療服務〉，政府新聞網網站，2018 年 2 月 28 日。https://www.news.gov.hk/chi/2018/02/20180228/20180228_104540_809.html。

髮族"人口組合，但香港自 1842 年所擁護的低稅率與積極不干預政策，使得公共醫藥支出對香港特區政府的財政逐漸構成一個越來越沉重的包袱。目前的"低稅"政策能否支撐日益高昂的新醫藥科技，以提供予長期病患？

2019 年 6 月開始，經濟受到政治事件的衝擊，按季下跌 0.5% 後，第三季繼續收縮 3.2%，顯示經濟已步入技術性衰退。[11] 現因源起武漢的新型冠狀病毒疫情傳港，2020 年上半年的本地經濟將會雪上加霜。

3. 藥業人力資源的分佈、社區藥房的趨勢

在宏觀層面，香港大學醫學院院長梁卓偉教授，具備家庭醫學和公共衛生的背景，總結了香港藥劑業的狀態：

只要個體私人執業醫生仍然視門診醫療為其主要的經營活動，加上固有的不正當財政激勵措施，在有限的臨牀規模和範圍的操作下將排除採納目前由藥劑師配藥的世界標準。從歷史的角度看，現代的香港非常類似 19 世紀的英國或在 20 世紀 80 年代的印度農村地區，都由醫生配藥，香港殖民地歷史遺留下來的問題在藥物治療革命發生 50 年後的

---

11 〈香港經貿概況〉，香港貿易發展局，2019 年 10 月 31 日。http://hong-kong-economy-research.hktdc.com/business-news/article。

今天仍然存在。[12]

3.1. 人力資源調研的準確度

2017 年 6 月 14 日香港政府衛生福利局公佈的《醫療衛生人力規劃及專業發展策略檢討報告》(簡稱 " 報告 ")顯示,截至 2016 年年底,全港共有 2,659 名藥劑師,當中 1,169 位(約 44%)在公家機關工作,其餘 1,489 位則受聘於私營事業單位。[13] 這個數字可能還需核實,公家機關的藥劑師很可能被高估了 46%、私營事業單位則被高估了 86%,因為該報告只有量化而沒有質化。(市場調研的基本 " 焦點小組研究 "〔Focus Group Study〕是排除粗略、不符合邏輯和規律的數位。)西藥業界估計的 2016 年正確數字為約 1,600 名即 60% 註冊的藥劑師受僱於本地醫藥行業,其中包括:公家機構 745 名即 28%:醫管局 635 名(醫院領

12 Gabriel M. Leung, John Bacon-Shone, "Organizational, Management and Quality of Care Issues", in Gabriel M. Leung, John Bacon-Shone (ed.), *Hong Kong's Health System: ReflectionsPerspectives and Visions* (Hong Kong: Hong Kong University Press, 2006), p.153; 156.

13 〈香港的醫療系統及醫療專業人員〉,《醫療人力規劃和專業發展策略檢討報告》,衛生福利局,香港特別行政區,29–31 頁。

域最大的僱主），衛生署 90 名，大學 20 名；[14] 私營機構 854 名即 32%：零售藥房 604 名，私人醫院 60 名，藥廠 30 名，醫藥貿易、服務或自僱 160 名。

其他 40%：1059 名包括 10%（265 名）待業，10%（265 名）退休，10%（265 名）在中國內地和香港從事非藥劑師行業，剩下的 10%（265 名）已移民英國、澳洲、加拿大、美國等地執業或退休而沒有填寫問卷（大部分在 1997 年前已在港註冊）。（表 64、表 65）

政府決策部門、學者、藥業商會、媒體等利益相關者在毫無保留下信賴政府在 2017 年發表的《2016 年度藥劑人力資源報告》內數字的準確性來規劃未來人力資源的投資，是極具風險的做法。其他醫療專業與健康人力調研是否有同樣設計上的問題，亦值得商榷。

因此，日後在年度的調研中，建議政府委託專業市場調查公司進行調研與數據分析，並邀請西藥業各領域的僱主和業界代表分享行業人力資源的實際情況，重新規劃出未來 30 年的市場情況。

3.2. 社區藥物諮詢的需求

香港人口急速老年化與弱勢長期病患者因治病而衍生的藥物依從性問題令醫管局提供給老人專科的醫

---

14 《香港醫院管理局 2016–2017 年報》，附錄 11（b），263 頁。http://www.ha.org.hk/ho/corpcomm/AR201617/PDF/HAAR_2016–17_PDF_final.pdf。

表64 2016年政府報告分析藥劑師人數分佈

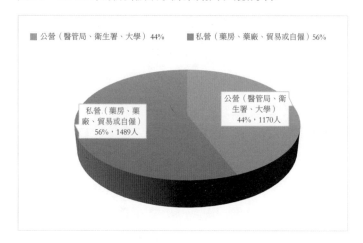

■ 公營（醫管局、衛生署、大學）44%　　■ 私營（藥房、藥廠、貿易或自僱）56%

私營（藥房、藥廠、貿易或自僱）56%，1489人

公營（醫管局、衛生署、大學）44%，1170人

表65 2016年業界估計香港藥劑師執業人數分佈

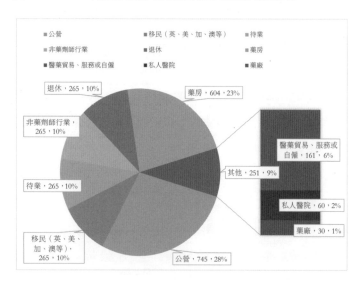

■ 公營　　■ 移民（英、美、加、澳等）　　■ 待業
■ 非藥劑師行業　　■ 退休　　■ 藥房
■ 醫藥貿易、服務或自僱　　■ 私人醫院　　■ 藥廠

退休，265，10%

非藥劑師行業，265，10%

待業，265，10%

移民（英、美、加、澳等），265，10%

藥房，604，23%

醫藥貿易、服務或自僱，161，6%

其他，251，9%

私人醫院，60，2%

藥廠，30，1%

公營，745，28%

療效果未能有效彰顯，病患的健康也未能改善，導致資源沒有被有效利用。

　　過去數年，非政府組織例如聖公會屬下的聖雅各福群會已成立四間惠澤社區藥房，為長者與低收入人士提供藥物諮詢與配藥服務，可以說是一股新的動力。有鑒於此，政府也積極地推動在香港 18 區內提供低租金的社區藥物諮詢中心，供非政府組織投標經營成立社區藥物諮詢與配藥中心，減輕政府診所醫生的工作量。

　　目前位於社區的私營藥房，一般都是由東主兼"頭櫃"即主管，他們從早上 9 時至晚上 9 時，每週84 小時的 365 天服務，與非政府組織的每週 5 天，每天 8 小時的上班時間直接競爭還是有它先天性的局限。另外，社區藥房提供"一站式"藥物、保健品、日用品等服務也是藥物諮詢與配藥服務中心未能提供的方便。在沒有全面保健制度下的藥劑服務可能只是一項"創可貼"解決方案（Band-Aid ® Solution）。[15]

4. 藥癮問題

　　自 18 世紀以降，鴉片禍害中國人跨越兩個半世紀，香港也因為鴉片戰爭而成為英國殖民地。二戰

---

15 "創可貼"（Band-Aid®）為美國強生公司外用敷料的商標，"創可貼"解決方案指在無法解決所述問題的根本原因時的快速或臨時解決方案。

後，海洛英成為香港男性最常吸食的毒品。在 2008-2017 年間，在特區政府保安局禁毒處的資助下，被呈報的吸食毒品人數從 14,241 人下降 52% 至 6,725 人。據 2018 年官方數位報導，被呈報吸食毒品人士持續下降了 4%。這些成績有賴香港的預防毒品教育工作，包括在 1985 年由一群義工成立的社區藥物教育輔導會及其他的青年組織等。

據協助濫藥者戒毒的社工界人士分析，官方數字只限於被呈報吸食毒品人數，隱藏藥癮者難以核實。參加 Chem Fun（簡稱 "CF" 或用藥性愛派對）的男同性戀者（簡稱 " 男同志 "）為隱藏藥癮者重要來源之一。去年香港 15–59 歲人口為 2,086,100 人。按 Kingsey 估計男同志佔任何男性群體的 10%。Project HERO-MSM 支援計劃主任葉永裕主任表示：

> 在一項調查中，我們發現男同志群體內在過去半年曾經參加過 CF 為 16%。[16]

若只計算 20–39 歲的性活躍男同志群體（89,900 人）參加 CF 者，則將有額外 14,384 人為隱藏藥癮者。他們大部分都首選冰毒，因為冰毒在注射後可以

---

16 葉永裕在 2019 年 6 月 24 日保安局禁毒處禁毒基金專案分享會中的專案簡介。

即時達到興奮效果，而且在眾多精神類藥物中只有冰毒可以維持 12 小時藥效。通常，CF 參與者還會在冰毒中混合其他藥物例如情慾芳香劑（Popper）、威哥 "Viagara" 或 G-水（或稱 fing 霸，迷姦水）。這個現象將會是一個極大的隱患。未來，在學校中的預防濫藥教育目標可能需要擴展至不同性傾向的學生。

2018 年 10 月，加拿大已把 "大麻" 的消閒吸食合法化，預計未來 5 年，西方國家包括美國（個別州）、歐洲（英、德、法、意等）、澳洲、紐西蘭等都會陸續批准大麻可以作為消閒藥用。這樣香港將面對無比的挑戰，因為傳統上這些國家是香港學生出國留學的首選地，他們會把這些習慣帶回香港與朋友分享。對於執法者而言，這會是一個 "定時炸彈"。

現時，預防毒品教育工作已在小學一年級開展，假以時日，當他們升上初中時便會拒絕 "毒品"，到時候香港從開埠以來的藥癮問題便可以從根源得到解決。

5. 香港藥物科技的綜合能力

在過去二百年，從生物鹼、有機化學物品、半合成抗生素和生物藥劑提取、合成、重組工程發明了 12 種藥物，對現代疾病的治療有著長遠影響。（表 66）香港從 1997 年開始，生物醫學科學家得到特區政府當局工業署屬下的應用科技局資助各種合資格的本地科研項目。在過去 20 年中，香港的企業在老年健康、中醫

表66 1800–2018年十二個重要化學與生物藥物的發明

排名	藥品類別	藥品 商用/通用名	發現年份	發現者	研究所/藥廠	國家	適應症
1	青黴素	盤尼西林 Penicillin	1928	亞歷山大·弗萊明 Alexander Fleming	倫敦聖瑪麗醫院	英國	感染
2	胰島素	胰島素 Insulin	1922	弗雷德里克·班廷 Frederick Banting 查爾思·貝斯特 Charles Best	多倫多大學	加拿大	糖尿
3	疫苗	天花病毒 Small Pox	1796	愛德·詹納 Edward Jenner	倫敦聖喬治醫院	英國	天花
		脊灰病毒 Poliomyletis	1952	約拿斯·索爾克 Jonas Salk	匹茲堡大學醫學院	美國	小兒麻痹症
4	乙醚	醫用乙醚 Ether	1846	威廉·莫頓 William Morton	麻薩諸塞州總院	美國	全身麻醉
5	嗎啡	嗎啡 Morphine	1804	弗里德里克 Frederich Wilhelm 澤爾蒂納 Adam Serturner	當地藥房	德國	止咳、鎮痛

排名	藥品類別	藥品商用/通用名	發現年份	發現者	研究所/藥廠	國家	適應症
6	乙醯水楊酸	亞司匹林 Aspirin	1899	費利克斯・霍夫曼 Eelix Hoffmann	拜耳	德國	解熱、鎮痛、抗炎、抗風濕等
7	606 或砷凡納明	灑爾佛散 Salvarsan	1909	秦佐八郎 Sohachiro Hata	國家實驗治療研究所	德國	梅毒
8	氟哌啶醇	恆德 Haldol	1958	保羅・楊森 Paul Janssen	楊森藥廠（現為強生）	比利時	精神病
9	炔諾酮	炔諾酮 Utovlan	1951	杰拉西 等 Djerassi et. al.	Syntex（現為羅氏）	墨西哥	避孕
10	強心／利尿藥	拉諾辛 Lanoxin	1930	悉尼・史密斯 Sydney Smith	惠康（現為葛蘭素）	英國	充血性心力衰竭
11	速尿	速尿 Lasix	1963	克・萊因費爾德 H・Kleinfelder	赫斯特（現為賽諾菲）	德國	高血壓
11	瘧疾	青蒿素 Qinghaosu	1972	屠呦呦 等 Tu Youyou et.al.	中國中醫科學院中藥研究所	中國	降熱、瘧疾
12	單抗標靶藥	貝利木 Belimumab	2003	人類基因組科學公司科學家 HGS Scientists	人類基因組科學公司 Human Genome Sciences	美國	紅斑狼瘡（免疫）

藥、醫療儀器及臨牀診斷等領域有長足的發展，產品與服務在企業融資下，先後實現商業化。2015 年 11 月 20 日，創新及科技局（簡稱"創科局"）成立，承前啟後，繼續推動本地高科技政策，期待這些產業在未來 30 年也將像量子飛躍。

香港幾所高水平、研究型的大學及醫院在生物科技與藥物的研究都屬頂尖級，也達到了國家實驗室的標準，再進一步和大灣區內的科學家與藥廠共同研究開發新抗癌藥的前景是無可限量的。與鄰近地區比較，香港的臨牀醫療與藥物研究也是首屈一指。從國內來香港就醫的病人，每年都有雙位數字的攀升。

癌症與專科藥劑師的個人化治療方案、中醫藥養生與紓緩化療及術後恢復健康、香港藥房的安全、可靠藥品供應與藥行的美妝用品等，都是大灣區內的獨特優勢。作為一個擁有小型人口和市場的特區，我們面臨的挑戰是能否成為全球和中國市場中的一個利基市場的參與者，應極力避免被臨近各城市的高速發展邊緣化。

5.1. "原裝正貨"的西藥、保健與美妝零售業

香港的西藥、健康、美妝零售業的優勢在亞洲是獨一無二的，不容易複製。美妝的電商業務也是出類拔萃，原因有四：

• 貨真價實：守法精神（行之有效的行政、立法與

執法制度）

- 沒有關稅：進口商在沒有入口關稅的壓力下可以選擇多樣化的產品滿足消費者的多元化口味。

- 沒有銷售稅：消費者不需要額外支付零售貨價。

- 沒有語言、文化的障礙：兩文（中、英文）及三語（普通話、粵語、英語）及接近兩世紀的中西文化共融。

現況：香港的"正貨"品牌在國內深入人心，內地旅遊者在港都會購買保健品、化妝護膚用品、港式食品、奢侈品等。2018年9月23日啟用的廣深港高鐵及在同年10月24日落成的港珠澳大橋已帶來更多消費者和更加蓬勃的跨境貿易。

倡導：香港藥房商會、香港化妝品行業商會、香港科研製藥聯會、香港零售管理協會等可以攜手在港深高鐵車站內和各入口關卡選擇性地投資戶內外廣告和手機應用程式，宣傳香港零售藥店中有紅十字 Rx 標記的藥房是購買"原廠正貨"的專門藥房。這樣可以提醒經常往返兩地的消費者香港是購物天堂的概念，並傳遞資訊予首次來港的訪客，這樣一傳十、十傳百，很快地整個粵港澳大灣區遊客都會把香港放在首選之位，選購高質藥品、保健品、護膚美容產品。

5.2. 生物科技與藥劑研發

香港的生物科技、醫學、藥劑科研與製藥雖然規模不大，但在個別領域已達國際水平，在科研誠信、實踐管理、臨牀水平等領域都與歐美看齊。現在特區政府主導大灣區的經濟科研合作，將會給予一些積極進取、勇於嘗試、不怕失敗的年輕創業者一個無限發展的空間。香港大學教學醫院——瑪麗醫院的醫藥專家研發了口服三氧化二砷（Arsenol ®）仿製藥是一項里程碑。（第一章第 6 節）

現況：1980 年代中期至 2000 年代的新上市生物藥劑專利陸續到期，香港本地藥廠完全有能力與香港多所大學的醫學院及生物、化學領域的科學家在臨牀藥學、基礎研究方面合作研發生物仿製藥，用原料製成藥劑產品供應本地與海外市場。投資在生產生物仿製藥的要求遠比生產化學製藥的規模小，而且更具大的靈活性。若能聚焦一、兩個領域作系統性的“深挖”，成功機會便會大增。

倡導：香港政府行政部門應與本港生物科技與臨牀醫藥專家根據目前人手、能力，達成共識後適當聚焦兩、三個專案，按部就班，有目標地通過篩選、認證、臨牀步伐等創造奇跡藥品，把香港打造成為亞洲的生物仿製藥中心出口全球。

5.3. 傳統與營養保健品一帶一路國際化

風行全球一百年的山道年杜蟲藥的原材料來自俄羅斯西伯利亞、土庫曼斯坦一帶的中亞地區國家，當地人民普遍接受傳統中草藥與西方保健品。因為該地區的國家皆屬於低收入國家，價格昂貴的歐美保健食品在該地區市場不大。

現況：一帶一路的俄羅斯、中亞、中東與非洲國家和地區對高質草本藥物需求殷切，這些國家都是香港現代本草保健品的直接市場。香港目前有 23 家獲衛生署認證的 PIC/S 藥廠，每一家都具備生產現代草本保健品的知識和技能，而一帶一路市場對本草的認可度很高，也不需要教育，人均消費在保健品的支出費用偏低，具有很大的上升空間。歐美國家審批保健品包括非治療劑量的維他命與草藥門檻比藥品低得多。香港的 PIC/S 認證藥廠具備技術條件在短期內獲得美國食藥局（FDA）的保健品註冊證，然後出口到俄羅斯、中亞、中東與非洲國家，因為這些國家對美國食藥局的認證有很高的信任度。

倡導：香港製藥商會可以與香港貿易發展局、廠商會或自組團選擇性到這些國家去推廣相關業務。西藥業界人才也可按個人事業的目標來制定國內外的發展計劃。同時，政府也可以通過商務及經濟發展局在衛生署的協調下協助本港的 PIC/S 認證藥廠在美國、歐盟及日本註冊保健品，出口全球。

洞悉西藥業的意見領袖（一）

鄭陳佩華（Mary Catherine Cheng），現任《香港藥劑季刊》編輯及藥管局成員，前香港藥學會會長（2012–2014），也曾任衛生署高級藥劑師。（圖 90、圖 91、圖 92）她憶述香港衛生署從 1995–2002 年成功推動了香港藥廠按照 GMP 規範製藥，從此釐定了本地仿製藥的標準，也推動了 2016 年 GMP 進一步升級至 PIC/S 規範，香港從此與美國、歐盟、台灣等地的製藥業統一，是最佳實踐管理制度。

鄭陳佩華表示香港前食物及衛生局局長周一嶽在任期間（2004–2012）積極推動覆蓋全民的醫保方案，初見成效，但可惜未能為保險業及持份者接受，其後接班人與持份者繼續商討，改由"自願醫保方案"替代。因為沒有"全民醫保"制度的社區三級醫療與藥物分流制度，"醫藥分家"的實現更為渺茫。但香港的醫生與護士人數比其他先進國家偏低，過剩的藥劑師人力資源可以在醫院系統內發揮其專業核心能力，提供臨牀藥劑服務，由藥劑師領導診所，減輕醫生和護士因為長期缺乏而工作量過大的困境。

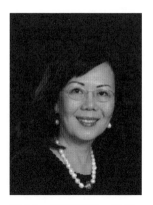

圖 90　鄭陳佩華，現任
《香港藥劑季刊》總編輯。

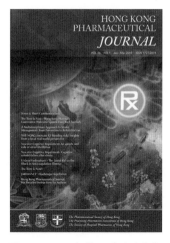

圖 91　2019 年第 1 季《香港藥
劑季刊》

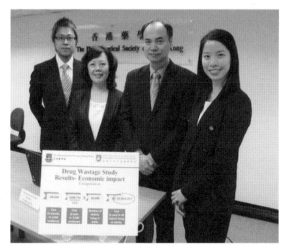

圖 92　2013 年 3 月 25 日藥學會和香港大學公佈了香港
老人院老人的藥物浪費研究報告
藥學會會長鄭陳佩華（左 2），香港大學藥理及藥劑學系
系主任黃志基教授（右 2）。

（鳴謝鄭陳佩華）

洞悉西藥業的意見領袖（二）

崔俊明（William Chui）自 2012 年出任香港醫院藥劑學會會長，現任醫管局港島西聯網臨牀服務統籌專員（藥劑）。他負責的瑪麗醫院藥劑部是香港其中一間首階段在 2001 年實行 24 小時藥療服務（Pharmaceutical Care）的醫院。他也兼任香港大學李嘉誠醫學院藥理與藥劑學系名譽副教授。他認為香港醫院藥劑的轉捩點是 2009 年的"別嘌醇"事件。（圖 93、圖 94、圖 95）

崔俊明也經常在媒體上回答一些熱門議題；包括藥物安全、最新藥物治療、藥物資助等市民關心的話題。他是少數對香港西藥業充滿信心、認為是朝陽行業的藥界領袖。他的看法是政府在短期內會進一步提升醫院臨牀藥劑服務，長遠的在社區發展。他預見 5 年內，基層藥劑服務會有全新面貌。安老院舍的"藥物安全"監督將引入藥劑師服務，目的是提升院舍的藥物安全，解決長者在藥物治療上的問題。此外，擬推行的"公私營合作"（Public-Private Partnership）藥劑服務，由非政府組織的藥劑師為長期病患者覆配藥物，將解決他們藥物治療上的問題，長遠減低入醫院的風險。

6. 總結

全球西藥業自 1800 年至今的兩百多年有著脫胎換骨的變化，香港曾經作為英國殖民地，與歐美諸國長

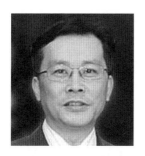

圖 93　崔俊明，香港醫院藥劑師學會會長。

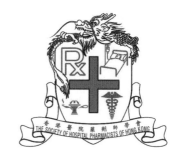

圖 94　會徽的象徵

徽章頂部的龍象徵著東方。在中心有一個盾牌和十字架描繪了對疾病和醫療服務的保護。十字架四分位的處方病牀、護士油燈及雙蛇杖符號表明藥劑、病患、護理、醫療服務的密切關係。

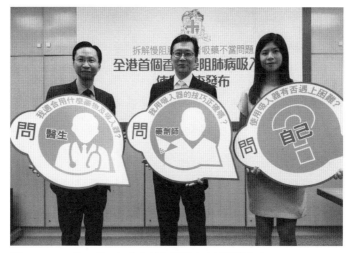

圖 95　2019 月 6 月 5 日藥物教育資源中心新聞發佈會
九成慢阻肺病人用錯吸入器增急性發作危機
（鳴謝崔俊明）

時期建立的無縫金融、貿易、醫藥衛生交流關係等已與世界接軌。香港的西藥零售業也已衝出亞洲，在歐洲與亞洲諸國及地區紮根。

雖然，近期有著環球與本地政治、經濟、傳染病等不明朗因素，筆者深信香港西藥業與其他行業不一樣，是一個長春的事業，不斷有嶄新的產品、技術與商業模式涌現。這個行業在 20 世紀二戰後的 70 年內不乏經歷多起經濟週期性的起伏、政治衝擊、天災等，包括 2003 年的"沙士"以及 2020 年初快速傳播的新型冠狀病毒（COVID-19）疫症大流行，每次都會從困境中迎難而上，屹立不倒。

香港上屆政府放棄了其他亞洲主要國家與地區採納的"全民醫保計劃"，現屆政府並於 2019 年 4 月實施"自願醫保計劃"。初步反應參差，因為保險公司拒絕許多 60 歲以上的慢性病患（例如糖尿病人）的申請。這項計劃是否適合香港市民尤其是長者的需要，就得讓下屆政府作出客觀、中肯的評審，看是否繼續或重返行之有效的"全民醫保計劃"。

迄今為止，香港在法治、效率方面仍然高居中國及亞洲的首位，是由專業且富有國際經驗的高管人才運轉的商業城市。年青的一代，將在一帶一路的國家與大灣區的城市追隨過去兩個世紀香港西藥業成功領袖的腳印，繼承他們的特質，創造出新的奇跡。

本地參考文獻

來源闡明

有關香港政府二戰前的報告以及 CS 施其樂牧師資料集，可以在每個工作日的 9:00 至 17:00 在位於九龍觀塘的香港檔案館查閱。AR 行政年報（1879–1939）、BB 香港藍皮書（1877–1940）、GA 香港政府憲報（1842–1941）、HH 香港立法局會議紀錄（1890–1941）、SP 立法局會議報告（1884–1940）等都可以通過以下網址查閱：http://sunzi.lib.hku.hk/hkgro/browse.jsp。

簡稱和通稱

AR: Administrative Report	行政年報
CS: Carl Smith Catalogue	施其樂牧師資料集
GA: Hong Kong Government Gazette	香港政府憲報
GA1898 Notification Number (402)	1898 年香港政府憲報指示號碼 402 憲示（402）
GMP: Good Manufacturing Practice	藥品良好生產規範
HB: Hong Kong Blue Book	香港政府藍皮書
HH: Hong Kong Hansard	香港立法局會議紀錄
LG: London Gazette	倫敦憲報
LG 1842, London.(20276): 3597	1842 年倫敦憲報指示號碼 20276，第 3597 頁
Pharmacy Board	藥劑業管理局（藥劑局）
Pharmacy and Poisons Board	藥劑業與毒藥管理局（藥管局）
PIC/S: The Pharmaceutical Inspection Convention and Scheme	國際醫藥品稽查協約組織
SP: Session Papers	立法局會議報告
SP1907 (29)	1907 年立法局第 29 次會議報告

致

謝

感謝我的夫人趙李凱倫女士，她對我在過去六年在公餘與假期時間裡進行調研與撰寫香港西藥業歷史給予支持與鼓勵。三年前開始，本書的部分章節與人物介紹陸續在國際藥史學會的季刊《藥史學家》發表。[1] 當時，北京商務印書館杜非主編與我商量把英文版的原文以非學術語言譯出，將香港西藥業的歷史修纂成簡體版《香港西藥業的故事》，並於 2017 年 9 月在北京出版。之後，得到各界包括讀者、學者、圖書館館長等給予我熱烈的回應，令我獲益匪淺。

2018 年中，承蒙香港三聯書店梁偉基先生的邀請，讓我把原版《香港西藥業的故事》更新並修訂為《香港西藥業史》，成為 "香港文庫 · 新古今香港系列" 的一種，以繁體版發行。同時，有幸得到香港城市大學中文及歷史學系程美寶教授在百忙中抽空提供寶貴建議，讓我在原書的基礎上加入各歷史時期的重要藥物發明、其引入香港和最終在本地生產仿製藥與出口海外市場的過程；鴉片濫用受到殖民者的保護、海洛英藥癮的治療挑戰等歷史，令到本書的內容更為完整。

在搜集香港本地西藥業歷史資料的過程中，我要

---

1 《藥史學家》（*Pharmaceutical Historian*）原為英國藥史學會（British Society for the History of Pharmacy）的季刊，自 2017 年初成為國際藥史學會（International Society for the History of Pharmacy）在線上出版的同行評審、公開瀏覽的官方期刊，見 https://histpharm.org/pharmaceutical-historian/。

感謝多位香港西藥業的前輩和好友：雷耀光、盧民權、張鐘聲、吳永輝博士、Ian Wade、謝汝明、彭志偉、Rodney Miles、陳中孚、李柏偉、鄭陳佩華、Nigel Healy、凌浩明、吳劍華、呂石文、譚中英、高務亮、陳永健、李炯前博士、崔俊明、李莎芳、趙國亮、許凱潤等。

筆者在此特別感謝香港中文大學、特區政府保安局禁毒處、衛生署、警務處警隊博物館、聖保祿醫院、香港家庭計劃指導會、香港科研製藥聯會等免費提供文中多幅精美海報和圖片，添增本書的可讀性。

最後，我在此特別感謝學貫中西的醫史權威張大慶教授、藥物泰斗胡幼圃教授與歷史學家程美寶教授給本書撰寫序言。我也感謝趙嘉倫先生在業餘時間校對本書文稿及提供台北屈臣氏上世紀 30 年代樓房的圖像。

趙　粵

2020 年 3 月 13 日（庚子年二月二十）

· 香港文庫

　　總策劃：鄭德華

　　執行編輯：梁偉基

· 香港西藥業史

　　責任編輯：張軒誦

　　書籍設計：吳冠曼

　　封面設計：陳曦成

書　　名	香港西藥業史
著　　者	趙　粵
出　　版	三聯書店（香港）有限公司 香港北角英皇道 499 號北角工業大廈 20 樓 Joint Publishing (H.K.) Co., Ltd. 20/F., North Point Industrial Building, 499 King's Road, North Point, Hong Kong
香港發行	香港聯合書刊物流有限公司 香港新界大埔汀麗路 36 號 3 字樓
印　　刷	美雅印刷製本有限公司 香港九龍觀塘榮業街 6 號 4 樓 A 室
版　　次	2020 年 4 月香港第一版第一次印刷
規　　格	大 32 開（140 × 210 mm）396 面
國際書號	ISBN 978–962–04–4583–5

© 2020 Joint Publishing (H.K.) Co., Ltd.

Published & Printed in Hong Kong